宁养工作好比一杯凉水

一道清泉

为贫困、绝望、黑暗中

呻吟的病人

纾缓身心痛楚

请谨记

我是与您们一起同工

我们是宁养工作真正携手的同道人

——李嘉诚

宁养疗护案例集

主　　编　李嘉诚基金会「人间有情」全国宁养医疗服务计划办公室

专家名单　（按姓氏拼音排序）

林　菁　罗敏洁　史柏年　孙建纯　王京娥

解　骅　张晓霞

编写秘书　（按姓氏拼音排序）

崔国印　方　洁　刘庭英　杨镇光

北京大学医学出版社

图书在版编目（CIP）数据

宁养疗护案例集 / 李嘉诚基金会「人间有情」全国宁养医疗服务计划办公室主编．—北京：北京大学医学出版社，2021.12

ISBN 978-7-5659-2559-7

Ⅰ. ①宁…　Ⅱ. ①李…　Ⅲ. ①癌－病人－临终关怀－案例　Ⅳ. ① R48

中国版本图书馆 CIP 数据核字（2021）第 263130 号

注　意

本案例集所描述和记录的内容，仅代表各宁养院同仁的经验及观点。医学在不断进步，读者在评价和参考本案例集所提供的信息、方法、资料和经验时，必须将其建立在自身经验、知识和对各患者的了解等基础上。对于因本案例集而引起的人身或财产的任何损伤和（或）损失，出版社、编者和作者均不承担任何法律责任。

宁养疗护案例集　NINGYANGLIAOHU ANLIJI

主　　编：李嘉诚基金会「人间有情」全国宁养医疗服务计划办公室
出版发行：北京大学医学出版社
地　　址：（100191）北京市海淀区学院路 38 号　北京大学医学部院内
电　　话：发行部 010-82802230；图书邮购 010-82802495
网　　址：http://www.pumpress.com.cn
E-mail：booksale@bjmu.edu.cn
印　　刷：中煤（北京）印务有限公司
经　　销：新华书店
责任编辑：董　梁　　**责任校对**：靳新强　　**责任印制**：李　啸
开　　本：880 mm×1230 mm　1/32　**印张**：12　**字数**：365 千字
版　　次：2021 年 12 月第 1 版　2021 年 12 月第 1 次印刷
书　　号：ISBN 978-7-5659-2559-7
定　　价：59.00 元

序一

中国人的文化观念，是比较避讳谈论“临终”“死亡”等议题的。于是，“好死不如赖活”便成为许多患者及其家庭对待晚期疾病的思维和行为习惯。当家庭中有人罹患不可治愈的末期疾病时，亲友们总还是希望通过使用医疗仪器和化学药品的途径来维系生命和延迟死亡，全然不顾当事者经受着怎样的痛苦和煎熬。

20 多年前，当国内医学主流还停留在以生理、病理治疗为主的传统医学模式阶段时，李嘉诚基金会开展的宁养服务就像一股清风吹来，在寂静的医学界的湖面上掀起了小小的波澜。1998 年年末，李嘉诚基金会与汕头大学医学院合作，成立了全国第一家院社共建的宁养院，大胆走出了以居家服务形式为贫困家庭癌末患者及其家人提供身、心、社、灵四位一体，全人、全家、全程、全队、全社区照护的安宁疗护现代医学模式的探索之路。

20 多年来，李嘉诚基金会累计捐助善款 9 亿元人民币，与分布在国内 29 个省（直辖市、自治区）的医疗机构合作，先后建立 40 多家宁养院，总服务患者逾 22.7 万人，累计服务超过 338 万人次。

李嘉诚基金会「人间有情」全国宁养医疗服务计划的实施，对国内安宁疗护事业的发展产生了巨大影响。一方面，在国内近些年发展起来的安宁疗护服务中，形成了除医疗机构独立开设临终病床开展服务之外的另一种患者（尤其是贫困患者）更易获得的安宁疗护模式；另一方面，在传统生死观念和医学模式之外，弘扬一种全新的生死观和现代的医学模式，即：尊重生命价值，顺从自然规律，在尽可能预防和减少痛苦的基础上为临终患者提供照护以提升其最后生命质量，不刻意加速死亡，也不拖延死亡，实现“善生”和“善终”的人生目标。

我与李嘉诚基金会「人间有情」全国宁养医疗服务计划结缘于 21 世纪初，因为我的学生就职于该项目办公室，我开始了解和参与到该服务之中。2013 年和 2015 年，在李嘉诚基金会的支持和配合下，我担任秘书长的中国社会工作教育协会获得中央财政支持，组织全国 18 所高等院校社会工作专业师生 300 多人，在全国 17 个省市的 18 家宁养院开展“中国社会工作教育协会宁养（临终关怀）社会工作服务示范项目”，取得了服务成效，也积累了实践经验，在两年服务经验基础上，我主编的《逝者善终 留者善别——癌末患者宁养社会工作的理论与实践》于 2017 年由北京大学出版社出版发行，其中收录了各地宁养院同仁的理论探索和实践案例。此后，我们又与李嘉诚基金会「人间有情」全国宁养医疗服务计划办公室合作，开展了多次临终关怀社会工作专业理论与技巧的研讨和培训。

李嘉诚基金会「人间有情」全国宁养医疗服务计划的负责人罗敏洁博士是一位有思想有谋略的医学专家，在推动宁养服务项目在全国顺利实施的同时，她十分注重团队人员的经验积累和能力提升。本《宁养疗护案例集》的收集整理和出版发行，就是服务计划 20 年发展的记录和见证。我有幸参与了其中部分案例的遴选和点评，过程中给我最深的感受是：项目团队成员（无论是医生还是护士，无论是社会工作者还是行政后勤人员）都是在用心用情书写曾经工作的点点滴滴，其中有成功的喜悦，也有失去的痛惜；有经验的总结，也有专业的反思。每一个案例都记录着过往服务中的所见所闻和所思所想，每一个案例也必将成为未来服务的借鉴和指引。

希望《宁养疗护案例集》的出版发行，能为我国方兴未艾的安宁疗护事业发展增添一点点助力。

史柏年

中国青年政治学院

国家开放大学社会工作学院

序二

在“李嘉诚基金会「人间有情」全国宁养医疗服务计划”在全国实施二十周年之时，我决定给这部《宁养疗护案例集》写序后，一直在思考应该如何下笔。在读这些案例的时候，我常常会不由自主地想象每一个案例的场景，并被这些案例的处理方式感动。这绝非一部医学上常规意义的诊疗案例集。每一个案例，对这些被病痛折磨得几乎人亡家破的晚期癌痛患者和其家庭的意义，不仅仅是报告中所说的那样“简单”，其中的意义和滋味，也只有患者本人、其家庭以及我们各宁养院的医、护、社工才能深刻体会，如果不是因为我曾经有过短暂地和宁养院同仁一起学习、工作的经历，我也绝无可能理解这是怎样的一种爱的付出。

我是在一次偶然的机遇接触到“李嘉诚基金会「人间有情」全国宁养医疗服务计划”中的宁养服务的。在了解宁养院工作的过程中，我目睹了一次震撼心灵的医治。患者是一个罹患晚期鼻咽癌的中年未婚男性，父母早年亡故，他孤身一人居住在父母留下的一间破旧的小屋中。患病后由于经济拮据无法进行正规治疗，癌症发展到了晚期，颌颈部出现癌性溃烂合并感染。患者由于常年受病痛之苦开始自暴自弃，与社会和人群完全封闭隔绝，工作的不固定使他窘困的生活雪上加霜。当宁养院医、护、社工得知这个情况后去家访时，发现患者家徒四壁，躺在气味难闻、堆满垃圾的房间里痛苦呻吟。宁养院的医护人员看到这样的情况，立刻对患者开展了免费的镇痛治疗与创面清洁护理。社工也立即与当地的居委会和政府社会服务部门取得联系，对患者进行扶贫捐助支持，并组织志愿者对患者居住的小屋进行清理并重新粉刷。在短短不到 3 个月的时间里，患者的身体状况、生活质量和人格尊严感受全方面得到了极大的改善和提高。如果不是经人介绍过他的病情，在我看到他的那一刻，从他神采飞扬的言谈话语里完全不能想象他在几个月之前的光景。然而，映入我脑海最深处的却是从他眼里闪烁出来的光——一种包含着由衷的喜悦和信任的光。

这不就是当今社会我们医务人员所要追求的目标吗？癌病无情，人间有情；生命有限，大爱无疆。在这部案例集里，我们看到的就是一个个这样的实例。这些实例反映出我们医者不仅要看到患者的病痛，更多的是将患者作为一个完整的社会人，以医、护、社相结合的方式对患者及其家庭进行身、心、灵、社全方位的照护关怀，使这些晚期癌症患者和他们的家人在患者生命最后的时光里重新认识生命的价值和意义所在。作为一个仁者良医，面对饱受病痛折磨来求医问药的患者和他们的家庭时，我们所需持守的是"偶尔可治愈，经常是帮助，总是去安慰"。正如开创了中华宁养服务事业的李嘉诚先生所言："人生几何，能够为一个身心被病魔折腾的人，送上一服止痛药、一丝温暖、一份关心，他们肉体的苦马上立竿见影地止痛，心灵同时得到滋润，这是何等尊贵的工作。"

让我们一起将这爱传承传递下去！

解骅

美国俄勒冈健康科学大学

前言

佩戴着“李嘉诚基金会「人间有情」全国宁养医疗服务计划”的胸牌，五百多位宁养院同仁，包括医生、护士、社工、文员和司机，在过去 20 年走遍中华大地的山区村落，为 22 万多名贫困的晚期癌症患者提供居家宁养疗护。他们从服务患者中不断学习，积累了丰富、宝贵的经验，而这些独特的服务体会并不是一本教科书就可以提供的。现正值全国宁养项目实行廿载，我们编写了这本《宁养疗护案例集》，为宁养院一线同仁历年来的爱心与付出留下记录。

这本案例集描述对 53 个贫困的晚期癌症患者和家庭宁养服务的过程及服务者个人的感悟与体会。我们把宁养院提供的每个案例如实记录，除了镇痛治疗，不少患者还需要护理指导、社会链接和（或）心灵疏导等全人照护。为了方便读者，我们以内容的侧重点把案例分为四类：综合、医疗、护理和社工。现今居家疗护模式在国内日渐扩大，我们希望本案例集可以为居家服务的医务工作者提供参考。案例集中错漏难免，敬请各位读者见谅及不吝赐教。

罗敏洁
汕头大学医学院
李嘉诚基金会「人间有情」全国宁养医疗服务计划办公室

阅读说明

患者家庭树

1. 用正方形和圆形图分别表示男女性别，图形内加斜线表示患者，图形内加 × 表示已去世，图形内加灰度表示主要照顾者。

2. 用线段表示家庭成员的关系型态或者状况：实线代表已婚，虚线代表同居，男左女右。

3. 从夫妇关系衍生下来的孩子以线段相连，亲生子女以实线段相连，收养关系以虚线段相连。孩子以出生时间先后从左到右排列。

4. 夫妇分居和离婚分别用“/”和“//”符号表示。

5. 与患者共同居住的家人用实线圈在一起，没有实线圈者为独居者。

6. 原则上包括三代近亲属。

7. 本案例集中主要照顾者都进行了标注，未标注的案例为多人共同照顾或者无主要照顾者。

8. 家庭树以患者开始接受宁养服务时为准。

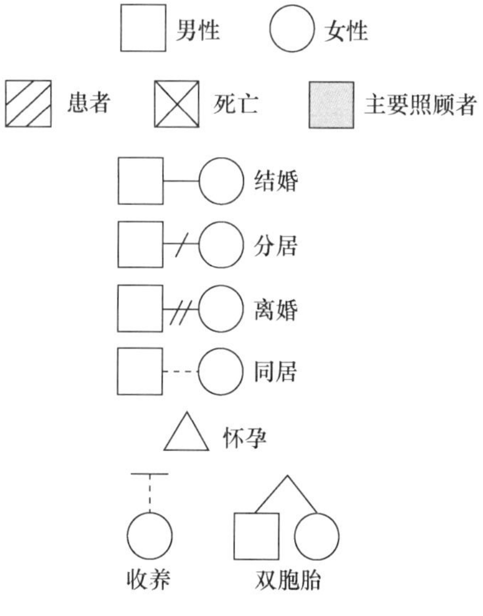

病史摘要

本案例集中，病史摘要中的时间节点（*n* 年前）为从首次接受宁养服务的日期推算。

疼痛数字评分法（numerical rating scale，NRS）

用 0 ～ 10 分代表不同程度的疼痛强度，每数字间标尺的间隔是相等的，随着数字增大，表示疼痛加重。0 为无痛，10 表示剧烈疼痛。询问患者疼痛后，让患者自己圈出一个最能代表自身疼痛程度的数字。

0 1 2 3 4 5 6 7 8 9 10

无痛　　　　　　　　最痛

卡诺夫斯凯计分（Kanofsky performance score，KPS）

临床常用的评价机体健康状态的评分体系。将患者的体能状态从无病（100 分）到死亡（0 分）分成 11 个等级。

生活质量（quality of life，QoL）

以患者的食欲、精神、睡眠、疼痛、自身对疾病的认识、对治疗的态度以及家庭、社会背景环境等全面的维度，评估患者的生活质量。

四道人生

本案例集中指患者临终前与家属或者重要的人进行“道谢、道歉、道爱、道别”。

五全照顾

本案例集中指宁养团队为患者及其家庭提供的“全人、全家、全程、全团队、全社区”服务。

目　录

综 合 篇

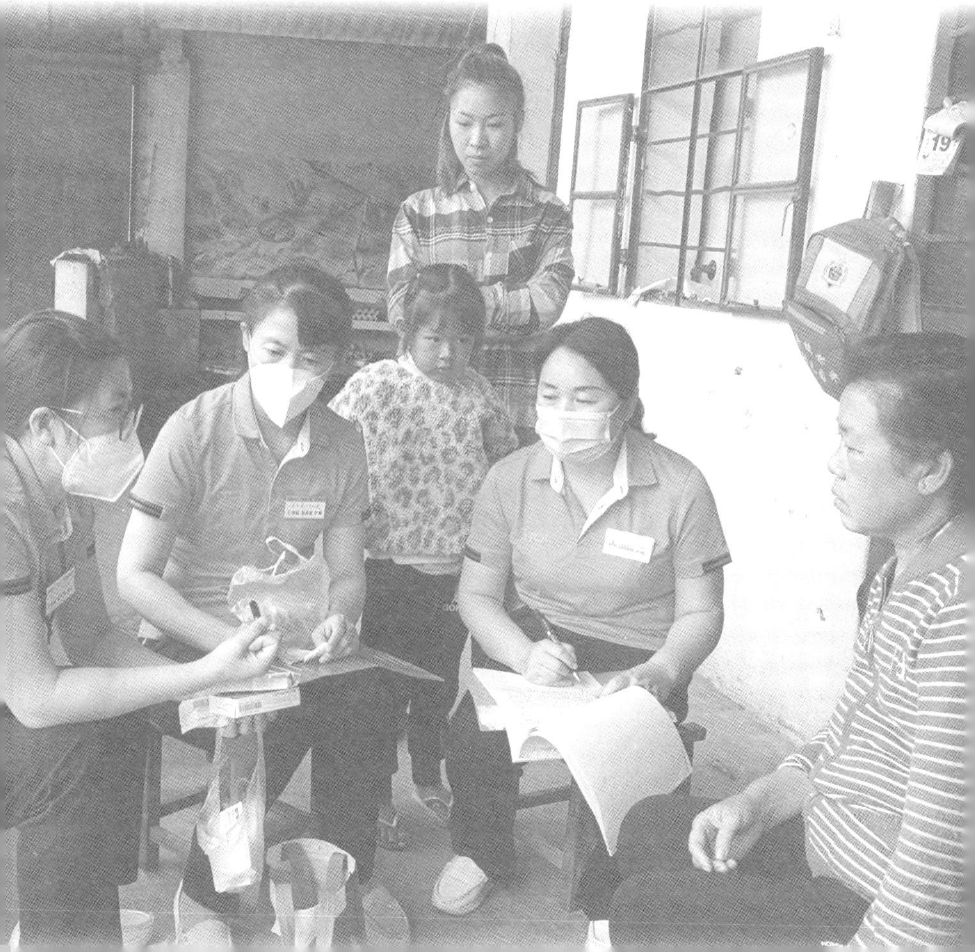

晚期肺癌患者和家属的五全照顾

潮州市中心医院宁养院　方镇斌　黄卓璇　苏章铭

一、基本资料

1. 一般项目　陈女士，51 岁，已婚，初中学历，无烟酒史。

2. 宁养院开始服务时间　2018 年 11 月 26 日

3. 家庭树

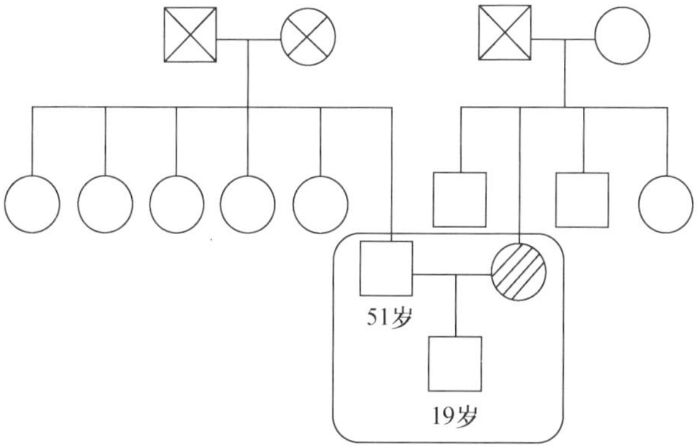

4. 病史摘要　患者接受宁养服务数年前开始有咳嗽和其他身体不适症状，诊断不明确，在门诊对症治疗。直到 2017 年 12 月确诊患右侧肺鳞状细胞癌，行多次放化疗，无手术切除，化疗后复发，因无法忍受放化疗副作用，放弃化疗。后来患者精神状态欠佳，睡眠质量差，右侧胸部疼痛，咳嗽，咳少量黏液痰，无咯血，有胸闷，活动时气促。食欲减退，无恶心，无呕吐，大便通畅。前期治疗造成家庭经济困难，难以承受止痛药物费用，遂申请宁养服务。

5. 首次探访体格检查　体温 36.8℃，脉搏 98 次 / 分，呼吸 20 次 / 分，血压 140/98 mmHg（患者无高血压病史）。巩膜无黄染，右侧锁骨上窝可触及多个肿大淋巴结，部分融合成团，最大约 2 cm×2 cm，质地硬，活动度差。双肺呼吸运动正常，右肺上叶呼吸音减弱，未闻及明显啰音。心律齐，无杂音。腹软，肝脾肋下未触及，无移动性浊音，肠鸣音正常。双下肢肌力为Ⅴ级，无水肿。

6. 首次疼痛评估 右侧胸部疼痛，呈持续性刺痛感，疼痛数字评分法（NRS）评分为 5 分，咳嗽及夜间疼痛加重，严重影响患者的情绪、饮食及睡眠，考虑为原发病灶引起的内脏痛。

7. 患者和家属的心理压力 患者清楚自己的诊断与预后，目前除了服用镇痛药物之外还有用中药及靶向药，药物比较多，每天单是吃药就觉得心里不舒服，心理压力及经济压力比较大。家属对护理知识一无所知，感觉无助。患者家庭由于长期面对疾病带来的压力，存在矛盾及分歧。在长期治疗过程中，特别是后期，家庭成员间缺乏沟通，产生了严重分歧，积累了不少矛盾。患者丈夫与他的姐姐们之间存在一些问题，如祭祖的纠葛，影响患者的姑嫂关系，患者感到有压力，很希望丈夫能与姐姐们搞好关系。患者的儿子因学业问题跟父亲存在沟通障碍，令患者担心。

8. 其他 患者生病前在服装厂工作，家庭经济本来一般。由于长期生病治疗，花费巨大，属于因病致贫，导致家庭经济压力大，对于是否继续治疗以及如何应对家里各种问题存在分歧。服务中患者诉说，儿子去上大学，丈夫每天去打工，晚上很晚才回来，亲戚朋友也比较少来串门，自己经常一个人，特别孤独、无助。患者也谈到患病已经好几年，拖累了家庭，丈夫经济压力比较大，有时选择逃避，缺乏沟通，还会把情绪宣泄到儿子身上。

9. 诊断 肺癌晚期，中度癌痛。

二、宁养服务及成效

（一）主要问题

1. 中度疼痛
2. 家庭照顾者护理知识缺乏
3. 患者及家属心理压力大，缺乏沟通

（二）服务策略

1. 缓解疼痛
2. 提供照护指导
3. 提供社会、心理、灵性支持

（三）实施过程

1. 镇痛治疗

给予盐酸羟考酮缓释片 10 mg 每 12 h 1 次口服，及盐酸吗啡片 10 mg 必要时口服镇痛，隔日电话回访，NRS 评分为 1 分，镇痛效果满意。3 周后，因胸部疼痛加重，改为硫酸吗啡缓释片 60 mg 每 12 h 1 次口服，及盐酸吗啡片 20 mg 必要时口服镇痛，隔日电话回访，NRS 评分为 2 分，疼痛得以控制，未出现其他不良反应。首诊时患者血压高，考虑是因疼痛及情绪激动等引起，后来随诊血压在 130/88 mmHg 左右。

2. 照护指导

（1）指导患者按医嘱服药，向患者和家属详细解释药物作用、有可能出现的不良反应及预防方法，给予相关护理资料阅读。现场示范辅导日常居家护理，协助患者取舒适体位，鼓励患者多看电视，多听轻松音乐，转移注意力，增加患者的生活兴趣，减轻孤独感；指导家属保持环境安静舒适，给予患者陪伴及安抚。睡前喝热牛奶，用热水泡脚，听助眠音乐，促进睡眠。

（2）指导家属加强饮食护理。询问患者喜欢的口味，鼓励家属依患者的饮食爱好烹调食物，少量多餐进食。加强患者口腔护理，进食前后给予淡盐水或茶水漱口，促进食欲。

（3）针对患者胸闷气促情况，建议保持室内空气流通，指导患者卧床休息为主，视情况适量活动。指导照顾者正确拍背排痰方法，指导照顾者观察咳嗽咳痰的性质及量并给予对症处理。

（4）指导家属居家安全，安排好生活设施，预防跌撞。指导照顾者协助患者活动，正确翻身移位预防压疮。在患者床边设置备按铃，以方便呼唤家人协助。使用坐厕椅，备便器，置于患者方便取用的地方。

3. 提供社会、心理、灵性支持

（1）纾缓负性情绪：陪伴患者及家属，聊聊家常，分享生活经验，营造轻松氛围，与患者及家属建立互信关系。引导他们诉说应对疾病的心路历程，宣泄心中的苦闷，纾缓负面情绪。聊聊他们恋爱经历以及抚养孩子的经验，促进夫妻间更多的感情交流、有效沟通，促进互相理解，解决分歧。在患者生命的后期，通过陪伴患者和家属，引导患者表述当前的担心、恐惧和焦虑，宣泄负面情绪。讨论生老病死的相关话题以及了解患者对宗教（民间宗教）的认识，尊重其对宗教和自身对于死亡的反应，鼓励其通过祷告的方式与心中的神明连接，获得佑助，从而使灵性得到平安。肯定及支持照顾者，缓解照顾者心理压力，引导患者与照顾者互相道爱、道谢、道歉、道别，少留遗憾。

（2）介入家庭沟通问题：①患者与丈夫对于是否继续治疗存在分歧，对此耐心倾听患者及家属的诉说，理清需求及存在问题，提供相关的生活和医疗资讯，协调他们之间有效沟通，促进互相理解，对于一些药物是否继续服用的问题，建议可以考虑药物的效果以及家庭的经济情况，做出治疗的选择。希望家庭成员换位思考，多考虑一下，提出意见，并最终达成一致。②通过沟通，引导患者和丈夫表达内心的感受和想法，丈夫在交流中也承认长期存在各方面压力，不知如何面对，有时没有很好地陪伴患者，选择逃避。有时把情绪宣泄到儿子身上，现在感觉有点内疚，表示会多关心陪伴患者，学习一些情绪调节，跟儿子会好好沟通，特别在其学业上，偶尔提点建议，不再过度干预。③诠释“四道人生”，希望他们能通过四道人生，放下恩怨，感恩彼此。通过分析民间习俗，强调祭奠祖先并不是迷信，而是通过这种仪式来缅怀祖先，维系家庭关系，促成患者丈夫与他的姐姐们沟通，达成和解，互相支持，携手面对当下困难。④召开家庭会议，讨论患者的后事问题、患者儿子的学业选择，以及协调患者丈夫及儿子间的沟通障碍。通过家庭会议，确认了患者的后事安排，引导患者丈夫及儿子表达自己的意见，取得共识，鼓励彼此以后有问题要多沟通，通过换位思考达成互相理解。

（3）提供社会支持：社工安排大学生义工陪伴患者聊天，通过同患者一起翻看旧照片，讲述每一张照片背后的故事，勾起患者对往事美好的回忆，从中检视自己的成败得失，也让我们在故事中了解患者的过往生活，学习到一些生活经验，感悟人生。义工还偶尔陪伴患者外出活动，增加其生活兴趣，缓解其孤独感。宁养院通过深入社区开展宣教活动，推广宁养理念，引导社会关注，合作推动对晚期癌症患者的积极照顾。其中社工通过链接社会资源，协助患者申请到部分慈善救助（潮州集德福利会资助 1000 元，潮州慈善总会资助 2000 元），缓解经济压力。

（四）成效

1. 患者疼痛得以控制，NRS 评分 2 分，未出现不良反应。

2. 通过指导示范，患者家属掌握了基本的疗护知识，学会了科学有效的照顾方法、合理安排家里生活设施，学会了正确帮助患者翻身、摆位、取舒适体位，避免了跌倒、压疮等发生，获得了较好的照护效果。

3. 丈夫因学会了科学地照顾患者，从最初的无所适从及效果差，到得心应手及可以用剩余时间安排自己的生活，并与患者有了良好的沟通，改善了家庭氛围。

4. 协助获取社会救助，减轻了患者家庭经济负担和心理压力，通过义工参与服务，减轻了患者的孤独感，增加了其生活兴趣。

5. 通过个别沟通、家庭会议等方式，协调患者与家属，家属之间，亲戚之间的有效沟通，解决家庭矛盾，达成共识。

6. 患者及家属情绪得到纾缓，灵性平安，做到两心相安。

（五）体会

每个家庭都有其独特性及存在的问题，家属基本都缺乏护理知识及护理技能。作为护理人员应通过利用自己当下知识，用易懂的方式指导示范。让家属真正掌握护理技能，患者也能得到好的照顾，身心舒适了，进而也能更好沟通，家庭氛围也改善了，这是宁养工作中非常需要及实用的环节。

晚期肿瘤患者家庭会存在心理压力、经济负担、家庭矛盾、文化与习俗等许多问题，如果处理不好，会加重整个家庭的负担，加深矛盾。宁养院的医、护、社人员应该多方面了解情况，协调沟通，才能为患者家庭提供多方位的支持与帮助，消除家庭矛盾，促成和谐。

宁养服务中社会工作所有的处理，需要通过具有特别技巧和责任心的倾听及谈话来完成。

优质的宁养疗护是跨专业团队共同提供服务的结果。宁养服务通过团队的协作，以五全照顾的理念，多元服务，为患者及家属提供身体、心理、灵性和社会整体关怀，努力提高他们的生活质量。患者“善终”、彼此“善别”、家人“善生”的理念，是宁养服务中极力宣传与追求的目标。

参考文献

[1] 孙燕，顾慰萍. 癌症三阶梯止痛指导原则［M］. 2 版. 北京：北京大学医学出版社，2002.

[2] 李嘉诚基金会「人间有情」全国宁养医疗服务计划办公室. 纾缓医学——晚期肿瘤的宁养疗护［M］. 北京：高等教育出版社，2014.

[3] 李闰华. 安宁疗护社会工作［M］. 台北：洪叶文化，2013.

一方有难，八方支援

四川大学华西第四医院宁养院　李金祥　蒋建军　贾艳岭　赵娜

一、基本资料

1. 一般项目　宴女士，21 岁，未婚，小学学历，餐馆临时工，无烟酒史。

2. 宁养院开始服务时间　2009 年 10 月 28 日

3. 家庭树

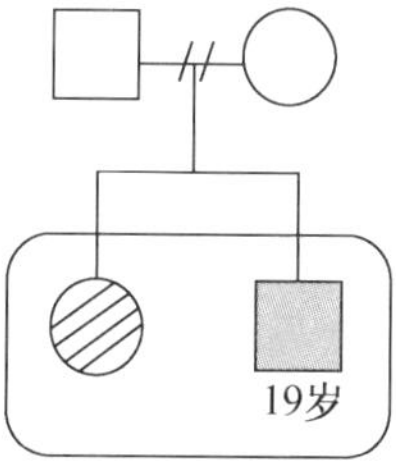

4. 病史摘要　2007 年患者确诊为右侧肾上腺恶性嗜铬细胞瘤伴肝转移及腹部淋巴结转移，由于经济困难未做进一步检查和治疗。近几周出现腰部疼痛加剧，严重影响日常生活和睡眠。在好心人帮助下申请宁养服务。

5. 首次探访体格检查　体温 36.5℃，脉搏 120 次 / 分，呼吸 19 次 / 分，血压 160/105 mmHg。神志清楚，自主体位，慢性病容，表情忧虑，贫血貌。气管居中，双肺呼吸音清，未闻及干湿啰音。心律齐，无杂音。右下腹压痛，肝脾未扪及，右侧肾区叩痛。双侧腋下疼痛，双下肢轻度水肿。

6. 首次疼痛评估　疼痛主要为右下腹部疼痛，双侧腋下持续性胀痛，NRS 评分 9 分，口服阿片类药物可缓解。

7. 患者和家属的心理压力　患者了解诊断和预后，孤独无人照顾，缺少关爱，有自杀想法。因为担心自己过世后，弟弟的生活没有依靠，内心焦虑无助。患者无工作，租赁房子居住，仅靠弟弟微薄的工资维持房租与日常所需，经济处于赤贫状态。患者与其父亲断绝来往，身患重病依然不愿意让父亲知道自己的病情。

8. 其他 患者出生在离成都 300 多公里的攀枝花山区农村，其母亲由于和其父亲感情不和，在患者年幼时就离家出走，留下患者与弟弟跟着父亲生活。父亲性格暴躁，对姐弟两人很粗暴，患者及弟弟自小便经常受父亲打骂。由于不能忍受父亲的暴戾脾气，患者和弟弟长大后便与父亲不辞而别，怀着对美好人生的愿望结伴来成都谋生，并与父亲断绝联系。天有不测风云，患者得了癌症，由于经济困难未做进一步的检查和治疗。

家访时，患者租住在成都郫县郊区的一间阴暗狭小的破旧房间里，宁养院工作人员探访患者时，患者表情抑郁地躺在一张破旧的床上，盖着一张单薄洁白的被子，该被子为好心人捐助的。她的弟弟为其主要照顾者，目前靠弟弟在租住房附近洗车场打工所得的微薄收入维持她们姐弟俩的日常生活，以及支付房租。

患者尽管目前身患重病，由于与父亲关系紧张，仍不愿让父亲知道自己的病情，不愿回老家养病，宁可靠弟弟打工维生，生活拮据。随着病情一天天加重，她希望自己能安静等待离去的那一天，但却害怕房东知道自己身患重病，而不愿意继续把房屋出租给姐弟俩。

在远离家乡举目无亲的地方，当那一天真的来临了怎么办？患者姐弟俩决定将遗体捐赠给成都市红十字会。患者的故事被好心人发在了网上，大家开始积极为姐弟俩做一些事。有热心人来宁养院帮患者寻求宁养服务，希望可以免费提供镇痛治疗。

9. 诊断 恶性嗜铬细胞瘤多发转移，重度癌痛。

二、宁养服务及成效

（一）主要问题

1. 重度疼痛、高血压

2. 经济压力重大
3. 精神心理痛苦

（二）服务策略

1. 控制疼痛和血压
2. 寻找社会资源
3. 提供心理纾缓

（三）实施过程

1. 镇痛治疗和控制血压

宁养院通过规范的镇痛治疗，给予盐酸羟考酮缓释片 10 mg 每 12 h 1 次口服、对乙酰氨基酚 0.5 mg 每 6 h 1 次口服，缓解患者的躯体疼痛。甲氧氯普胺 10 mg 每日 3 次口服和雷尼替丁 20 mg 每日 2 次口服，预防镇痛药物可能引起的恶心、呕吐不适及胃黏膜损伤。患者对疼痛控制较为满意。同时给予硝苯地平 10 mg 每日 3 次口服、普萘洛尔 10 mg 每日 3 次口服和螺内酯 20 mg 每日早晨 1 次口服以控制患者的血压。血压控制良好。定期检测患者肝、肾功能。

2. 积极寻找社会资源、减缓经济压力

为改善患者的经济困难，经患者同意后，宁养院帮助其联系媒体，寻求到了更多的社会支持（图 1）。

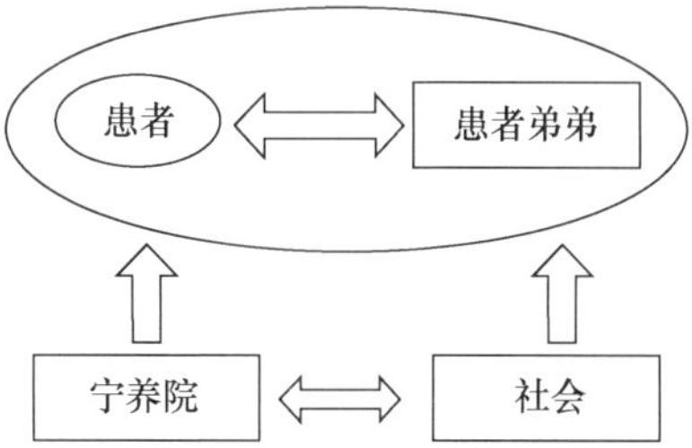

图 1 患者的社会支持

2010 年 1 月 19 日，患者病情加重，厌食和乏力症状明显，贫血加重，肝肾功能出现异常，对医务人员的照护需求明显增加，宁养团队讨论决定将患者转至四川大学华西第四医院姑息医学科病房。姑息医学科决定免除患者的床位费、治疗费和其他科室可以免除的费用。通过医疗团队成员和义工求助媒体为患者找到稳定的援助：成都市基督教恩光堂给予费用支持 1000 元 / 月；为弟弟找到一份收入更高，又有时间照顾姐姐的新工作；澳大利亚籍义工泰山从朋友处募资约 3000 元为患者输血。

3. 缓解精神心理痛苦，完成四道人生

宁养院介绍了从澳大利亚来的义工泰山陪伴患者。泰山因怜悯患者的处境，希望收她为干女儿。在征得患者同意后，泰山把患者当做女儿一样看待，为其提供衣食帮助。同时，为她讲述外面世界发生的故事，疏导其情绪。患者也从泰山那里得到了父亲般的关爱，为患者与父亲关系的改变做好了心理上的铺垫。

（四）成效

患者接受宁养服务一周后，疼痛控制稳定。后因病情加重入住四川大学华西第四医院姑息医学科，经医生治疗处理后，病情趋于平稳。宁养院社工安排宁养义工每天轮班前去陪伴，让患者不再感觉孤独、无助。患者性格渐渐变得开朗起来，有时有说有笑，也谈及自己喜欢吃什么东西。在宁养院和好心人的帮助下，患者同意将自己的病情告诉其父亲，由社会人士资助其父亲来成都照顾她，其父亲在照顾患者的过程中，父女父子关系得到修复。

2010 年 4 月 8 日患者因肝肾功能恶化进入濒死状态，期间患者的父亲、弟弟一直在其身边陪伴。4 月 12 日患者在病房安详去世，根据患者生前的意愿，宁养院帮助患者将遗体捐献给四川大学华西医学中心解剖教研室，实现了患者最后的愿望。

（五）体会

根据马斯洛需要层次论，高级需要出现之前，必须先满足低级需要。在服务患者的过程中，我们首先提供医疗支持缓解患者的躯体痛苦，同时积极联系义工分担了家属对患者的照顾压力，缓解患者心理孤独感以及社会隔离感；联系媒体寻找资源，缓解其经济压力；患者在医疗支持下获得了躯体舒适，在生命最后一段路上重新感受到社会的温暖和爱，心情渐渐明朗起来。在患者情绪平静的基础上，鼓励患者与父亲和解，帮助患者完成四道人生（道谢、道歉、道爱、道别），最终患者在父亲的陪伴下离开世界，做到了生死两相安。宁养院工作人员在服务患者的过程中收获了美好的回忆和最真挚的感动，多年后回想这个案例依然倍感温暖。

参考文献

[1] 许金声，译 . 动机与人格［M］. 北京：中国人民大学出版社，2007.
[2] 赵可式 . 照护基本功：赵可式教授实作教学［M］. 台北：华杏出版社，2014.

整体关怀与全人照护

四川大学华西第四医院宁养院　陈慧平　刘诗颖　王晶　赵娜

一、基本资料

1. 一般项目　马女士，47 岁，离异，初中学历，在茶楼工作，吸烟近 30 年，约 3 支 / 日，无饮酒史。

2. 宁养院开始服务时间　2020 年 5 月 6 日

3. 家庭树

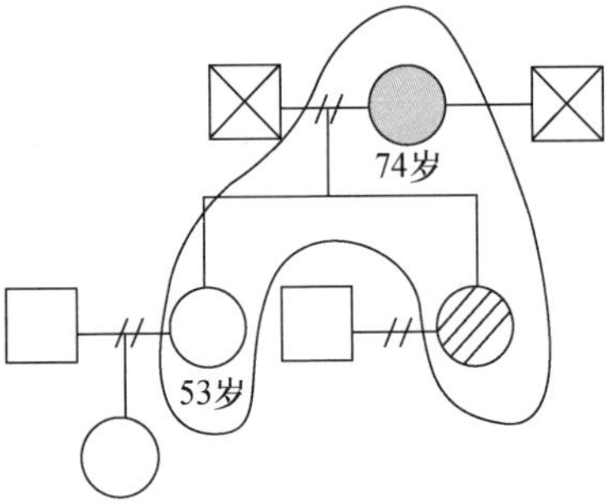

4. 病史摘要　患者 2017 年确诊左侧乳腺癌，因经济困难未行任何治疗。接受宁养服务 4 个月前开始出现左侧胸部和左上肢持续性刺痛，疼痛逐渐加剧，伴左侧乳房表面溃烂出血，以及双上肢肿胀，左侧较严重。到医院就诊，给予曲马多注射镇痛，但疼痛缓解不明显，后改为用盐酸羟考酮缓释片 20 mg 每 12 h 1 次口服止痛，疼痛可缓解，但无力支付药费。遂来申请宁养服务。

5. 首次探访体格检查　体温 36.4℃，脉搏 87 次 / 分，呼吸 20 次 / 分，血压 127/67 mmHg。神志清楚，自主体位，消瘦体型，慢性病容，表情忧虑。皮肤黏膜苍白，气管居中，双侧腋窝均可扪及 3 ～ 4 个肿大淋巴结，大小约 2 cm×2 cm，质硬，有压痛，活动度差。左侧乳房可见一大小约 20 cm×30 cm 的蕈状瘤，表面有渗液以及较多渗血和脓性分泌物，伴有异味，周围皮肤红肿。双肺呼吸音清，未闻及啰音。心律齐，无杂音。腹部平软，肝脾未扪及，无压痛反跳痛。双上肢非凹陷性水肿，左手较严重。双下肢、脊柱、神经系统未查见异常。

6. 首次疼痛评估 疼痛主要为左侧前胸部和左上肢的持续性刺痛和胀痛，NRS 评分 10 分。疼痛与体位有关，与呼吸无关，口服阿片类药物可缓解。接诊时使用的镇痛药物为盐酸吗啡缓释片 90 mg，每 12 h 1 次口服和加巴喷丁 0.4 g，每 6 h 1 次口服。患者述疼痛控制较好，维持治疗数月。

7. 患者和家属的心理压力 患者因乳房蕈状瘤和双上肢水肿造成的外形改变，以及蕈状瘤渗液异味感到非常自卑和自厌。同时因为缺少社会支持，几乎全靠老母亲来照顾自己，认为自己是家庭的负担，觉得自己一无是处，甚至有轻生的念头。母亲的退休金是家庭主要经济来源，并且母亲需要全天照顾女儿，感到身心疲惫，看到女儿饱受病痛折磨也非常痛心。

8. 其他 患者离异后住在母亲家，与前夫无往来，生病后靠政府低保和母亲的退休金维持生计和支付医药费。母亲已经 74 岁，为主要照顾者，患有高血压，需每日口服降压药维持血压，姐姐在患者生病后，与母亲同住，帮助照顾患者。

9. 诊断 乳腺癌晚期，重度癌痛，双上肢淋巴水肿。

二、宁养服务及成效

（一）主要问题

1. 重度癌痛
2. 蕈状瘤溃烂
3. 双上肢淋巴水肿
4. 精神心理困扰
5. 缺乏社会资源

（二）服务策略

1. 缓解疼痛
2. 指导蕈状瘤护理
3. 减轻双上肢淋巴水肿
4. 提供心理疏导
5. 积极寻找社会资源

（三）实施过程

1. 缓解疼痛

开始接受宁养服务时，根据同效价低原则将盐酸羟考酮缓释片 20 mg 每 12 h 1 次口服按照 1∶1.5 的效能比换算为盐酸吗啡缓释片 30 mg 每 12 h 1 次口服镇痛。患者疼痛控制尚可，NRS 评分为 3 分，无明显不良反应。

1 周后，患者诉疼痛加重，并且开始出现每日两次以上暴发痛，NRS 评分为 10 分，遂上调吗啡缓释片剂量为 60 mg 每 12 h 1 次口服，增加加巴喷丁 0.1 g 每 6 h 1 次口服联合镇痛，并给予即释吗啡片 30 mg 必要时口服控制暴发痛，疼痛得以缓解。

2 周后，患者再次诉每日 2 次以上暴发痛，遂上调盐酸吗啡缓释片至 90 mg 每 12 h 1 次口服，加巴喷丁增加为 0.4 g 每 6 h 1 次口服。24 h 后评估，患者诉疼痛缓解，未再出现暴发痛，一直维持此镇痛方案。

2. 指导和加强蕈状瘤护理

我们先倾听患者及家属的诉说，同理患者内心的感受，肯定患者的坚强和不易。然后给患者及家属讲解蕈状瘤的有关知识，减轻其担忧和恐惧，并且告诉患者和家属我们会一直关注患者情况，指导家属换药，改善蕈状瘤相关的症状，使患者与家属安心。换药在患者口服吗啡缓释片半小时后进行，患者在床上取仰卧位稍向左侧，左上肢轻轻平放外展充分暴露蕈状瘤部位，播放舒缓音乐引导患者尽量放松。用 37℃左右的生理盐水浸湿蕈状瘤伤口处，然后轻柔移去敷料，冲洗伤口，清除坏死组织及脓液，出血点用 0.1% 肾上腺素或氨甲环酸浸湿的纱布压迫 5 ～ 10 min 止血，最后用干净纱布覆盖包扎。开窗或使用电扇，以保持患者卧室空气流通，适当使用空气清新剂以减轻异味。需要时口服抗生素抗菌消炎。原则上每日换药一次，根据纱布浸湿情况适当增加换药次数。我们电话随访蕈状瘤伤口情况，指导家属换药。

3. 减轻双上肢淋巴水肿

首先告知患者和家属中重度淋巴水肿可以通过综合治疗获得一定程度的减轻，增强其信心和依从性。然后仔细检查患者双上肢皮肤，确认完整无破损，接着清洁皮肤、擦干并涂上润肤乳液，按照颈部–腋窝–上臂–前臂–手掌的顺序（先按摩肿胀较轻的右侧上肢，再按摩肿胀较重的左侧上肢），从远心端向近心端缓慢、轻柔而有力地进行环形按摩，促进淋巴回流。每侧按摩 20 ～ 30 min，按摩过程中观察患者的表情并询问其感受，调整按摩力度。教会家属淋巴水肿的按摩方法，并电话随访，指导家属为患者每日按摩 2 次。同时指导患者每日做握拳、松开等活动手指的动作，并经常抬高患肢 30° ～ 40°，以促进回流。并且给予间断口服螺内酯、氢氯噻嗪等利尿剂以减轻水肿。

4. 疏导患者心理痛苦

患者因疼痛、蕈状瘤异味和经济困难等感到焦虑、抑郁、恐惧，感觉人生没有意义，认为自己是家人的负担。家人也因为无法给予足够的资金让患者接受治疗而感到愧疚。宁养护士和社工增加了对患者的家访次数，大约会一周一次。在与患者沟通交流时，一直采用积极倾听的技巧，患者提到想早点结束生命，社工就对患者的自杀倾向进行了评估，并且就患者提到的“新冠肺炎疫情期间经常不戴口罩出门，希望自己感染上肺炎快点死掉”一事，询问后来发生了什么。患者回答后，其母亲对其进行了训斥，说她这样会让家里人也感染肺炎，此后她就不再外出乱来了。于是社工抓住这个点，让患者自诉家人对她的重要性，患者描述了母亲对自己的照顾和姐姐的支持，意识到亲人是最重要的。此外，患者的自我评价很低，自诉干过很多坏事，死后只能下地狱。社工就根据她描述新冠疫情期间看到医务人员牺牲非常痛心，希望用自己的命换他们的命一事，应用优势视角的理论，强调患者的善良和坚强，让她看到自身的优点和长处。在个案跟进期间，宁养团队还为患者制作了一个视频集，为此社工与患者及其母亲沟通，一同浏览患者的相册，让患者自己挑选不同时期的心仪照片。在选择照片的过程中，帮助患者回顾自己短暂但是丰富多彩的人生。患者还告诉了宁养工作人员，她一直以来最喜欢的歌是田震的《铿锵玫瑰》，她说这首歌就像是她生命的写照，她一直历经磨难，但是她相信风雨后的玫瑰会更加美丽。

5. 积极寻找社会资源，提供义工服务

患者失业且无医保，每月只有几百元低保收入，靠母亲每月两千多元的退休金维持生计和支付医药费。患者家庭社会支持少，患者多年前离异，现有一个男朋友，但未参与任何照顾也未提供任何支持。患者也很少与以往的朋友接触，觉得自己身上的蕈状瘤是臭的，不愿外出与人接触。社工安排4个宁养义工，分成2个小组，平时分组到患者家中探访，为患者提供剪头发、洗手、洗脚等一些有形的支持和服务，得到患者和家属的信任和认可。患者逐渐敞开心扉，表达自己的需求，并得到宁养义工团队的积极回应。例如，患者提出想感受一下一大家人吃饭的气氛，4位宁养义工便在一个工作日，买好菜到患者家中，和患者母亲一起做饭，与患者家庭共进午餐。在宁养义工的持续服务过程中，义工的服务重心也开始从工具性支持转移到表达性支持。有一次患者蕈状瘤出血严重，导致其生命体征不稳，患者担心自己活不到自己的生日，希望能提前过生日。于是义工团队所有成员在第二天来到患者家中，为患者布置房间，购买生日蛋糕，安排互动游戏，为患者张罗了一场热热闹闹的生日会。并且在游戏环节，义工帮助患者母女实现了四道人生。整个生日会有欢笑也有泪水，不仅完成了患者的心愿，也增进了母女间的感情。患者由于双手肿胀，无法书写，故口述了一封遗书，嘱托义工老师在她离世后转交给她的家人。此外，义工还积极为其寻找社会资源，每月筹集500多元用于补贴其医用耗材费。

（四）成效

患者重度癌痛经过强阿片类药物和辅助药物的反复滴定后，NRS 评分由 10 分降为 2 分，同时将盐酸羟考酮缓释片成功转换为盐酸吗啡缓释片，在保证镇痛效果的同时，节约了费用，也未出现明显的不良反应，患者和家属均对镇痛效果表示满意。蕈状瘤经过换药处理后脓液和出血均较前减少，伤口清洁无腐肉，异味减轻，患者能够接受伤口现状，家属已掌握换药技能，能每日独立换药。患者右上肢水肿明显减轻，左上肢因蕈状瘤仍无法活动，但自觉舒适度增加。

患者生存痛苦得到缓解，从被动地等待死亡转变为可以寻求一些力所能及的事情做，其自信心也有所提升，对生活也更加积极，开始更加关心伤口的护理工作。患者虽然日益消瘦但是精神面貌很好。患者母亲的紧张情绪也得到缓解，认识到日夜照顾患者除了责任，更多的是因为自己对患者的爱，所以更具有包容力与抗压力。

宁养团队帮助患者家庭扩展了社会支持网络，不仅解决了医疗费、家务劳动、为患者剪头发和擦拭身体等实际困难，还在义工的引导下，帮助患者与母亲完成了四道人生，没有留下遗憾。

（五）体会

根据马斯洛需要层次论，高级需要出现之前，必须先满足低级需要。所以对于患者而言，生理的痛苦是所有痛苦的核心，在生理痛苦缓解之前，所有的心理、情绪、情感支持都会显得苍白无力。而且患者的生理痛苦会成为整个家庭的压力源，让每个人都很紧张。所以宁养团队在介入之初，首要任务是尽快缓解患者的躯体痛苦症状。对于本案例而言，就是缓解癌痛，以及蕈状瘤异味和淋巴水肿。

晚期重度癌痛往往是既有感受伤害性疼痛，又有神经病理性疼痛的混合型疼痛，需要考虑同时使用强阿片类药物和辅助镇痛药物，如抗抑郁药物、抗癫痫药物等。并且，根据强阿片类药物之间的效能比，将一种强阿片类药物成功转换成另一种强阿片类药物是可行的。此外，缓解癌痛最重要的一点是要有整体疼痛的概念，即一定要从躯体、精神心理、社会等多个维度进行考虑，制订治疗方案。本案例中患者癌痛的成功缓解，与联合使用镇痛药物、蕈状瘤的妥善处理，以及对患者的心理辅导和社会支持都是分不开的。

蕈状瘤和淋巴水肿的居家护理，需要护理人员有足够的耐心和细心，倾听患者感受，消除患者心理不适感，让患者感受到被尊重；同时仔细观察蕈状瘤伤口情况和淋巴水肿程度、皮肤状况等，根据创面具体情况制订个体化的换药和护理方案；并且指导和协助患者及家属，使其具备持续自我护理的能力。

在帮助患者进行生命回顾时，刚开始有一定的难度，本案例中当患者看到自己曾经美好的身体现在却要忍受蕈状瘤带来的身心痛苦时非常难过，情绪很低落。但是随着对自己生命过程的梳理，她在曾经的照片回溯中，重新找回了那个开朗、坚强、无畏的自己，重建了自信和对生活的希望。

虽然大部分患者与家属都生活在同一屋檐下，共同经历着疾病带来的家庭巨变，但是他们往往因为各种原因，各自怀揣着压力和愧疚，而很少真正沟通。有时，面对宁养院陌生的工作人员或者宁养义工反而更容易开口诉说自己内心的煎熬和想法。这时我们只需要认真去倾听，并且给予鼓励，让他们在自己觉得准备好了的时候可以对家人表达。有时候，也可以简单地代为转达一下彼此的心情，让希望交流的双方明白，对方其实已经准备好了。

参考文献

[1] 赵静，吴玲，戴晓冬，等 . 18 例体表癌性蕈状溃疡患者的创面护理［J］. 中华护理杂志，2014，49（05）：50-52.

[2] 叶继彬，张川，向平 . 关于 1 例蕈状瘤伴重度疼痛患者的姑息护理［J］. 医药前沿，2014（18）：325-326.

[3] 陈玉梅，闫淑英，杜慧晴，等 . 5 例恶性肿瘤蕈状溃疡的居家护理与评估［J］. 中华护理杂志，2010，45（8）：744-745.

[4] 蒋建军，李金祥，韩俗，等 . 晚期癌症患者的蕈状瘤［J］. 中国医刊，2005，40（4）：40-42.

[5] 罗波 . 人本主义理论在社会工作个案中的应用［J］. 社会科学（全文版），2017（11）：00121.

［6］李艳丽，隋玉杰，王志中，等．优势视角下癌症末期患者宁养社会工作介入——以山西省肿瘤医院宁养院个案为例［J］．中国社会工作，2018（18）：29-33.
［7］倪赤丹．社会支持理论：社会工作研究的新“范式”［J］．广东工业大学学报（社会科学版），2013，13（3）：58-65.

背井离乡来宁养

福建省立医院宁养院　吴红　赖维群　翁智超

一、基本资料

1. 一般项目　陈女士，69 岁，丧偶，初中学历，农民，无烟酒史。

2. 宁养院开始服务时间　2018 年 7 月 13 日

3. 家庭树

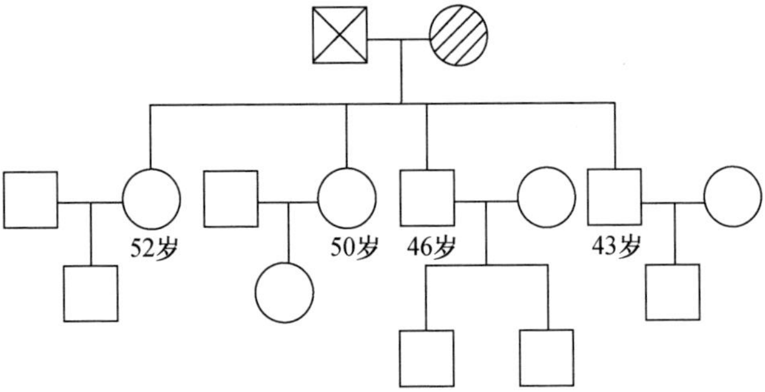

4. 病史摘要　2017 年 9 月患者确诊胰头及颈部恶性肿瘤时，已有腹腔和双肺转移，故未行手术及放化疗，一直服中药治疗。2018 年 3 月患者出现上腹及后背部疼痛，开始自备服用盐酸羟考酮缓释片止痛，盐酸吗啡片控制暴发痛，量渐增大，疼痛依然缓解不理想，严重影响睡眠和进食，坐卧不安，有便秘，服通便药可缓解。同年 7 月来宁养院接受服务。

5. 首次探访体格检查　体温 36.5℃，脉搏 104 次 / 分，呼吸 20 次 / 分，血压 128/85 mmHg。意识清晰，消瘦，被动体位。蜷缩坐在地上哭喊，双侧锁骨上淋巴结未触及肿大。呼吸平顺，双肺未闻及干湿啰音。心律齐，各瓣膜区未闻及杂音。腹软，上腹部见手术瘢痕（胆囊切除手术），上腹压痛明显，有反跳痛及后背叩击痛。双下肢无水肿。

6. 首次疼痛评估 疼痛主要在上腹部及后背部，以刺痛及闷痛为主。虽然已经在用盐酸羟考酮缓释片 100 mg 每 12 h 1 次口服，盐酸吗啡片 75 mg 必要时口服，但探访时 NRS 评分仍然有 6 ～ 7 分。

7. 患者和家属的心理压力 患者完全知晓自己的病情诊断及预后情况。患者疼痛严重，哭泣、焦虑、坐立不安，家属到医院求助效果不佳感到很无助。

8. 其他 患者和家属都不是福州本地人，居住福建宁德古田，距离福州 150 公里。因在县城止痛效果不佳，辗转多处听说福州宁养院的止痛效果很好，所以两个女儿和两个儿子多番探讨决定带患者搬到福州租房居住，接受宁养院服务。患者四个子女以前都在打工，现在全部来到福州贴身照顾患者，家中的事务均由各自配偶操持。患者每月房租 2500 元。

9. 诊断 胰腺癌多发转移，重度癌痛。

二、宁养服务及成效

（一）主要问题

1. 重度疼痛
2. 失眠、恶心、便秘等症状
3. 恐惧疼痛

（二）服务策略

1. 减轻疼痛
2. 缓解身体不适症状
3. 进行心理疏导

（三）实施过程及成效

1. 镇痛治疗

患者虽然已自行服用止痛药，但止痛效果差。宁养院将盐酸羟考酮缓释片调整为硫酸吗啡缓释片，并加用盐酸吗啡片及联合加巴喷丁，较初诊时疼痛控制好。接受宁养服务 6 周后因吞药片困难，需将药片水溶后服用。将缓释吗啡制剂调整为即释吗啡片，联合加巴喷丁和塞来昔布，具体如表 1。

表 1　患者用药详情

时间	药物	剂量	NRS 评分
2018.7.13	硫酸吗啡缓释片 盐酸吗啡片 加巴喷丁	240 mg 每 12 h 1 次口服 50 mg 每 6 h 1 次口服（暴发痛） 200 mg 每 8 h 1 次口服	1 ～ 3 分
2018.8.22*	盐酸吗啡片 加巴喷丁 塞来昔布	100 mg 每 4 h 1 次口服 400 mg 每 8 h 1 次口服 200 mg 每 12 h 1 次口服	1 ～ 2 分 少有暴发痛

* 按此处方用药至患者离世

经过宁养院服务后，疼痛控制良好。NRS 评分大多控制在 1 ～ 2 分，少有暴发痛。

2. 缓解症状

（1）失眠：做放松运动，听轻松音乐，适当减少日间睡眠时间，睡前热饮、按摩、泡脚。

（2）恶心：指导患者保持口腔清洁，用绿茶水和淡盐水漱口，进食后采用坐姿休息防止食物反流回食管出现呃逆现象。当患者出现呕吐时协助患者采取侧卧位，呕吐后及时用温开水漱口，必要时口服甲氧氯普胺与维生素 B6。

（3）便秘：患者可根据病情多进食水果、蔬菜汁和蔬菜泥，在家属的陪伴下于室内适当进行活动，给予通便药，例如适量番泻叶开水泡服或者使用开塞露帮助患者通便，减轻腹部压力。

接受服务后患者睡眠改善，恶心感降低，便秘缓解。家属经过护理指导，对照护患者得心应手，患者感觉舒适又有尊严，生活质量提高。

3. 心理疏导和社会支持

（1）针对患者和家属的经济问题，指导家属申请村委会的困难临时救助。

（2）提供义工服务和探访，陪伴患者及家属，向宁养医护人员及时沟通患者病情。

（3）陪伴患者并给予心理支持，鼓励患者说出心中的焦虑与害怕，针对患者的疼痛与焦虑进行心理辅导和情绪支持。

宁养院协助家属申请到村委会的贫困救助，所有子女陪伴在患者身边，满足患者的需求，家属之间相互支持，患者无痛无遗憾地离开人世。

（四）体会

吗啡联合加巴喷丁的药效学和药代动力学研究显示，加巴喷丁可增加吗啡的血清药物浓度和延长血清药物清除率。加巴喷丁能显著提高阿片类药物的镇痛效果，减少阿片类药物的日均剂量。本案例一直联合使用加巴喷丁，宁养服务过程中疼痛得到稳定控制。

塞来昔布的镇痛、抗炎、退热作用大多是通过抑制环氧合酶-2（COX-2）来实现的。在予以硫酸吗啡缓释片联合塞来昔布治疗后联合组的临床疗效与吗啡单药组相比更佳。与硫酸吗啡缓释片、塞来昔布分别作用于疼痛的不同环节而起到相互协调的作用有关。该案例使用塞来昔布后疼痛较未使用时控制更佳。

患者因难治性癌痛，服用缓释阿片类制剂药量大、暴发痛多，多次加用吗啡。家人虽然照顾细致但是服药时间不易掌握，患者及家属都感到焦虑，随时担心暴发痛来临。因病情加重吞药有困难后，立即改为4 h服用吗啡即释片化水并加上患者最爱的蜂蜜，让患者在服药的时候也能够感受医疗的甜，虽然服药间隔时间短次数多，但可以简单按时给药，患者和家属都感觉轻松。

患者和家属为何在生命的最后背井离乡，宁愿到异地租房付出高昂的代价，也要来宁养院接受宁养服务？难道只是因为宁养院的药物免费吗？但是付出的成本已经远比药费高出许多。原本辗转治疗无助、焦虑和恐惧，经家属多方打听才知道福州有个“宁养院”，宁养院可以免费提供镇痛药物、护理指导、心理疏导及医护人员居家探访患者等服务。疼痛是绝大多数癌症末期患者的必经之路，如何让这样一个庞大的群体获得良好的止痛和临终疗护，需要政府和社会各界的重视，对相关医疗人员进行专业的培训，对大众进行防癌知识普及和宣教。这不仅是对患者个人的尊重和爱护，也是对生命的尊重，更是一个国家文明的象征和社会进步的具体体现。

参考文献

[1] 左蕾，杨晓秋，周泽军，等. 阿片药物联用加巴喷丁治疗中重度癌痛的系统评价 [J]. 中国疼痛医学杂志，2019，25 (07)：504-512.

[2] 李雪芹，陈曦，龚泉，等. 盐酸吗啡缓释片联合塞来昔布治疗晚期肺癌伴中重度癌痛的临床分析 [J]. 国际肿瘤学杂志，2017，44 (03)：165-168.

[3] 王平生. 吗啡镇痛效果不佳的中重度癌痛患者不同镇痛方案分析 [J]. 西南国防医药，2016，26 (10)：1176-1178.

[4] 王治海，姜宝艳. 癌痛患者长期使用口服吗啡制剂用药分析 [J]. 药物流行病学杂志，2011，20 (11)：595-596.

[5] 王勇，郑立风，张青正，等. 系统评价塞来昔布联用阿片类药物治疗中重度癌性疼痛的有效性和安全性 [J]. 药物评价研究，2020，43 (06)：1147-1153.

[6] 胡小松，余明刚，邓国兆. 盐酸吗啡缓释片联合塞来昔布治疗晚期肺癌伴中重度癌痛的临床效果分析 [J]. 名医，2019 (06)：212-213.

虽离别，犹未别

贵州省肿瘤医院宁养院　李玥　李梅蕊　邓峥

一、基本资料

1. 一般项目　曾先生，52 岁，已婚，初中学历，临时工，无烟酒史。

2. 宁养院开始服务时间　2017 年 11 月 22 日

3. 家庭树

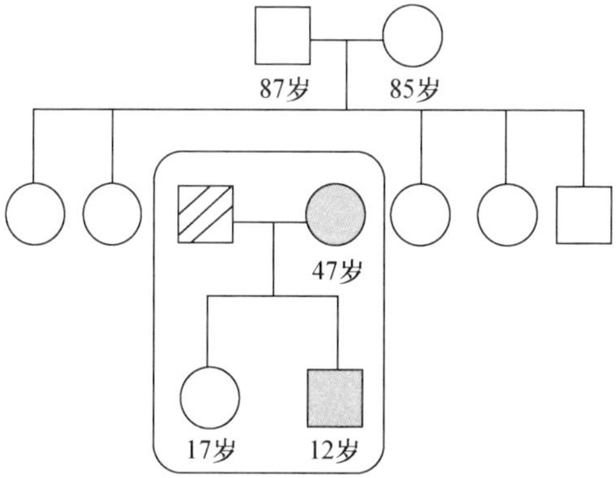

4. 病史摘要　患者于 2017 年 8 月确诊鼻咽癌后，因经济原因未做任何治疗，回家休养，生活部分自理。接受宁养服务 3 个多月前开始出现左侧头痛，呈钝痛，持续、放射至四周、阵发性加剧，左眼视力下降。鼻塞，胃纳差，有恶心、呕吐。

5. 首次探访体格检查　体温 36℃，脉搏 80 次 / 分，呼吸 20 次 / 分，血压 120/70 mmHg。神志清，消瘦，贫血貌，表情痛苦，生活不能自理。左眼眼睑塌陷，几近失明。鼻左侧堵塞，鼻腔无异常分泌物流出，颈部淋巴结无肿大。心、肺、腹无异常。

6. 首次疼痛评估　目前自行使用硫酸吗啡缓释片 60 mg 每 12 h

1 次口服止痛，止痛效果差，暴发痛每日 3 ～ 4 次，NRS 评分 7 分、卡诺夫斯凯计分（KPS）评分 50 分、生命质量（QoL）评分 31 分。

7. 患者和家属的心理压力 患者了解自己的病情，能坦然面对疾病，认为生死有命，心中更多的是对家人的不舍，放心不下儿子的学业，这成了一家人萦绕心头的焦心事。

8. 其他 患者家庭经济困难，其妻子在贵阳一家汽车销售服务 4S 店做保洁工作，平时工作之余还要承担患者的日常生活照顾及去宁养院取药事宜。患者生病后仅依靠妻子做保洁的微薄收入维系一家人的生活开支，一双儿女均在读书。女儿在贵州省站街镇老家就读中职院校，每月需要几百元的生活费，儿子在贵阳市读小学六年级。患者一家因经济不宽裕，暂时借住在患者妻子做保洁的公司洗衣房中。虽然生活拮据，但妻子性格坚强乐观，辛勤工作之余仍把患者照顾得无微不至。子女懂事乖巧。患者的父母及兄弟姐妹均居住在老家，时常电话交流，偶到贵阳来看望患者，整个家庭氛围和睦友爱，患者支持系统良好。

9. 诊断 鼻咽癌晚期，重度癌痛。

二、宁养服务及成效

（一）主要问题

1. 重度癌痛
2. 营养不良
3. 失眠
4. 阿片类药物相关性便秘
5. 头晕乏力
6. 心理灵性痛苦

（二）服务策略

1. 镇痛治疗
2. 合理膳食
3. 改善睡眠

4. 缓解便秘

5. 改善头晕乏力

6. 减轻心理灵性痛苦

（三）实施过程

1. 癌痛治疗

（1）根据其疼痛性质初步制订镇痛方案，考虑暂予硫酸吗啡缓释片 90 mg 每 12 h 1 次口服止痛观察，予盐酸吗啡片 30 mg 必要时口服，滴定至疼痛缓解满意。

（2）根据疼痛缓解后睡眠情况是否改善考虑是否加用催眠镇静药，同时予甲氧氯普胺（胃复安）10 mg 每日 3 次口服及酚酞片 0.2 g 每晚口服缓解恶心、呕吐及便秘症状。

（3）至疼痛完全缓解后，再考虑逐渐增加营养摄入，注意观察患者疼痛缓解情况及有无阿片类药物不良反应。具体用药情况见表 1。

表 1　患者用药详情

日期	调整后镇痛用药	NRS 评分	
		调整前	调整后
2017.11.23	硫酸吗啡缓释片 90 mg 每 12 h 1 次口服＋盐酸吗啡片 30 mg 必要时口服	7	0 ～ 1
2017.12.19	硫酸吗啡缓释片 150 mg 每 12 h 1 次口服＋盐酸吗啡片 60 mg 必要时口服	5 ～ 6	2 ～ 3
2018.1.2*	硫酸吗啡缓释片 180 mg 每 12 h 1 次口服＋盐酸吗啡片 60 mg 必要时口服	4 ～ 5	0 ～ 1

* 按此处方用药至患者离世

2. 合理膳食

（1）增进食欲，在进餐前可根据患者日常口味，提供一些咸菜或腌制的食物。

（2）建议患者家属让患者自己选择用餐的时间、量和希望吃的食物，少食多餐。

（3）建议患者家属尽可能把早餐做成有营养的膳食，因为随着时间的推移，食欲可能减弱。

（4）食物以软流质易消化为佳，选择较小的碗盛取食物，以便看起来量不显得很多。

（5）鼓励进食时慢慢咀嚼吞咽。

3. 改善睡眠

（1）保持床单的清洁平整，设法使患者感到舒适。

（2）无论何时都允许患者睡觉，并且睡多少都可以，不用遵循固定的时间表。

4. 缓解便秘

（1）遵医嘱服用缓泻剂，临睡前服用。

（2）由患者右下腹依结肠走向，做顺时针环状按摩腹部，直至左下腹，每分钟约 15 次，有助于大便排泄。

（3）每天定时如厕，最好选择饭后。

（4）每天依身体状况做适量的运动。

（5）嘱患者根据身体情况尽量增加饮水量。

（6）食用各种水果、蔬菜和果汁，如无核小粒葡萄干、大枣、无花果、梅干、梅汁等都是很好的轻泻剂，以便保持大便的通畅。

（7）教会患者家属香蕉蜂蜜泥、“五蔬汤”的制作方法。

5. 改善头晕乏力

（1）指导患者每次起床时在床旁小坐几分钟再起来活动，减少眩晕避免跌倒。

（2）指导患者活动应根据自己的身体状况，避免活动过度。休息和活动交替进行。

（3）宁养院提供助行器。

6. 减轻心理灵性痛苦

（1）门诊评估，初步建立专业关系：医护人员首次探访后，在与患者妻子的交流里了解到患者患病前后家庭的生活情况。患者最放心不下的就是孩子，尤其是目前面临的小儿子的读书问题。深知“再穷不能穷教育”的重要性，让夫妻二人十分犯难，严重影响到了患者的情绪。患者时常无奈地抱怨自己没用，不仅给不了家人好的生活，现在还成了家庭巨大的累赘。患者自知病情预后不好，最后的心愿就是儿子能在贵阳有个好的学校继续读书，他就安心了。

（2）多方奔走、努力，完成患者最后的心愿

1）宁养团队主动与患者及其妻子进行交流，倾听他们的诉说，关于病情、关于生活，虽然患者一家暂住在妻子工作的公司里，不便安排义工探访，但仍可通过微信等形式在线辅导儿女功课，提供精神心理支持，减轻精神压力，真诚启发患者及其妻子对人生意义的探讨，从而提升夫妇对自我价值的认识。将精神心理和灵性的关怀融为一体，提供全面的宁养疗护服务，使患者安心，从而减少其负面情绪，使其拥有较高的生活质量，对其身心起到全面的关怀和照护作用。

2）解决小儿子小升初的升学问题，帮助完成患者最后的心愿。我们多次联系教育局相关部门，反映该家庭的特殊情况，希望得到教育局的支持和协作。在准确无误地提交好新生基本信息、监护人信息、患者一家在贵阳市的居住证明等各项申请资料，经过登记、审核等一系列程序后，经过多方共同努力，终于落实了小儿子的升学问题。当患者得知小儿子的升学问题顺利解决后，心愿达成，当天晚上踏踏实实地睡了一个好觉。

（3）建立信任，引导心理灵性的升华

1）患者妻子是一名坚强乐观的女性，我们在与其交流时，会时常提醒她每天挪出一段让自己休息放松的时间，在照顾家人的同时，不要忽略了自己。运用“积极心理学”，每次电话、面谈中我们都会积极鼓励她，希望能给她精神上的支持和温暖。

2）随着工作的深入，我们逐渐与患者妻子建立了良好的深入关系，这时开始慢慢引导她做“预期性哀伤”，为患者离世后的哀伤辅导做准备，周燕雯教授曾说：“当死亡骤然降临，甚至只是它的踪影临近，未有充分准备的家庭都会有一份措手不及的忙乱，情绪亦会被大肆牵动。”随着患者病情的发展，其身体状况不断在提醒着妻子和他告别，包括他们的子女，也是不能忽视的部分。虽然子女已差不多到了能懂事的年纪，但如何向孩子们诉说父亲即将离世的消息，也是我们与患者妻子需要共同面对的功课，让子女一起陪

伴、照顾患者，使患者有机会认真反思疾病及死亡带给他的启示，并与子女们分享自己的心情与感受，彼此接纳，倾听、表达情绪，找到人生的满足感，达到善终的境界。

（4）哀伤辅导：翌年三月春天患者最终在其妻子和子女的陪伴下安详地离开了这个他充满眷念的世界。人生似树，些许遗憾，无奈繁枝蔓节，斯人已逝，生者如斯。患者离世后的日子，我们仍时常与患者妻子联系，陪她聊天，组织她参加宁养院的丧亲家属活动，陪伴她及子女过渡哀伤期。此外，我们仍持续关注患者小儿子的升学事宜，其终在当年九月顺利入学，完成了患者的心愿。

（四）成效

患者接受宁养服务后，根据身体状况，通过专业系统的镇痛治疗有效减轻疼痛。行之有效的护理指导，从身体上减轻了鼻咽癌带来的各种不适症状；饮食、睡眠状况日渐得到改善，能自主活动，大部分日常生活可以自理，减轻了妻子的照顾压力；患者生活质量较接受宁养服务之前大大提高，虽然服务时间不长，但整体疼痛控制满意，并完成了最后的心愿，达到身、心、灵平安，有尊严地面对生命最后时刻。

（五）体会

马斯洛需要层次论提出人类需求像阶梯一样从低到高按层次分为五种，分别是：生存需要、安全需要、情感需要、自尊需要、自我实现需要。对患者来说，身体无痛、各类不适症状缓解，家属照顾压力、经济压力减轻，基本生活得到满足后，社会化程度更高的需求成为新的激励因素。患者最后的心愿完成，他及家人的心理、灵性需求有被关怀到，从而能体验到人生的价值。

宁养服务收治的患者都是即将走到生命终点的人，他们身边的至亲也必然与患者同喜同悲。积极心理学倡导人类要用一种积极的心态来对人生，做出新的解读，并以此来激发每个人自身所固有的某些实际的或潜在的积极品质和积极力量，从而使每个人都能走向属于自己的幸福彼岸。患者妻子就是个乐观积极的人，在逆境中，她带给整个家庭的正能量温暖到了每个家庭成员。

虽离别，犹未别，虽然患者最终离开了他深爱的妻子和儿女，但他一路上被爱包围着，是幸福的。虽然患者妻子、儿女送别了他们深爱的丈夫、父亲，但他们一路上被同样的爱包围着，并且在将来的日子中，仍会带着对曾先生的爱一路走下去。本案例体现了宁养疗护所倡导的让生命“优逝”的理念，体现了我们以人为本，全人服务的宗旨。

参考文献

[1] 周燕雯. 预期性哀伤之评估与干预 第七届全国癌症康复与姑息医学大会议程［A］. 2011.

[2] 江雪华. 幸福与力量：积极心理学的启示［J］. 教育导刊，2009（10）：44-46.

温情陪伴命运多舛的绝症女士

聊城市人民医院　朱鹏飞　路莹　张士喆　姚荣

一、基本资料

1. 一般项目　褚女士，36 岁，农民，已婚，初中学历，无烟酒史。

2. 宁养院开始服务时间　2019 年 10 月 28 日

3. 家庭树

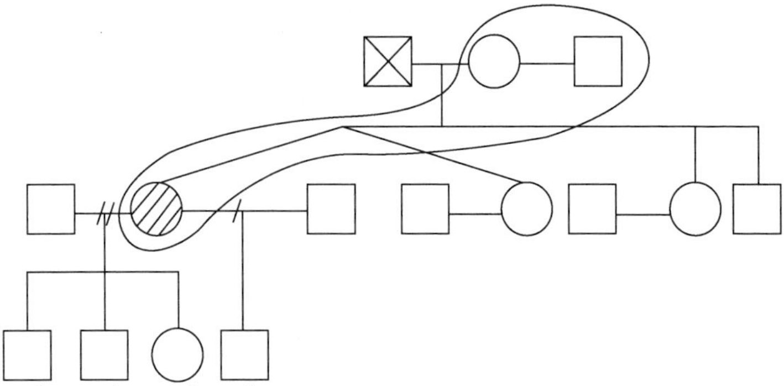

4. 病史摘要　2018 年 3 月患者因结肠癌接受手术及化疗，后复查发现肝转移及盆腔转移。接受宁养服务 9 个月前患者腹胀，下腹部疼痛明显，严重干扰睡眠及日常生活。无恶心呕吐，排便不规律，腹泻及便秘交替存在，并伴有排尿困难，无尿痛。为进一步止痛，遂来申请宁养院服务。

5. 首次探访体格检查　体温 36.7℃，脉搏 75 次 / 分，呼吸 18 次 / 分，血压 108/68 mmHg。意识清晰，表情自如，营养中等，自主体位，慢性病容。全身皮肤黏膜无异常，未见明显黄染及出血点，浅表淋巴结未触及。胸廓对称，呼吸平顺，未闻及干湿啰音。

心律齐，各瓣膜听诊区未闻及杂音。腹部平软，上腹部可见手术瘢痕，右上腹及下腹部压痛，无反跳痛。肝脾未触及，左下腹可触及6 cm×6 cm包块，右下腹可触及4 cm×4 cm包块，质地韧，表面欠光滑，压痛明显，移动性浊音阴性。双下肢无水肿。

6. 首次疼痛评估 疼痛主要位于右上腹及下腹部，持续性钝痛，影响睡眠，考虑由肿瘤直接引起，NRS评分5分。在家自服盐酸曲马多缓释片，未能规律服药，疼痛缓解不满意。

7. 患者和家属的心理压力 患者十几年前因家庭矛盾，独自奔赴山西打工。几年后在当地成家，丈夫为山西本地人。成家后患者育有三个孩子，后因婆媳关系等家庭问题于2014年初离异。三个孩子中大儿子由患者抚养，另外两个孩子由前夫抚养。患者在离异后不久带着大儿子回到老家聊城生活，并于2015年与陈某（聊城本地人）再婚，婚后育有一子。2018年初患者查出结肠癌，约半年后因治疗费用及家庭其他矛盾问题与丈夫陈某分居。2019年10月28日接受宁养疗护时，正与陈某就离异相关问题打官司，两人的孩子目前由男方抚养。

患者没有稳定工作，生病后就没有继续工作，无经济收入，有新农合医保。与丈夫陈某分居后，患者居住在自己的母亲和继父的家中。其父母身体状况良好，但母亲有听觉障碍，无法工作，家中只靠继父给人说媒维持生计。患者活动自如，生活可以完全自理。平时住院需要照顾时，母亲、继父和孪生妹妹是患者主要照顾者。患者分居后不久，大儿子就被前夫（孩子父亲）接回山西生活。患者后续治疗费用等支出的来源主要是患者多年的积蓄和亲朋好友的支持，继父的孩子也在经济上给予了一些帮助。患者自己了解病情，并且平静接受现实，唯有与丈夫的婚姻官司让她十分担忧。

8. 诊断 结肠癌晚期，中度癌痛。

二、宁养服务及成效

（一）主要问题

1. 中度癌痛

2. 食欲减退
3. 排尿困难
4. 便秘
5. 社会、心理、灵性问题

（二）服务策略

1. 控制疼痛
2. 增加食欲
3. 解决排尿困难
4. 缓解便秘
5. 满足社会、心理、灵性需求

（三）实施过程及成效

1. 癌痛治疗

（1）患者接受宁养服务前自备口服曲马多缓释片，一次 100 mg，每日 2 次，但未按每 12 h 1 次的要求规律服药，而是随疼随吃，止痛效果差，NRS 评分 5 分。宁养服务后改为曲马多缓释片 200 mg 每 12 h 1 次口服，NRS 评分 2 分。

服务 5 周后疼痛加重，停用曲马多缓释片，改为硫酸吗啡缓释片 30 mg 每 12 h 1 次口服，暴发痛时给予盐酸吗啡片 10 mg 必要时口服，NRS 评分 1 分。加用阿普唑仑片改善夜间睡眠。

（2）指导患者遵医嘱、按时按量服药。告知患者疼痛由肿瘤浸润引起，药物可以很好地缓解疼痛。若出现疼痛发作，除止痛药物外，还可以试着转移注意力，如听听舒缓的音乐、看看孩子照片、多与朋友微信聊天等。宁养院工作人员还与患者互留了电话、微信等联系方式，可随时沟通。经宁养院规范治疗后，患者疼痛得到缓解，不影响夜间睡眠。

2. 增加食欲

（1）加用醋酸地塞米松片 4.5 mg 晨起顿服以改善食欲。

（2）向患者及家属解释食欲减退是癌末期共有的症状，指导家属给予患者按照少食多餐的进食方式进行调整。保证就餐环境，避免油烟等不良气味刺激，促进患者食欲。患者喜欢吃鱼，但家属听别人说鸡汤、鱼汤属于“发物”，癌症患者吃了会加快癌细胞生长速度，不敢给患者吃。患者与家属经常为此吵架。我们了解情况后，及时与家属进行了沟通，告知家属肿瘤患者更要注意补充营养，鱼汤营养丰富，不仅能帮助患者改善体内的代谢紊乱，还能使其保持较强的免疫力。患者家属听取了宁养护士的意见，患者食欲得到了改善，进食有所增加，体重未进一步下降。

3. 解决排尿困难

告知患者及家属排尿困难是肿瘤压迫膀胱引起的，教导患者在有尿意时可试着听流水声，指导患者用热水袋、盐包（特叮嘱盐包及热水袋的温度，以患者能耐受为宜，以免引起烫伤）等热敷下腹部，缓解膀胱括约肌的痉挛，利于尿液排出。之后患者排尿困难的症状进一步缓解，能自主排尿。

4. 缓解便秘

（1）酚酞片口服，夜间睡眠前服用，一次 2 片；偶有排便困难时，应使用开塞露。

（2）告知患者便秘是服用阿片类药物导致的胃肠蠕动减慢引起，教导其养成定时排便的习惯，在病情允许的情况下饮食上多吃芹菜、苹果、梨等含纤维素多的蔬菜水果，促进排便。患者大便逐渐正常，基本每天早上可自解一次。

5. 社会心理灵性需求

（1）患者生病后，丈夫对患者的态度发生改变，认为患者花费太大而拖累家人，开始拒绝从家中拿钱给患者治疗，后来甚至想安排患者死后结“阴亲”，以赚取 5 万元的通婚费。根据本地的风俗习惯，女儿出嫁后不能葬在娘家，所以患者很担心自己死后不能入土为安。患者在山西的前夫（离异后一直未婚）知晓其情况后，赶到聊城拿出医疗费，并表示患者若能和现任丈夫离婚，他可以重新接受患者并在患者去世后将其安葬在山西祖坟。这些现实情况导致了患者对自己与丈夫的离婚官司十分紧张，但对方一直拖延，同时患者缺乏获取法律信息的渠道，对司法流程也不熟悉，并且身体状况时好时坏，所以离婚官司打得并不顺利，进展缓慢，这带给患者很大的压力和担忧。

对此，我们通过资源链接和整合，和媒体记者一同联系有关部门，为患者提供免费的法律援助。之后和患者一起到距聊城30公里外的石佛镇法庭向法官、律师详细介绍案情，并恳请法官在法律允许范围内特事特办，因为患者的病情随时可能会加重甚至影响到她的生命期。通过多方面努力，这场官司在2019年11月22日宣判。2019年12月17日，在患者的建议下，我们陪同其前往法院领取了判决书。拿到判决书的患者非常开心，她觉得压在自己心里的大石头终于落地了。患者顺利办理了离婚手续，判决书上还要求陈某付给患者7万元医疗费。但是患者表示自己还有一定的积蓄，当初打离婚官司的目的也不是财务分割，同时患者还考虑到男方经济水平也不高，而且两人的孩子也由男方抚养，所以并没有收下这笔钱。拿到判决书的几天后患者处理完琐事，就准备离开聊城，前往山西和第一任丈夫以及三个孩子共度2020年的春节。在患者离开聊城前，希望能与宁养院同仁再见一面。于是，在患者离开的当天，我们来到聊城汽车站为她送行，患者主动拥抱我们，依依惜别。

（2）在服务这个患者的时候，我们发现虽然患者一开始最紧张的是离婚官司和安葬问题，但在逐渐的接触中，我们也发现了其他的问题。每一个刚刚接触该患者的人都会认为她是一个性格开朗豁达的人，因为她并不避讳谈论自己的疾病，给人一种她并不畏惧死亡的感觉。但我们注意到患者经常会在晚上十点左右给医生发微信，咨询病情或是讲述自己的人生经历和心路历程等。通过这些沟通，我们综合评估认为：首先，患者虽坚强乐观，但在夜深人静独自一人的时候内心依然会有对死亡的恐惧和担忧；其次患者不到二十岁就离开了家乡去外地打工生活，十多年未回家，导致患者和母亲等家人关系生疏，现在还要老人帮忙照顾，心里有负罪感；患者作为母亲生育了四个孩子，现在都没在身边，而且之后患者也无法长久照顾任何一个孩子，这些对于患者而言也是非常痛苦的；而且患者在聊城也没有关系很亲密的朋友，很多与家人不好讲述的压力和苦闷在夜晚寂静的时刻让她更觉孤独。

对此，我们除了家访、面谈之外还通过微信、电话等多种渠道与患者保持联络，认真倾听患者的讲述，并及时给予回应和支持。在患者讲述很多往事的时候，我们就协助患者梳理她的人生故事，从中找出患者记忆深刻的点和患者交流，引导患者四道人生，从而减少遗憾。比如在患者讲述父亲离世时的事情时，引导患者回忆自己当时的体会和想法。患者告诉我们她很伤心难过，也对死亡、死亡后的世界产生了很多猜测。这样我们就自然地和患者谈论了死亡恐惧和焦虑，又因为患者非常相信死后有另一个世界，这也是她担忧死后安葬问题的主要原因，所以我们也引导患者去设想已经去世的父亲等亲人也会在另一个世界继续陪伴着她（这种方法要根据患者的情况具体分析而采用），以此来减少患者的焦虑、担忧等情绪。

（3）在与患者沟通的同时，我们也和患者的孪生妹妹保持交流，以便及时了解患者家中的情况和家人的想法。鼓励患者和家人交流但效果一般，患者表示在面对家人时自己就是张不开口。在征得患者同意的情况下，我们向患者妹妹转述了患者对家人的歉疚之情。患者妹妹在我们的支持下和患者进行了长谈，详细内容我们并不清楚，但患者和妹妹事后都向我们表达了感谢之意，患者还说通过这次谈话自己这十多年未归家的隔阂感减少了很多。根据增能理论，我们及时强化患者和妹妹的信心，以增进双方通过沟通解决问题的能力。

（4）患者的前三个孩子在山西和父亲生活在一起，最年幼的孩子在其与第二任丈夫分居后就由男方抚养，所以我们未能和孩子们直接联系。这种情况下，我们做的主要工作就是引导患者讲述自己对四个孩子的感情以及对孩子未来的期许，鼓励患者以信件、视频等方式记录自己的这些想法并留给孩子。患者告诉我们，她对每一个孩子都有亏欠，以后也难以弥补，而且未来的生活会变成什么样她也想象不到，也没有什么好多说的，只有一个愿望就是希望每一个孩子都能健康平安。她不知道自己还有多少时日，如果以后孩子还挂念她就可以去看看她发的短视频，孩子们只要看到她乐观积极的样子就够了，而她自己会一直祝愿每一个孩子。我们对患者的想法予以同理和支持，并鼓励患者将自己的生活多多记录下来，如果孩子某一天想看了并且看到了，这将会是她留给孩子十分重要的礼物。

（5）我们还支持患者做一名不在册的义工，向其介绍了一位有抑郁焦虑症状的女性病友。这位癌症病友离异多年，唯一的孩子在外地上大学，她患病后也是主要依靠父母和妹妹陪在身边照顾。因为见面不方便，两人互加了微信，同样的病情和经历让她们更有共同语言。这种链接让两位患者都减少了孤独感，因为两人更能相互理解和支持彼此。

通过种种方式，我们切实为患者提供了全人照顾，提高了患者生命最后阶段的生活质量，而患者最终因病情发展于 2020 年 4 月在山西离世，死后安葬在前夫家的祖坟中，达成了逝者善终的目标。

患者逝世后，其妹妹主动和我们联系，告诉我们患者走得很安详，家人也都能比较平静地接受现实。我们也通过患者的妹妹关注到患者孩子们的情况，因为他们联系也很少，所以并未成功跟进。

成效：经过宁养院全体工作人员的通力合作，患者的疼痛情况得到了极大的控制，不适症状也都得到了及时的治疗和护理，离异官司顺利结案，孩子未来的生活和身后事都得到了妥善的安排。这些措施提高了患者的生活质量，极大缓解了患者的情绪压力，患者和家人对宁养服务都十分满意。

（四）体会

虽然患者接受宁养疗护的时间并不长，但她的坚强和乐观打动了我们每一位工作人员。她的人生充满了坎坷和磨难，但患者依然对生活抱有热爱，珍惜目前所拥有的一切，而且还乐于帮助他人。这不仅感动了我们，让我们对她产生了深深的敬意，也引发我们对宁养服务的再一次感思……宁养疗护不仅是对癌症患者和家人的支持、陪伴，也是对我们工作人员的一次次洗礼和升华，未来的工作中，我们也会秉承宁养服务理念，真诚服务更多的患者。病痛虽无情，但人间有情。

参考文献

［1］李嘉诚基金会「人间有情」全国宁养医疗服务计划办公室 . 纾缓医学——晚期肿瘤的宁养疗护［M］. 北京：高等教育出版社，2014.

［2］张亚，译 . 直视骄阳：征服死亡恐惧［M］. 北京：中国轻工业出版社，2009.

［3］吴欣娟，谌永毅，刘翔宇 . 安宁疗护专科护理［M］. 北京：人民卫生出版社，2020.

［4］全国社会工作者职业水平考试教材编写组 . 社会工作实务中级［M］. 北京：中国社会出版社，2012.

癌症晚期青少年患者身心社结合的宁养照护

宁夏回族自治区人民医院宁养院　吴晓东　林东宁　谢鑫
齐平华　王娟　张君艳

一、基本资料

1. 一般项目　张××，女，14 岁，学生，无烟酒史。

2. 宁养院开始服务时间　2010 年 10 月 20 日

3. 家庭树

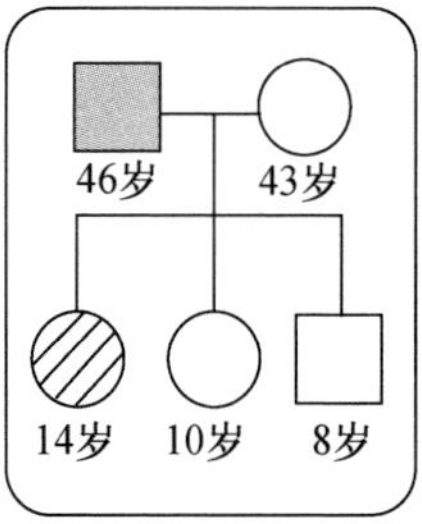

4. 病史摘要　患者于 2010 年 7 月确诊为右胫骨上段骨肉瘤，因家庭经济困难，未接受放化疗及手术治疗。右膝关节活动受限，呈刀割样持续性疼痛，并逐渐加重，影响睡眠。卧床时间长，可下地如厕。食欲尚可，无恶心、呕吐症状，大小便正常，接受宁养服务前 3 个月体重减轻 6 kg。

5. 首次探访体格检查　体温 36.4 ℃，脉搏 90 次 / 分，呼吸 22 次 / 分，血压 90/60 mmHg。神志清楚，问答切题，营养中等，痛苦面容，精神尚可，被动半坐卧位。全身皮肤完整无破损，全身浅表淋巴结未触及肿大。心肺查体无异常。腹部无压痛，肝脾肋下未触及，未触及肿块，腹股沟淋巴结未触及。右下肢胫骨平台处可见一直径约 10 cm 大小肿块，质地硬，凸出表皮，表面红肿，无破溃，膝关节不能屈伸，有压痛；左侧下肢活动正常。右下肢轻度凹陷性水肿，左下肢无水肿。

6. 首次疼痛评估 患者以原发肿瘤病灶部位右侧胫骨疼痛为主，于下地走路时疼痛加重，不能负重，既往从未予以止痛治疗。平均 24 h NRS 评分 5 分，QoL 评分 36 分，KPS 评分 50 分。

7. 患者和家属的心理压力 患者为 14 岁女孩，有躯体的疼痛，但对自身疾病的发生、发展及预后不了解，全家人不知如何与患者讨论病情。

患者的父亲为残疾人，能够做一些简单的劳动，来勉强维持全家人的生计，母亲患有精神分裂症，无法照料患者。患者有弟弟和妹妹，都在上小学，也无法照料患者。全家人靠父亲打工来维持生活。患者在健康时，课余时间采摘枸杞以贴补家用。母亲没有医保，精神疾病的治疗没有费用。

8. 其他 患者家住农村，所住房屋为危房，随时有倒塌的可能。好心邻居主动让出一间房屋供患者一家居住，环境很差。患者为长女，12 岁因家庭经济困难辍学在家务农，既要照顾弟弟妹妹和母亲的饮食起居，还要在外打工为弟弟妹妹赚取学费。不幸的是自己又患上右胫骨上段骨肉瘤，因家庭经济困难，未进一步治疗，目前出现疼痛且逐渐加重，无经济能力购买止痛药，而疼痛使自己夜不能寐，迫切希望得到宁养医疗服务。

9. 诊断 右胫骨上段骨肉瘤，中度癌痛。

二、宁养服务计划及成效

（一）主要问题

1. 中度癌痛
2. 吗啡副作用
3. 右下肢水肿
4. 右下肢胫骨平台肿块破溃
5. 患者心理及家庭问题

（二）服务策略

1. 控制疼痛
2. 改善消化功能，预防便秘
3. 减轻右下肢水肿
4. 右下肢胫骨平台肿块破溃的护理
5. 提供心理辅导及社会支持

（三）实施过程

1. 镇痛治疗

（1）患者以右胫骨疼痛为主，NRS 评分 5 分。首先行吗啡滴定，根据相关文献，14 岁青少年按照成人标准执行，尽量就低不就高（特殊性儿童给药延续至 6 h）。非甾体抗炎药联合强阿片类药物，根据疼痛变化情况，及时调整药物剂量，相关报道一岁以上儿童双氯芬酸钠用量为 0.25 ～ 3 mg/（kg · d），分 2 次给药。具体用药方案见表 1。

表 1　患者用药详情

日期	药物	剂量
2010.10.21	盐酸吗啡片	5 mg 必要时口服
2010.10.26	盐酸吗啡片 盐酸吗啡缓释片	5 mg 必要时口服 10 mg 每 12 h 1 次口服
2010.11.3	盐酸吗啡片 盐酸吗啡缓释片 双氯芬酸钠缓释片	5 mg 必要时口服 10 mg 每 12 h 1 次口服 50 mg 每日 2 次口服
2010.11.16	盐酸吗啡缓释片 双氯芬酸钠缓释片	10 mg 每 12 h 1 次口服 50 mg 每日 2 次口服
2011.1.20	双氯芬酸钠缓释片 硫酸吗啡缓释片	50 mg 每日 2 次口服 10 mg 每 12 h 1 次口服
2011.2.17	双氯芬酸钠缓释片 硫酸吗啡缓释片	50 mg 每日 2 次口服 20 mg 每 12 h 1 次口服
2011.2.21*	盐酸吗啡片 盐酸吗啡缓释片	10 mg 必要时口服 20 mg 每 12 h 1 次口服

* 按此处方用药至患者离世

（2）指导患者避免右下肢负重，避免碰撞肿块处，避免膝关节过度屈伸，以免加重疼痛。指导患者分散注意力，如看电视，与父母、弟妹、邻居聊天等，以减轻疼痛感。指导患者按医嘱正确服用止痛药，观察疼痛控制的情况，如疼痛的性质、频率及持续时间，做好记录，并观察用药后不良反应，及时反馈。

2. 便秘的防治

（1）给予胃肠动力药物如多潘立酮促进胃肠道消化功能，指导患者按医嘱使用润肠通便药，向患者家属讲解番泻叶的作用、用法及用药注意事项。

（2）指导患者增加饮食中的纤维素含量，多进食粗粮、润肠食物，少食辛辣刺激性食物，应保证每天水的摄取量达 1500 ～ 2000 ml。指导患者适当活动以刺激肠蠕动，患者长期卧床时给予腹部顺时针按摩以促进肠蠕动。帮助患者养成良好的排便习惯，每日定时排便。

3. 右下肢水肿的减轻

（1）予以口服螺内酯利尿消肿治疗，指导患者按医嘱服用，向患者讲解螺内酯的作用、用法及用药注意事项。

（2）指导患者减少下地活动的时间，休息时尽量利用软枕头将右下肢垫高到约与心脏持平，从而减轻肢体水肿。指导患者每日用热毛巾热敷右下肢，热敷后涂抹无刺激性的润肤油或膏，穿宽松、柔软的棉质衣裤。患者卧床时教会家属帮助患者适度按摩右下肢，鼓励患者进行自我按摩，向患者家属详细讲解水肿按摩的方法及注意事项。

4. 患处肿块及皮肤破溃处的处理

（1）右下肢胫骨平台肿块的护理：指导患者修剪指甲，避免抓挠刺激肿块。指导患者取舒适体位，可将右下肢用软枕垫起，增加舒适感，穿宽松柔软的棉质衣物。指导家属观察肿块大小、皮肤颜色、有无破溃，如有破溃及时与宁养院护理人员联系。

（2）2011 年 1 月 7 日探访时，患者右下肢胫骨平台可见约 10 cm×16 cm 的肿块破溃，呈菜花样，表面被脓苔及黑色结痂覆盖，有大量淡黄色渗出液，少量出血，有异味。指导家属并示范换药：用生理盐水冲洗伤口表面，使用无菌棉签清理脓苔及渗血，按医嘱将甲硝唑研末与云南白药混合后涂撒至伤口表面，后用无菌纱布覆盖。指导家属每日为患者换药一次，换药时注意遮挡，保护隐私，结束后穿宽松的棉质衣裤以遮挡伤口处，维护患者尊严，鼓励患者配合家属观察伤口大小、渗出液的量及性质，以简单方式记录，及时与宁养院护理人员沟通。指导患者加强营养，可进食清淡易消化富营养的软食，如蛋羹、鱼汤等优质蛋白质。

（3）压疮的预防：教导并示范翻身的操作方法，可左侧、右侧、平卧位交替变换体位，示范按摩受压部位的方法，讲解翻身及按摩的注意事项。指导家属保持患者的皮肤清洁，可用温水擦浴及涂抹润肤膏。指导家属保持患者的床单整洁、无碎屑。如衣物与床单污染或潮湿及时更换。

（4）生活中的安全：指导患者注意安全，下地如厕等应有家人搀扶，预防碰撞及摔倒。因气温骤降，注意防寒保暖，适当添衣，预防感冒。

5. 提供心理辅导及社会支持

（1）服务目标：满足患者住院检查的愿望，开展病情的讨论。提供志愿者服务，制订患者陪伴及照护计划。协助家庭申请低保救助，并发动社会爱心捐助。协助家庭申请危房改造救助及患者母亲的大病救助。

（2）干预过程：积极联系媒体，报道患者的情况，发动全社会共同关爱小患者，社会爱心企业及个人捐款捐物，为小患者捐款并筹集住院费用。宁夏慈善总会领导相继看望患者，并现场办公，安排工作人员解决家里的危房改造。当地镇政府为全家申请了低保救助，给患者患精神病的母亲每月 500 元的药物治疗费用。

宁养院所在医院也同意接收患者住院，并减免部分住院费用，医院党委书记也代表医院看望患者，送上慰问金，满足了患者住院检查的愿望。经检查，患者已经到了疾病的晚期，无法进一步治疗。

在家人的陪伴下，我们与患者沟通病情；让患者明白生病不是她的错，很多人也会有类似的情况发生，医生会尽量帮助她减轻痛苦，会一直照顾她，大家永远爱她。

患者回家后，志愿者开展定期照料陪伴计划，并积极动员邻居协助家人照料患者。社工及志愿者借助绘画形式，通过游戏治疗这一自然的自我表现方式，让患者在不受大人的干预下表达她的感受、想法和需要，自由释放情感，缓解因疾病引起的痛苦和恐惧，在游戏中得到尊重、自我认识。

志愿者在探访过程中，邀请患者的弟弟妹妹一同加入活动中，陪她下棋、画画、做手工。制作“生命旅行笔记”，系统回顾了人生旅程，聚焦患者的美好记忆，重整人生意义，为家人留下一份永恒的记忆。

（四）成效

患者于 2010 年 10 月 20 日开始接受宁养服务，在全面评估患者病情后，宁养院医护人员制订个体化的镇痛方案及护理指导方案，给予专业的镇痛治疗及护理示教，在照顾者的积极配合下，患者疼痛得到明显缓解，睡眠改善，大便通畅，伤口表面分泌物减少，出血减少，异味消失。在服务过程中，工作人员通过倾听与陪伴，了解患者生活背景，给予鼓励、支持和理解，以同理心安慰患者及家属。社工通过广泛联系社会资源，为患者全家争取到危房修葺款项，患者母亲的大病救治。通过媒体，报道患者的故事，社会爱心人士和企业纷纷为这个家庭捐款、捐物。积极发动志愿者上门服务，定期探访、陪伴患者。最终患者的愿望得以实现，生活质量较前提高。患者在生命的最后 167 天里，得到了来自医护人员、社工、义工及社会各界的关爱，后因病情进一步恶化，在 2011 年 4 月 5 日安详离世。

（五）体会

青少年晚期癌症患者是宁养服务的一个特殊群体，患病对于正处在生长发育阶段的青少年来说意味着不适，意味着正常生理功能和社会功能的削弱或丧失，他们会对有关死亡及相关的宗教信念提出疑问，会思考或担心自己的死亡，会出现生气、退化、强烈的恐惧等心理反应。

骨肉瘤好发于青少年，恶性程度高，病情变化快，本案例的患者家庭背景特殊，服务难度大。宁养院团队从细微入手，给予缓解疼痛，提供护理指导，社工、义工介入，政府及社会各界提供帮助，为患者提供基本的生活必需品、情感与爱，重新构建起健全的社会支持系统，让患者在生命的末期没有痛苦并安详辞世。这是一个典型五全照顾提供案例，为下一步探索提供经验交流。

参考文献

[1] Caraceni A，Hanks G，Kaasa S，et al. Use of opioid analgesics in the treatment of cancer pain：evidence-based recommendations from the EAPC [J]. Lancet Oncology，2012，13（2）：e58-e68.

[2] 谭冠先，罗健，屠伟峰. 癌痛治疗学 [M]. 郑州：河南科学技术出版社，2019.

[3] 王英. 骨肉瘤病人癌性疼痛的护理体会 [C]. 中华护理学会——全国肿瘤护理学术交流暨专题讲座会议论文汇编，2003.

[4] 刘晓鸿. 骨肉瘤患者的临床护理 [J]. 上海铁道大学学报，2000，21（5）：94-95.

[5] 徐波，陆箴琦. 癌症疼痛护理指导 [M]. 北京：人民卫生出版社，2017.

[6] 李金祥. 姑息医学——癌性疼痛与症状处理 [M]. 成都：四川科学技术出版社，2009.

[7] 李嘉诚基金会「人间有情」全国宁养医疗服务计划办公室. 居家照护指南：临终关怀手册 [M]. 北京：高等教育出版社，2010.

[8] 王美峰，林琳，王燕，等. 功能性便秘患者的综合性护理干预及效果 [J]. 中华护理杂志，2010，45（7）：585-587.

[9] 李嘉诚基金会「人间有情」全国宁养医疗服务计划办公室. 纾缓医学——晚期肿瘤的宁养疗护 [M]. 北京：高等教育出版社，2014.

[10] 程兰，彭娜. 晚期恶性肿瘤合并重度水肿患者的皮肤护理体会 [J]. 护理进修杂志，2007，22（5）：470-471.

[11] 王欢欢. 临终舒适护理在晚期肿瘤患者中的应用 [J]. 临床合理用药杂志，2010，3（24）：153.

[12] 张清，魏力. 造口伤口临床护理实践 [M]. 北京：人民军医出版社，2009.

[13] 王珑，陈晓欢. 伤口造口——专科护士实践手册 [M]. 北京：化学工业出版社，2014.

[14] 丁淑贞，王春梅. 基础护理学 [M]. 北京：人民军医出版社，2007.

[15] 吕建梅. 晚期肿瘤患者压疮的预防及护理 [J]. 医学信息，2011，6：2466.

[16] 刘继同. 医务社会工作导论 [M]. 北京：高等教育出版社，2008.

孩子，妈妈愿你一生平安幸福

上海交通大学附属新华医院崇明分院宁养院
沈伟　孙瑛　沈超　施丽霞　陈柳　杨霞

一、基本资料

1. 一般项目　石女士，39 岁，离异，初中学历，无业，无烟酒史。

2. 宁养院开始服务时间　2019 年 9 月 27 日

3. 家庭树

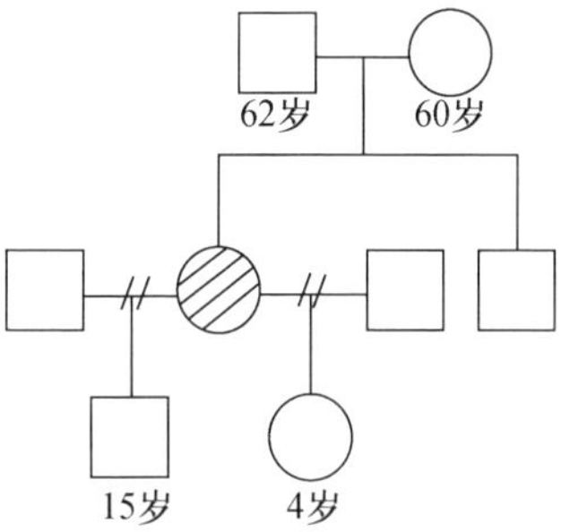

4. 病史摘要　患者 2016 年 6 月接受直肠癌手术及化疗，2 年后出现全身骨、肺、盆腔转移，又行盆腔放疗。近 1 年，感到右边臀部呈持续性胀痛，先自服曲马多镇痛效果差。2019 年 6 月，疼痛加剧，改用口服美施康定，疼痛控制依然欠佳，故申请接受宁养院疗护。

5. 首次探访体格检查　体温 36.2 ℃，脉搏 78 次 / 分，呼吸 20 次 / 分，血压 132/70 mmHg。意识清晰，营养不良，自主体位，慢性面容，全身皮肤黏膜完整，淋巴结无肿大。双肺呼吸音清，未闻及明显啰音。乳房对称，无明显异常。心律齐，未闻及杂音。

腹部平坦，全腹软，肝、脾、肾未触及，移动性浊音阴性。中下腹见 10 cm 陈旧性手术瘢痕，愈合良好。左下腹结肠造瘘口通畅，周围皮肤无红肿。右侧臀部有压痛。神经系统无异常。右下肢肌力Ⅳ级，独走跛行。

6. 首次疼痛评估　疼痛主要位于右侧臀部及右下肢，持续性酸痛，躯体痛合并神经性与骨性疼痛，服用自备吗啡止痛药后 NRS 评分 5 分。

7. 患者和家属的心理压力　患者对疾病及其预后完全知情。患病后没有经济来源，靠自己父母资助。离异后没有固定住所，租借农民私房。患者父母均在老家，患者身边没有照顾者。患者担忧自己，无法陪伴孩子健康长大，更无法照顾父母，未尽到赡养责任，离世更会给父母造成深重的打击。

8. 其他　患者是四川人，二次离异。家中父母和弟弟均在老家生活。患者第一段婚姻在四川，育有一子，15 岁，现随其爷爷奶奶生活。离婚后，患者到上海，在崇明区一家民营医院工作，并经他人介绍与当地的一名男子结婚，婚后生了女儿。在女儿未满周岁的时候，患者发现自己身体出现了状况，最后诊断为直肠癌。就在患者进行积极治疗的时候，丈夫提出了离婚，对患者造成非常大的打击。最后经过双方慎重考虑，还是选择了离婚。患者考虑到自己的具体情况，最后放弃了对孩子的抚养权，后来由孩子的爷爷奶奶承担了大部分的抚养责任。接诊时患者女儿 4 岁，为了能够经常看见孩子，患者在孩子爷爷奶奶住所附近租住了一间私房独居，边治疗边调理。离异后患者就诊和生活的费用，全靠自己的父母亲提供资助，经济比较困难。

9. 诊断　直肠癌多发转移，中度癌痛。

二、宁养服务及成效

（一）主要问题

1. 中度癌痛
2. 缺乏护理知识

3. 缺乏陪伴

（二）服务策略

1. 控制疼痛
2. 护理知识宣讲及演示
3. 举办亲子活动，纾缓患者心理压力

（三）实施过程

1. 疼痛治疗

接受宁养服务后，全面评估患者疼痛，给予患者硫酸吗啡缓释片 30 mg 每 12 h 1 次口服，盐酸吗啡 10 mg 必要时口服，处理暴发痛，联合口服抗惊厥药加巴喷丁辅助止痛。经过 48 h 滴定，止痛药调整为硫酸吗啡缓释片 60 mg 每 12 h 1 次口服。随着患者病情进展，疼痛加剧，止痛药逐渐调整剂量，增加到硫酸吗啡缓释片 90 mg 每 12 h 1 次口服，患者疼痛控制满意，生活质量得到提高。

2. 护理知识宣讲及演示

（1）护理知识宣教

1）用药指导：耐心向患者解释按医嘱规律用药不会产生耐药，并发放止痛药使用相关宣传册。指导患者学会评估诱发及加重疼痛的因素，遵医嘱按时按量用药和注意事项，做好评估及记录。保持环境的安静舒适，指导转移注意力的方法；建议平时播放喜欢的舒缓音乐、观看娱乐节目、适当玩手机游戏等非药物疗法，分散注意力有利于纾缓情绪。解释便秘是麻醉药不可逆的副作用，指导患者评估便秘的先兆症状及发生便秘的因素。

2）饮食指导：建议适当增加膳食纤维的摄入，如青菜、红薯、菠菜等。食材要新鲜，少吃油腻食物。进食宜细嚼慢咽，少说话以减少吞入空气；尽量避免食用易产气及异味的食物如汽水、豆类、大葱、韭菜、香辛类的调味品等。建议适当多饮水，必要时遵医嘱服用缓泻剂，以不出现稀便为宜。如出现腹泻症状，宜进食低纤维、少油食物，同时补充水分及电解质，必要时遵医嘱服用止泻药。

3）改善居家环境：患者独居，所租住的房间狭窄，没有配套的卫浴设施。指导患者在居室内保持一个无障碍环境，光线适宜，地面防滑，外出活动时动作宜缓慢。特别提醒如厕时注意安全，常用物品要放在随手可取的地方。自主活动时使用拐杖等辅助器材，注意防跌倒及防坠床等自身安全。

4）舒适护理：指导患者在身体情况允许时适当活动，减少日间睡眠时间。出现失眠症状时，睡前可适量喝温牛奶、热水泡脚并给予足底按摩，听轻缓音乐，必要时遵医嘱服用镇静药促进睡眠。去公共浴室沐浴时，注意隐私，沐浴前用防水胶布贴在造瘘口底盘四周，以防水渗入底盘而使其失去黏性。日常服装宜宽松、舒适、不压迫造瘘口。

（2）造瘘口护理的指导及演示

1）造瘘口评估：护理人员家访时，现场演示患者肠造瘘口黏膜的颜色正常为粉红色，表面光滑、湿润，周围皮肤颜色正常无破溃。告知患者如果造瘘口的颜色苍白或深暗色，应立即就医，防止缺血性坏死。如有水肿，亦需及时到医院就诊。

2）更换造口袋方法：建议选择适当的造口袋，当袋内粪便达到袋子容量的1/3时，要及时倾倒清洗或更换，防止渗漏，减少臭味。触及造口袋时，应从上环轻掀起，防止损伤皮肤。更换时患者宜取坐位，用棉签蘸生理盐水由外向内清洁周围皮肤，避免硬物损伤皮肤黏膜表面，根据需要使用保护用品，如鞣酸软膏、红霉素软膏。

3. 举办亲子活动，纾缓心理压力

马斯洛需要层次论指出，对于3～6岁年龄段的儿童安全需要的满足尤为重要。埃里克森也在心理社会发展阶段理论中指出，儿童在各种游戏中能体会自我功能，在游戏中实现自我教育。萨提亚家庭治疗模式会鼓励人们依据自己的感觉做出行动的选择，同时在自己选择的行动中体验自身感受，将个体的能量从功能不良的模式转化为更加开放、自由和健康的模式。按照以上心理的纾缓理论，我们先后组办了以下有意义的亲子活动：

（1）日常陪伴：经过规范的治疗和护理后，患者疼痛得到了比较好的缓解，患者可以自己料理日常生活。团队观察到她在一边治疗一边休养的过程中，常常把女儿带到自己的出租屋内陪伴，有时候她来门诊取药也会带着孩子。医护人员在门诊时与大学生志愿者一起和孩子做游戏和手工，赠送小手工礼物。希望她们在家中互相陪伴的过程中，通过手工制作，能够给彼此留下难忘的回忆。由于年初的疫情防控要求，无法开展志愿者居家陪伴服务，团队就尽可能地给予其他方面的更多帮助，如用药指导、护理指导、饮食指导等，也包括心理支持在内。在宁养院举办各种患者及家属活动时，我们都会邀请该患者参加，有适当的礼物都会留一份给孩子作为纪念。

（2）策划特殊的儿童节：我们在与患者的交流与沟通中得知她有个心愿，渴望能够在自己有限的时间里，陪伴女儿度过一个特殊的儿童节。为此，宁养院团队提前策划了此次活动，在网上精选了小书包、画笔、相册等，工作人员从家里拿来精美的面具、荧光棒，计划在儿童节当天布置好宁养院会议室，购买小蛋糕，为患者和女儿一起过一个特殊的儿童节。真是天有不测风云，儿童节当天，工作人员打电话给患者时，她表示自己的右下肢牵拉痛特别明显，没有办法带孩子到宁养院来参加活动了。宁养团队临时决定把地点转至患者的出租屋内开展。墙上无法使用投影，大家就在A4纸上打印了漂亮的张贴画，并配上漂亮的彩灯和气球，一下子就有了节日的气氛，孩子站在前面许下了心愿，希望妈妈身体好起来；手拿荧光棒，口里喊着“我是萝莉……”，想要赶走妈妈身体里的“魔鬼”；拿着团队赠送的彩笔，和妈妈一起画起了画；面对宁养院赠送的小蛋糕，孩子将第一口送到了妈妈的口中……所有这一切，都用视频记录了下来，之后团队按照承诺，将所有照片和视频都保存在移动硬盘里面赠送给患者，以便让孩子永久保存这与妈妈在一起度过的、珍贵难忘的儿童节。

（四）成效

宁养工作的目标是生死两相安。2020年6月16日上午，宁养院按照前日电话预约的时间居家探访，谁料患者的病情突然恶化。当时她独自一人在家，呈谵妄状态，呼叫能应答。恰在此时远在四川的牵挂着她的父亲打来视频电话，宁养团队将患者的真实情况告知了患者父亲，他表示将尽快赶到上海。宁养院的成员们也让患者母亲和患者进行了视频通话，希望给予患者情感上的支持，也缓解了母亲对女儿的牵挂。考虑到患者父亲等家人还在赶往上海的路上，且患者也没有亲人居家照顾，团队根据患者父亲的意见立刻联系了居委会及她的同乡，将其送至医院急诊。第二天，患者的父亲、弟弟、大儿子从老家赶到崇明，宁养团队向家属介绍了宁养疗护的具体内容，并引导患者和亲人进行了相互道别。四天后，患者在父亲、弟弟、儿子的陪伴下，平安离世。宁养社工对患者小女儿的哀伤辅导还在跟进中。

通过宁养服务，患者疼痛得到控制，掌握了特殊的居家护理知识，生活质量得到了提升。宁养院为患者和孩子策划了各种活动，留下了珍贵的回忆、照片和视频资料，让患者能够完成心愿，放下了对小女儿的牵挂。虽然没有达成原计划回四川老家往生，并为父母做些力所能及的事情，以报答他们的养育之恩，但是通过视频和母亲完成了道爱、道歉、道别，虽处异地但在亲人的陪伴下平安离世。

（五）体会

通过宁养团队的共同努力协作，全方位的评估需求，提供个性化的服务，真正做到全人、全家、全程、全队的服务。

埃里克森的心理社会发展阶段理论认为，3 ～ 6 岁为儿童早期，该阶段的发展任务有两个。一是发展主动感，二是获得性别角色。早年获得的信任感和自主感，以及还在不断发展着的语言、行动等能力，使儿童有可能把其活动范围扩展到家庭以外。本阶段又称为游戏期。儿童在各种游戏中体会着自我的功能，而且在游戏中实现着自我教育。如果父母能积极支持儿童进行游戏和智力活动，儿童就会发展更多的主动性，有助于以后在工作中取得成就。考虑到患者身体状况的限制，无法在儿童节陪伴女儿过节做游戏，故团队营造了节日的气氛，设计了游戏的内容，使患者和孩子能够亲密互动；

启发孩子许下了节日的心愿，感受到来自家庭成员的爱，并且希望孩子能够将活动的照片作为纪念永远珍藏。

危机事件是指前兆不充分，具有明显的复杂性特征和潜在次生衍生危害，破坏性严重，采用常规管理方式难以应对处置的危机事件。这种事件会使当事者遭受严重损失或面临严重损失威胁，在很短时间内对当事者及家人产生恶劣的影响。而且，这种突发的紧急事件由于其不确定的前景，给人造成高度的紧张和压力。为了使当事者在危机中生存，并将危机所造成的生理、心理损害降至最低限度，决策者必须在有限的时间内做出关键性决策和具体的危机应对措施。社工在常规居家探访中，发现患者处于谵妄状态，已无法对自己当下的状况做出正确处置，恰逢其父亲打来视频电话，社工和患者父亲对于这突发的状况迅速干预和处置意见达成一致。同时宁养团队积极行动，联系各方资源妥善安排患者急诊救治，最后赢得时间，能够及时让患者家人来到患者身旁，完成最后的道别。

参考文献

[1] 聂晶，译. 萨提亚家庭治疗模式[M]. 北京：世界图书出版公司，2007.
[2] 杨艳杰. 危机事件心理干预策略[M]. 北京：人民卫生出版社，2012.

跨国完成生命夙愿的宁养疗护

中国医科大学附属盛京医院宁养院　张明慧　孙建纯
石丽玲　宋桂娟

前言

这是一例曾经滞留美国的华人妇女患病史，以及她在癌症晚期接受中美双方宁养疗护专业人员的照顾与帮助，使她得以实现回到故土完成临终关怀“梦想”的生命故事。介绍这份医学人文病历的目的，不仅是从中比照中美两国专业人员践行宁养疗护理念的具体细节，更可以从中感受到中美双方同行是如何真诚地对待一名曾经身居异国他乡的癌末患者，并从人文关怀的视角感悟宁养服务的医学环节和实施过程。

事情缘自任职于香港大学社会学系的陈丽云教授，她通过李嘉诚基金会「人间有情」全国宁养医疗服务计划办公室专职社工师刘晓芳，欲为一名滞留在美国的华人癌末患者寻求中国内地的宁养院，能够接收这位极其渴望早日回到故土的华人姐妹，能在临终关怀的护佑下使她落叶归根。

当刘晓芳社工把这条信息传达至沈阳的宁养院后，我们立刻召开了团队会议，研究决定热情欢迎这位老家住在沈阳远郊区的农民姐妹回国接受宁养疗护，并责成社工张明慧直接与汕头的办公室、香港大学、美国梅奥诊所奥瓦通纳社区疗护服务家园安宁之家等机构，通过电讯联络及沟通，明确表示沈阳宁养院团队有条件和信心完成这项宁养疗护工作任务。

一、基本资料

1. 一般项目　景女士，54 岁，初中学历，无烟酒史。

2. 宁养院开始服务时间　2012 年 12 月 12 日

3. 家庭树

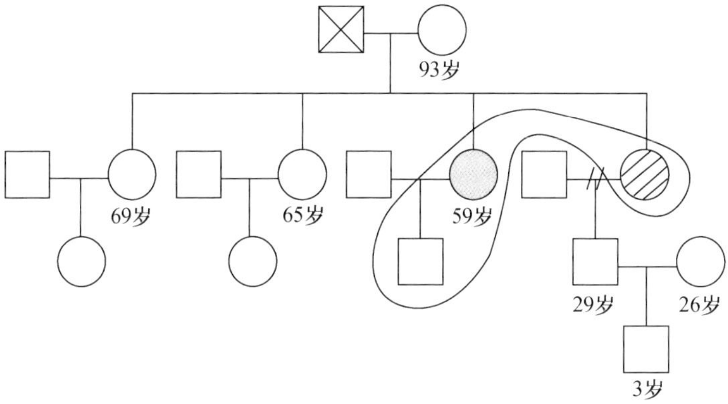

4. 病史摘要

（1）个人史：前半生在中国，世代农民，高中时辍学。1995年与丈夫离异后弃农经商，2005年偕子赴美国并滞留务工。在美期间患癌症进入生命末期，2012年12月携带美国梅奥诊所奥瓦通纳社区疗护服务家园安宁之家出具的医学文书，返回中国农村祖籍地，申请接受李嘉诚基金会宁养医疗服务项目的居家服务和照护。

（2）现病史：2010年5月患者在美国当地诊断为末期宫颈鳞状上皮癌，合并阴道壁转移，不适宜手术治疗。曾先后行局部姑息性放射治疗26次，阴道出血得以控制，病情有所缓解。

2010年9月，患者出现下腹部坠痛及排便带血，遂行大肠纤维内镜检查并行肠息肉切除术。病理报告为多发性结肠息肉恶性变（腺型），接受化疗。两个疗程后因不良反应剧烈无法耐受而中断并拒绝和自愿放弃化疗，改为病灶局部小剂量姑息性放疗。

2011年初，姑息性放、化疗结束后，患者自觉病情似有缓解和稳定趋势。阴道出血、大便带血均有所减轻，下腹部坠痛能够忍受。患者搬迁至儿子工作（厨师）的城市居住、休养。

2012年初，患者阴道分泌物和出血增多，下腹至会阴部放射性疼痛加重，大便带血并有里急后重感。自觉病情出现反复，经复查，诊断为宫颈癌及结肠息肉恶变复发，合并腹腔和盆腔内脏及淋巴结广泛转移，不宜再行任何针对性的抗肿瘤治疗，开始接受当地社区医院的安宁疗护和随访。

（3）在美期间的疼痛管理用药处方：

1）羟考酮缓释片 20 mg 每 12 h 1 次口服

2）羟考酮即释片 5 mg 必要时口服

3）美沙酮片 10 mg 每 12 h 1 次口服

4）辅助用药：番泻叶片，每晚 2 片口服

聚二乙醇胶囊，早晚各 1 粒口服

肛塞栓剂（每颗含颠茄 16 mg、吗啡 30 mg）1 粒每 12 h 1 次，塞入肛门 2 cm 处

凝胶润滑剂（肛塞或排便前外用）

地塞米松片，4 mg 每日 2 次口服

雷尼替丁片，150 mg 每日 2 次口服

（4）回国继续接受姑息医学治疗的抉择：2012 年 10 月，美国当地医院的医护人员及社工、义工，在例行居家随诊服务时，对患者病情进行全面评估后告知：患者尚有大约 4 个月的生存期限，愿与患者及家属共同完成“死亡准备”。

患者得知宁养医生的明确忠告后，当即表示：“我要回中国！”她对美国医护人员一遍又一遍地重复而又平静地说出了自己内心的梦想和愿望：“死也要死在妈妈的怀抱里”，坦陈了她对尚健在于中国的 93 岁老母亲无限牵挂的情结和不舍的情怀；“死后要落叶归根在生我养我的土地上”，表露出她对祖国和家乡故土的眷恋与家国深情。

在景女士随身携带回来十几页记载自身病情的医学文书影印件中，有两份令人阅后不禁动容的文件：

1）美国梅奥医学中心姑息医学部主任、临终关怀专业副教授 Ingram 的评估意见：“景女士的全部期望就是要回到中国去，看望关注着她的亲人并在生命末期能与他们在一起。她在美国的治疗方法已经用尽，目前的治疗目的都是症状控制和提高生命末期的生活质量。”

2）美国安宁疗护专业机构为帮助景女士平安返乡，专门给她携带了一封“请求援助”的随身信函。

最终报告

结果形式：信件

结果日期：2012.12.6

结果状态：自动证实

结果头衔：8级

执行：Ingram

签字：Ingram

写给在意的人：

这封信代表景女士在从芝加哥到北京的航班上请求援助。景女士是一位晚期癌症患者。当我们初次见到她时，她已经被疾病折磨并且伴有各种症状。我们已经制订了一个服务计划减轻她的症状，以使她能够更好地生活。就像我们宁养院的护士所记录的那样，她能够自己洗澡、自己吃饭、自己穿衣服，能够不需要任何人帮助，独立地在飞机上完成自己的需要。在这几个礼拜，她很平稳。事实上，她前几天已经从明尼阿波利斯飞到芝加哥，这期间也很平稳。从明尼阿波利斯到芝加哥的时间，与芝加哥到北京的时间相近，她现在很平稳。所以，根据她最近的状况，她似乎会很平稳地到达目的地。

景女士返乡途中并非一帆风顺。这里有一段小插曲，令撰写这份人文病历的团队成员认为是无论如何都难以割舍的“生命故事”，提供给从事宁养疗护事业的同仁们分享。景女士原订的是2012年12月8日从美国芝加哥直飞北京的某航班机票，梅奥诊所的医疗体系善终服务家园专门指派了美国梅奥诊所奥瓦通纳社区疗护服务家园安宁之家的志愿者义工，用轮椅推送景女士提前到达机场。临近登机时，由于航空公司的原因拒绝景女士登机，为此她们在候机厅停留三天两宿，并为争取成行而奔走呼号，直到12月11日景女士从美方志愿者义工手中接过来上述中英文对照两个文本的信函，志愿者说："我持这封援助信终于说服了芝加哥机场和航空公司，允许你马上登机了。它现在已完成了我们所期望的作用，交由你自己保存好，以备路上不时之需。再过二十几个小时你就要回到中国了，恭喜你即将见到久别的老母和亲人，并期盼你在中国也能获得像美国一样的宁养疗护……"患者在向我们宁养院问诊人员展示和陈述这封援助信时，她热泪盈眶地追叙说："当时我紧握这封救命的信，一句话也说不出来，只有长时间地紧紧拥抱这位此前与我从未曾谋面过，但却日夜守护我三天的美国青年志愿者义工，打心底为她祈福好人一生平安！"患者的感动和感激之情溢于言表！

在我院宁养团队的医护人员首次为患者居家服务时，医护人员与她交谈，曾直截了当地问她："你决心回国，能舍得远隔重洋滞留在美国的儿孙吗？"

患者坦然作答："我相信他们都能够通过自己的努力，在美国生活下去，没有什么不舍得的。我也相信他们以后都一定会回中国来看我，不管那时我是死了还是活着，因为我们毕竟还是中国人，有自己的国家和亲人。"

我院首次居家服务的4名医务人员（医生、护士、社工、司机），听到患者的镇定回答，边问诊边翻阅和查看她所携带回国的医疗文书及相关药品，深为患者这种果断行动和她对死亡的透彻认知所感动。同时，在患者家中停留的一个多小时里，也对患者进行了全面的体格检查，同时评估了她当下的疼痛程度，以及在美期间及回国途中的疼痛管理效果，并对她的活动能力、生活质量、精神-心理状态及灵性等方面，进行了综合性的全面评估。

5. 首次探访体格检查 体温36.6℃，脉搏92次/分，呼吸18次/分，血压114/74 mmHg。患者意识清楚，平静安卧在床上，能自主翻身、起坐，可以缓慢下地做轻微活动。颜面苍白、消瘦呈慢性重病面容，皮肤巩膜无黄染。头颈部浅表淋巴结未触及。右腋下至肩胛骨下角处，可见一24 cm长的胸科手术后弧形瘢痕（系2008年在美期间曾因右侧肺脓肿做右侧肺段切除术后所遗留），愈合良好。心、肺无明显异常。腹部凹陷平软，全腹及腹股沟均未触及肿块或结节，但脐下至耻骨联合上方有深压痛。肠鸣音稍弱，腹水征均呈阴性。妇科及会阴-肛门部位未查。双下肢轻度水肿，尤以足背为明显。

患者本人叙述每日仍有粉红色淡薄分泌物从阴道流出，恶臭。排便时里急后重感明显，并向肛周发散。会阴部有隐痛，尤以活动时加重。患者所在的村屯设有乡村卫生室，乡村医生刚好是位接生员大姐。我们在离开患者家庭时，顺访了这间门面不大的农村卫生所，见到了一位年过四十的乡医，并拜托她每日为患者做 1 ～ 2 次的会阴和肛门周围部位的清洁、消毒及护理。她爽快地应允下来，并推心置腹地说："你们沈阳的医生能这么远来看患者，我们乡里乡亲的住在一个村子里，办这点事不算什么麻烦，放心吧！"

6. 首次疼痛评估 NRS 评分 7 ～ 8 分，呈典型的内脏和躯体烧灼样疼痛（神经病理性疼痛），活动时加重。QoL 评分 30 分，KPS 评分 30 分。

7. 患者和家属的心理压力

（1）患者对病情真相了如指掌，对自己的生存前景心知肚明，加之笃信天主教且在回国前接受了正式洗礼，对死亡有充分的心理和精神准备。她之所以决心回国"慷慨赴死"（患者自己的语言），就是要完成人生最后"四道"（道爱、道谢、道歉、道别）的夙愿。

（2）患者言谈中不时赞许美国的医生、护士、社工、义工和宗教师的尽心尽意，期待回国后仍能获得到像在美国时那样的宁养疗护品质，渴望得到医护人员的帮助及照顾。而对国内治痛药物的品种和疗效，交谈中依然有质疑的口气和神情流露出来。

（3）患者有预立遗嘱的打算，对其仅有的自家房舍和承包田地，虽已破旧不堪和荒芜多年，但仍主动提出要做个交代和了结。期盼儿子在获得绿卡之后（需时八年以上）能够回国为其安葬，以了却入土为安的遗愿。

8. 其他 患者的大姐和二姐均已年过六十，只有三姐年近六十，尚属年富力强，是患者身边的主要贴身照顾者。患者的食宿和生活起居及按时服药等，均可得到妥善的照顾。

9. 诊断 宫颈癌、结直肠息肉恶性变（腺型）晚期，重度疼痛。

二、宁养服务及成效

（一）主要问题

1. 重度疼痛
2. 患者和家属对国内的宁养疗护服务品质怀有顾虑和观望态度
3. 患者家住沈阳远郊区的农村

（二）服务策略

1. 控制疼痛
2. 提供高质量的宁养疗护
3. 请当地医生协助照护

（三）实施过程与效果

1. 镇痛治疗

患者在美期间已口服强阿片类药物半年余，且镇痛效果比较稳定，不良反应轻微，属于阿片耐受，无须重新滴定个体化剂量。患者从美国带回来的羟考酮缓释片，可直接转换为国内宁养用药目录中的奥施康定 20 mg 每 12 h 1 次口服。在药物转换过程中，我院值班人员隔日与患者或其家属通过电话追访用药后的镇痛效果及有无不良反应。随着患者病情的进展，镇痛药逐渐加量，表 1 是止痛药的记录表，细节在下面文中描述。

表 1 患者用药详情

时间	羟考酮缓释片	解救暴发痛用药	辅助用药
2012.12.12	20 mg 每 12 h 1 次口服	羟考酮即释片	番泻叶片等
2013.1.11	40 mg 每 12 h 1 次口服	吗啡 30 mg 必要时口服	甲氧氯普胺
2013.1.22	80 mg 每 12 h 1 次口服	吗啡 60 mg 必要时口服	地塞米松

2. 共同提供高质量的宁养疗护

秉承姑息医学和人文关怀的理念，遵循全国宁养办制定的工作规范与程序，按部就班地践行宁养疗护的五全服务准则。要以温馨细致的工作，使患者真心感受到国内的宁养疗护水准正在与世界接轨，无论是疼痛管理、舒适护理、心理纾缓、灵性照顾及哀伤辅导等方面，都能使她处处有“回家的感觉真好”的感受与认同。

（1）患者家住沈阳远郊与辽阳和本溪市接壤的三角地区。在患者回到家乡后的次日上午，宁养院医护人员就冒着雪后的严寒来到患者所寄宿的三姐家中（三姐夫在外地工作）。患者躺在来探望她的母亲身边，东北地区的火炕把狭小的农村房舍烘烤得暖意融融，房屋中间地上站着她也叫不上名字的众多亲人。从她热泪盈眶的神情和话语中，明显看出患者已从美国返乡时的疑虑和不安，转化成了见到亲人后的兴奋和愉悦。她面容虽很憔悴，但精神情绪良佳。对宁养院来人尤感新鲜、好奇，一遍又一遍地询问坐在她身边的母亲：“老娘，我不是在做梦吧？”一次又一次地重复对我们说：“见到你们，我心里的石头落地了！”

（2）首诊之后第二天，患者的三姐和侄子来宁养院取药时反馈：我们离开患者家后的当晚，患者激动得许久不能入睡。她对躺在身旁的老母重复地念叨：“中国医生讲的话与美国医生讲的话几乎一模一样，就连语气和神情都是那么和蔼可亲，医术水平一定差不了！”家属委婉地向我们提问了患者的生存期问题，我们的医生也很坦诚和有策略地答复她们：“再过些天就是圣诞节和新年元旦了，无论是天主教信徒还是中国的普通民众，都很看重这两个重要的节日。景女士能回到老家与亲人们共度圣诞和新年，该是个多么有意义的事情啊！我们共同努力吧！”家属心照不宣地回应：“是的，我们会把你们的祝福带给她。”

（3）患者回国后 2 周，刚好是 2012 年 12 月 25 日圣诞节。家属主动给宁养院打来电话，反馈患者与家人在本村的天主教堂欢度平安夜和圣诞节的情况，称患者心情平静、情绪饱满地与同村的教友们一起参加弥撒和祈祷活动，全程没有癌痛发作。她一再念叨：“能在家乡度过平安夜和圣诞日，此生足矣！”足以见其信仰的虔诚！

（4）第二次的居家服务是在 2013 年 1 月 11 日。在距首诊服务后的4周时间里，根据疼痛评分将强阿片类药物羟考酮缓释片剂量调整至40 mg每12 h 1次口服。患者离世前2周疼痛又有加重，羟考酮缓释片剂量调整至80 mg每12 h 1次口服。我国大陆没有羟考酮即释片，我院药局也没有美沙酮口服片剂，故暴发痛时转换为国产的口服盐酸吗啡即释片10 mg必要时口服，解救有效且无明显不良反应。每日暴发痛控制在1～3次，NRS评分＜3分。

（5）第二次居家服务调整了羟考酮缓释片剂量一周后，患者的暴发痛发生频率又有所增加（每日4～5次），吗啡即释片调整至30 mg必要时口服，解救有效，NRS评分＜3分。

总之，在患者接受宁养疗护期间，最初40天的临床治痛效果肯定、确切，强阿片类药物转换和剂量调整平稳、顺利，NRS评分始终保持在0～3分，精神情绪良佳，生活质量得到很大改善（QoL一度提升到40分以上）。

（6）自2013年1月22日起至患者离世前的2周时间里，患者病情急转直下，疼痛加重，暴发痛频发。我们先后两次按100%的增量比率调整口服羟考酮缓释片剂量，疼痛方能控制在NRS评分2～3分。此时，患者从美国带回来的羟考酮缓释片已用完，我们为其更换为相等剂量的国产羟考酮缓释片口服，临床镇痛效果与美产羟考酮缓释片无明显差异。

（7）患者离世前1周，家属来宁养院取药时反馈，患者出现“大便由阴道排出”的情况（判断是发生了“阴道–直肠瘘”），患者疼痛加重，NRS评分＞7分。将羟考酮缓释片用量调整至80 mg每12 h 1次口服，暴发痛时的吗啡使用量增加至30～60 mg必要时口服。同时向家属再次强调日常生活护理及基础护理的要点，又与患者所在村屯的卫生室乡村医生电话沟通，拜托她在为患者进行会阴和肛门肿痛部位清洁及消毒处置时，尤其要注意防止发生阴道–直肠瘘的继发感染。这位与我院宁养疗护工作人员仅有一面之交的乡村医生，痛快地答应了我们的求助。因此，患者直至离世，始终保持了躯体的清洁和卫生，在我们第三次居家服务并与患者家属共同召开追思会时，也特邀了这位本是接生员的乡村医生与会。当我们宁养院医生由衷地感谢她为患者在离世前的这段时间里不辞辛苦的护理时，她也再次激动地表达了自己的心迹："你们沈阳宁养院的医生不远百里，顶风冒雪给患者送医赠药，我们作为乡里乡亲的医务工作者，所做的这些都不足挂齿，是理所应当的事！谢谢沈阳的医生，谢谢李嘉诚先生的大恩大德，才有我们村的这名患者能直至最后在家中无痛而终。"

（四）体会

坚信宁养疗护理念，使癌末患者有尊严无痛苦地走完人生最后一段路程，是完全可以办到的。这也是中美两国宁养疗护专业人员，联手帮助患者完成自己人生夙愿和灵性诉求的基本前提，使她平安地实现了"死也要死在故土和亲人怀里"的心愿，而非人们常言的那种"哪里黄土不埋人"的世俗与无奈。在我们首诊和之后的居家服务过程中，每每看到患者良好的精神状态和她依偎在 90 多岁老母怀里的亲近与满足，我们同感于患者"愿君出走半生，归来仍是少年"和"慷慨赴死"（患者自语）的心境与满满的幸福感。同时也深深感悟到，宁养疗护事业的平凡与宏大之处即在于此！

在对晚期癌痛患者实施宁养疗护的决策中，姑息医学的治疗手段和临终关怀的坚韧信念相结合，坚持综合性的个体化癌痛管理措施，不仅能够使癌末患者获得基本无痛的治疗效果，也可以让他们在有限的生命最后阶段里活得平安而有尊严。

对比中美双方医务人员治疗癌痛的处方，基本用药大同小异。当患者从美国带回来的药物陆续用完后，又都比较平顺地过渡或转换为国产药品和宁养用药目录中常用的奥斯康定缓释片、吗啡即释片、甲氧氯普胺、地塞米松后，临床疗效差异不大。特别是 WHO 向全球推荐的癌症三阶梯止痛指导原则和美国国家综合癌症网络（NCCN）成人癌痛指南，已经成为两国医护人员对癌痛治疗的基本信条和共同遵循的止痛路径。只要因地制宜、灵活运用，就能获得理想的疗效。

美方同仁对癌末患者坚持实时评估和综合治疗，特别是对防治不良反应和症状控制方面的辅助用药，全面、大胆、有效，都大有可圈可点之处，也是值得中美两国医生们共同认真总结和相互借鉴的。

（1）以姑息医学理念为准绳，以患者受益为第一选择，不做过度治疗或检查。

（2）在美期间接受宁养疗护半年多的过程中，基本没有使用非甾体抗炎药的处方记载，有力地保障了在漫长用药期间的治疗安全。

（3）非常重视辅助性用药的功效和必要性，对便秘的防治、小剂量皮质类固醇药物的应用、对胃肠道黏膜保护剂的使用和舒适护理等点点滴滴的医疗处置，都极大地提升了宁养疗护品质和患者的生活质量，确凿地证明了宁养疗护品质的保证，绝对不是只开具阿片类药物止痛就能简单完成的医疗行为。

（4）宁养疗护过程中注重心理纾缓和灵性照顾，使患者和她的家人们共同实现了“四道人生”的目标，体现了各自的人生意义和对生命的敬畏与死亡尊严的认同。患者生前完成了预立遗嘱，离世不留任何遗憾。

（5）美国同仁对患者生命预期的评估并将病情真相及时告知患者的坦诚做法，真是令人赞叹！说明及时而正确的医患沟通和妥善的哀伤辅导，给患者和家属赢得了完成“悲伤任务”和“死亡准备”的足够时间与空间的重要性。

时过多年之后，在纪念李嘉诚基金会「人间有情」全国宁养医疗服务计划在中国大陆落地扎根20周年之际，我们重新整理和总结了这份人文病历，感怀良多。八年前，为这例跨国完成生命夙愿的宁养疗护患者所做的大量工作，除沈阳宁养团队的医务人员之外，还有身在香港、汕头、沈阳苏家屯、美国纽约、芝加哥等地的大学教授、社会工作者、志愿者义工、医师、护师及乡村医生，以及患者的老母和姐妹亲人等若干平凡人士的共同努力与帮助。这些同仁及亲友跨越各个年龄时段和不同的社会制度框架，彼此间虽可能未曾谋面，但却为了完成人间大爱的共同目标，结下了简单而又纯粹的友情，从而在宁养疗护理念、工作态度、医护风格及人道主义思维和人本主义宗旨等方面，都找到了彼此的认同与默契。这种宁养疗护理念上的认同，又进一步演化成宁养疗护专业精神上的友好情谊，它跨越了年龄、时段、种族、国度和疆域，共同演绎成异国他乡间的一致性理念，这是多么难能可贵的举止和行动啊！我们向参与此项事业和工作的所有同仁们致谢并致敬！

参考文献

[1] 孙建纯 . 中国的宁养疗护需要什么？——赴台研修后的反思 [J] . 医学与哲学（社会医学版），2006（11）：72-74，81.

[2] 李小梅，刘端祺 . 现代姑息医学内涵在实践中的演化 [J]. 医学与哲学（临床决策论坛版），2011（2）：1-9.

[3] 闻德亮 . 临床医学导论 [M] . 5 版 . 北京：高等教育出版社，2020.

[4] 孙建纯 . 宁养疗护能给癌末病人以无痛和尊严——三论“中国的宁养疗护需要什么？”[J] . 中国医学伦理学，2012，25（003）：357-359.

肺癌晚期截瘫患者的全面照顾

河北医科大学第四医院宁养院　张静　李丽华

一、基本资料

1. 一般项目　张女士，49岁，初中学历，农民，无吸烟及饮酒史。

2. 宁养院开始服务时间　2017年10月19日

3. 家庭树

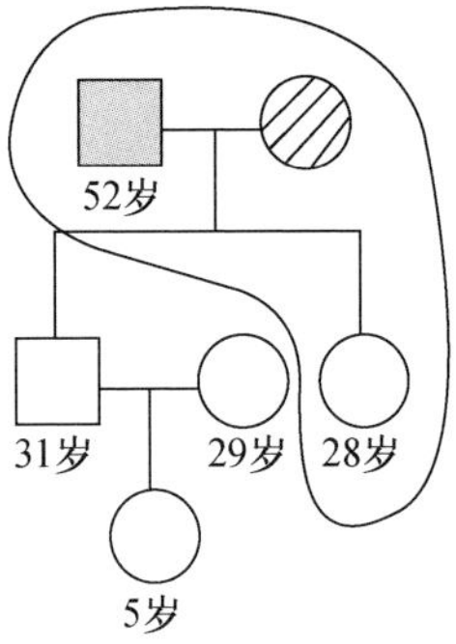

4. 病史摘要　患者2016年9月出现腰部疼痛，未予重视。2016年12月查腰椎磁共振成像（MRI）及胸部计算机断层成像（CT）发现右肺腺癌多发骨转移，给予化疗、骨转移瘤放疗及止痛治疗。2017年8月复查发现肺部及骨转移病灶增大，给予抗血管靶向药物。患者腰部疼痛加重，呈持续性闷痛，伴下肢无力、活动受限，严重影响休息、睡眠。因疼痛与经济原因，患者于2017年10月19日申请宁养服务。

5. 首次探访体格检查　体温36.2℃，脉搏92次/分，呼吸23次/分，血压110/70 mmHg。患者精神可，神志清楚，平卧位，全身皮肤及巩膜无黄染，浅表淋巴结未触及肿大。头颈部查体未见明显异常。

心律规整，未闻及杂音，右肺呼吸音低，未闻及干湿啰音。腹平软，无压痛，肝脾未触及，移动性浊音阴性，肠鸣音正常。左下腹未触及粪块。膀胱叩诊鼓音，会阴部可见尿管保留。腰 3 ～ 5 椎体压痛及叩击痛，活动受限。脊椎及臀部皮肤完整，无破溃，无红肿，皮肤弹性良好。双下肢肌力 0 级，下肢无水肿、肌肉无萎缩，生理反射及病理反射均未引出。KPS 评分 50 分，QoL 评估 36 分。

6. 首次疼痛评估 腰部持续性闷痛，NRS 评分 9 分，活动时加重，24 h 出现暴发痛＞ 3 次，NRS 评分 9 分。

7. 患者和家属的心理压力 患者担心疼痛控制不好，病情加重，对治疗和生活越来越没有信心。家属担心患者知道病情，心理压力增大。患者女儿目前在外地就读医学硕士研究生，无法在母亲身边照顾，感到自责。

8. 其他 患者家庭收入来源于患者丈夫及儿子。患者丈夫每月收入 1000 元左右；患者儿子兼职货车司机，每月收入 2000 元左右。患者儿媳无收入。患者女儿上学期间家里需负担其学费及生活费。

9. 诊断 右肺腺癌骨转移，重度癌痛，脊髓压迫，截瘫。

二、宁养服务及成效

（一）主要问题

1. 重度疼痛
2. 脊髓压迫
3. 心理压力

（二）服务策略

1. 缓解疼痛
2. 处理脊髓压迫合并症
3. 减轻心理压力

（三）实施过程

1. 镇痛治疗

（1）镇痛药物：2017 年 10 月 27 日患者自备药用完后，宁养院给予硫酸吗啡缓释片 60 mg 每 12 h 1 次口服，盐酸吗啡片 20 mg 必要时口服处理暴发痛，NRS 评分 3 分。

2017 年 11 月 15 日硫酸吗啡缓释片 90 mg 每 12 h 1 次口服，盐酸吗啡片 20 mg 必要时口服处理暴发痛，NRS 评分 2 分。

2018 年 3 月 28 日硫酸吗啡缓释片 120 mg 每 12 h 1 次口服，NRS 评分 2 分。

2019 年 12 月 5 日硫酸吗啡缓释片 180 mg 每 12 h 1 次口服，联合使用普瑞巴林胶囊 75 mg 每日 2 次口服，NRS 评分 1 分。

2020 年 3 月 2 日硫酸吗啡缓释片 240 mg 每 12 h 1 次口服，NRS 评分 1 分。

2020 年 4 月 9 日硫酸吗啡缓释片 240 mg 每 12 h 1 次口服，布洛芬缓释胶囊 0.3 g 每日 2 次口服，NRS 评分 1 分。

（2）抑制骨转移药物：伊班膦酸钠 6 mg 静脉滴注，每 4 周一次，患者家属请社区护士去家中输注药物，并负担相应费用。

2. 脊髓压迫的治疗

（1）脱水药物：20% 的甘露醇 250 ml，静脉滴注，每日 1 ～ 3 次，患者家属请社区护士去家中输注药物，并负担相应费用。宁养院医师告诉患者也可加用泼尼松片 5 片，每日 2 次口服，减轻脊髓压迫症状。

（2）瘫痪肢体的按摩、理疗、功能康复

1）为防止血栓及压疮的产生，宁养院护师家访时现场示范动作要领，并告知患者丈夫需要每日帮助患者按摩瘫痪肢体，保持床铺清洁、平整，内衣宽松、柔软，每 2 h 翻身一次，也可为患者应用气垫床。患者丈夫自费请中医诊所针灸医师来家中给患者做针灸治疗，来改善患者双下肢的麻木感。

2）缓解便秘：宁养院医师告知患者要规律用芦荟胶囊每次 3 粒，每日 3 次口服，如果仍不能顺畅排便，每隔 3 日要给患者应用开塞露或甘油灌肠液灌肠治疗，宁养院护师家访时指导患者丈夫进行灌肠操作。

3）留置尿管：护士家访时指导患者丈夫留置尿管妥善固定、避免扭曲折叠、保持通畅，为预防留置尿管的逆行感染，告知患者丈夫引流袋的高度不能超过引流管并及时放掉引流袋里的尿液，每日温水清洗会阴区保持清洁，帮助患者更换尿管，并演示指导膀胱冲洗方法，叮嘱家属每两日做一次膀胱冲洗。

3. 心理纾缓治疗

患者完全不了解病情，目前主要担忧为疼痛控制不好。医护人员积极为患者控制疼痛，加用抗焦虑抑郁辅助药物，减轻不良反应。同时鼓励患者培养兴趣爱好，转移注意力，提高镇痛效果。患者家属不想让患者知道病情，但又想去告知病情，心里比较矛盾。医护人员家访时告知患者家属多陪伴照顾，鼓励患者儿媳多带孙女看望患者，让患者感到更多的爱与希望。患者女儿在外地就读医学院校，不能陪伴在患者身边，比较自责。医护人员通过开导患者女儿，减轻其内心自责情绪，嘱咐其可通过多打电话、视频聊天，可利用寒暑假时间多陪伴母亲。患者女儿本身为医学研究生，与宁养医护人员的沟通更加专业、细致，可以做好宁养院医护人员与患者家庭的连接，也可以更好地将宁养医护人员的指导应用到患者身上，通过与宁养医护人员多次交谈，患者女儿已有了逐步告知患者一部分病情的想法。

（四）成效

患者疼痛得到控制，NRS 评分 1 ～ 2 分，未出现不能耐受的不良反应。

规律应用通便药物及留置尿管，使患者大小便困难得以解决。患者及家人掌握了尿管会阴护理及膀胱冲洗的常识，减少了感染风险。通过对瘫痪下肢按摩、针灸理疗、定时翻身，患者未出现下肢肌肉萎缩、血栓、压疮等并发症，且针灸使患者下肢麻木感减轻。

患者情绪得到纾缓，心理负担减轻。宁养服务期间患者女儿已研究生毕业留在患者居住地工作，一家人心里感到极大的满足。

（五）体会

对于肿瘤晚期伴有骨转移的患者，疼痛控制较困难，除了需要应用强阿片类药物镇痛之外，常常需要协同应用非甾体抗炎药和双膦酸盐类药物。对于伴有脊髓压迫、下肢麻木的患者，需加用脱水和抗焦虑抑郁等治疗神经病理性疼痛的药物。

对于肿瘤晚期患者，困扰患者及家属的不仅是病情发展及治疗的问题。疼痛控制效果、病情是否告知及如何告知患者、患者及家属的心理压力、不良反应的处理，甚至是患者去世以后对家属的心理影响，也是宁养医护人员需要提前关注的问题。宁养医护人员在控制患者疼痛、减轻药物不良反应的同时，也要解决患者的担忧。培养患者的兴趣爱好，提高生活质量，使患者在生命的最后时光，得到更多的舒适和快乐。宁养医护人员还需要关注患者家属，尽力减轻他们的心理负担，使他们可以更好地陪伴患者，协助患者完成生命最后的心愿，共同走完生命最后的旅程。患者离世后，宁养院工作人员还要做好哀伤辅导，让家属尽快走出悲伤，重新开始自己的生活。

通过宁养医护人员的努力，患者的疼痛得到很好的控制，疼痛明显缓解，生活质量显著提高。患者丈夫在宁养医护人员的指导下，不再茫然无助，明白了怎样更好地照顾患者，患者的儿子也有时间去工作挣钱了，家里经济负担得到了减轻。患者儿媳孙女知道了怎样更好地表达爱，为患者带去了更多的感动与鼓励。

参考文献

[1] 孙燕，石远凯. 临床肿瘤内科手册[M]. 5版. 北京：人民卫生出版社，2007.

[2] 郭其森. 现代肺癌诊断治疗学[M]. 济南：山东科学技术出版社，2010.

[3] 李嘉诚基金会「人间有情」全国宁养医疗服务计划办公室. 纾缓医学——晚期肿瘤的宁养疗护[M]. 北京：高等教育出版社，2014.

[4] 孙燕，顾慰萍. 癌症三阶梯止痛指导原则[M]. 2版. 北京大学医学出版社，2002.

[5] 中国抗癌协会癌症康复与姑息治疗专业委员会. 恶性肿瘤骨转移及骨相关疾病临床诊疗专家共识[M]. 北京：北京大学医学出版社，2008.

[6] 尤黎明. 内科护理学[M]. 北京：人民卫生出版社，2001.

宫颈癌伴直肠-阴道-膀胱瘘患者的全面疗护

河北医科大学第四医院宁养院　张静　李丽华　包素婷
叶晓英　池成

一、基本资料

1. 一般项目　梁女士，54岁，初中学历，无业，无吸烟及饮酒史。

2. 宁养院开始服务时间　2018年6月20日

3. 家庭树

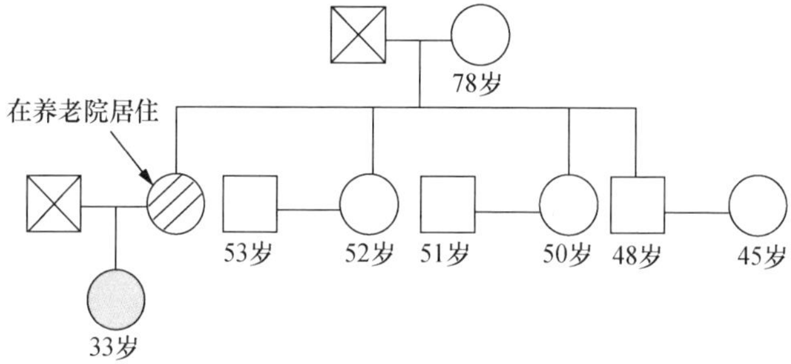

4. 病史摘要　患者于2006年5月确诊为宫颈癌并接受根治术。2016年复查发现宫颈残端软组织肿块，侵及膀胱后壁及尿道，再接受双侧髂血管动脉化疗栓塞术。2018年1月出现下腹部疼痛，出现直肠-阴道-膀胱瘘，同年3月7日行双侧输尿管＋横结肠造瘘术。后来患者出现下腹部疼痛加重，因家里经济困难，遂来申请宁养服务。

5. 首次探访体格检查　体温36.6℃，脉搏92次/分，呼吸17次/分，血压110/62 mmHg。精神可，神志清楚，半卧位。全身皮肤及巩膜无黄染，浅表淋巴结未触及肿大。头颈部及心肺查体未见明显异常。上腹正中可见肠造瘘口，有粪便排出。下腹正中可见长约 20 cm 陈旧性手术瘢痕，可见双侧输尿管造瘘口，有尿液排出。耻骨上有压痛，未触及明显肿物。移动性浊音阴性，肠鸣音正常。阴道无渗血或渗液。双下肢无水肿，四肢肌力Ⅳ级。生理反射存在，病理反射未引出。KPS 评分 50 分，QoL 评估 32 分。

6. 首次疼痛评估 下腹部疼痛，持续性钝痛，NRS 评分 7 分，无诱发加重因素，影响睡眠。24 h 出现暴发痛 2 ～ 3 次，NRS 评分 5 分。自备盐酸羟考酮缓释片 20 mg 每 12 h 1 次口服。

7. 患者和家属的心理压力 患者无疼痛时心理压力不明显，但当疼痛加重时，会出现焦虑、抑郁及悲观情绪。患者女儿在外地上班，倒休时帮患者取止痛药，因无法时刻在母亲身边照顾，只好让母亲住在养老院。

8. 其他 患者在接受宁养服务 10 个月后再婚，婚后从养老院搬出，与再婚丈夫一起居住，其再婚丈夫已退休，可全职照顾患者，二人靠丈夫退休金生活。

9. 诊断 宫颈癌晚期，直肠-阴道-膀胱瘘，重度癌痛。

二、宁养服务及成效

（一）主要问题

1. 重度疼痛
2. 缺乏造瘘口护理知识
3. 心理压力
4. 社会与灵性困扰

（二）服务策略

1. 缓解疼痛
2. 指导造瘘口护理
3. 心理纾缓治疗
4. 社、心、灵整体照顾

（三）实施过程

1. 镇痛治疗

2018 年 6 月 25 日硫酸吗啡缓释 30 mg 每 12 h 1 次口服，盐酸吗啡片 10 mg 必要时口服处理暴发痛，NRS 评分 2 分。

2018 年 8 月 20 日止痛药调整为硫酸吗啡缓释片 60 mg 每 12 h 1 次口服，盐酸吗啡片 20 mg 必要时口服处理暴发痛，NRS 评分 2 分。患者按此药量持续服用一年多，镇痛效果满意，NRS 评分 1 分。

到 2020 年 1 月 2 日止痛药可以减到盐酸吗啡片 30 mg 必要时口服，布洛芬缓释胶囊 0.3 g 必要时口服，NRS 评分 1 分。

2. 指导造瘘口护理

（1）肠造瘘口：保持造瘘口清洁，淋浴时，使用有底盘的造口袋，要在底盘与皮肤接触处封上一圈防水胶布。活动时先排空袋内排泄物，检查造口袋封闭情况，无渗漏，防挤压。避免重体力劳动，以免形成造口旁疝或造瘘口脱垂。家访时指导患者丈夫 5 ～ 7 天更换一次肠造口袋，如有漏粪便或损坏及时更换。用生理盐水、碘伏溶液等清洁造瘘口黏膜及周围皮肤，并在造瘘口周围涂以氧化锌油加以保护，以防造瘘口周围皮肤感染。

（2）输尿管造瘘口：保持造瘘口清洁，敷料清洁干燥，家访时指导丈夫 3 ～ 5 天更换一次输尿管造口袋，如有漏尿或感染及时更换。引流管妥善固定，避免扭曲折叠，保持通畅。引流袋的高度不能超过引流管，及时放掉引流袋里的尿液并记录尿量。

3. 心理纾缓治疗

对于患者积极控制疼痛，及时加用辅助药物，促进睡眠，减轻因疼痛引起的心理压力。叮嘱患者女儿可通过打电话、视频聊天，利用节假日时间多陪伴母亲。

4. 社、心、灵整体照顾

（1）患者孤独感：宁养学生义工帮助患者挖掘周边资源，积极与养老院沟通，包括当地病友交流等，帮助患者更好地融入新生活，同时向患者女儿介绍癌症康复等相关机构，认识更多朋友，摆脱孤独感。促进与亲友沟通，定期探望，协助为患者提供照顾、陪伴。与养老院沟通，为患者提供生活照顾，建立积极生活观念。向患者再婚丈夫告知目前患者状况，指导做好陪伴与日常照顾，通过社会、家庭的各方引导逐步改善孤独感问题。

（2）患者消极、无助情绪：为患者女儿、丈夫提供资讯、介绍资源。同时向照顾者进行宣教，通过倾听与同理的方式，在日常生活中对患者进行简单的心理照顾，同时与患者丈夫共同协商可以到外地生活，改善生活环境与质量。通过全方位家庭支持与社会支持打消患者的无奈与无助情绪。

（3）女儿照顾的压力：照顾者压力主要来自患者方面，在做好患者相关心理、社会工作后，照顾者看到患者有较之前更为充实的生活，积极的态度，有更多的陪伴者后，表示可更为安心、放心。

（四）成效

患者疼痛得到控制，NRS 评分 1 ～ 2 分，未出现不能耐受的不良反应。

指导患者和家属自我护理造瘘口，采用示范、参与自我护理的模式，护理时让患者观看全过程再到独立操作，现患者及丈夫已能完全处理造瘘口，熟练更换尿袋、造口袋，无感染发生。

患者疼痛控制稳定，生活质量提高，情绪得到纾缓。宁养服务期间已搬出养老院，与再婚丈夫生活，不需要其女儿完全照顾。其女儿有时间和精力安排自己的生活，在我们服务一年半后成家。

到书写此案例时宁养院为患者提供服务已有两年时间，患者由初次探访时需要女儿照顾，到现在可以自行到医院看病、取药，疼痛控制满意。患者再婚后与丈夫共同生活，可以根据季节与身体情况选择在石家庄当地或者外地调养，目前生活质量极大地提高。同时患者情况日渐平稳，现已重拾当初的爱好，加入舞蹈队，担任领队与编舞，与朋友们一起回到舞台，一展身姿。通过宁养院提供的个案工作，患者由最开始对生活的无助、对病情的绝望，到现在逐步改善现状，开始接纳自己，融入社会，拥有更美好的生活。

（五）体会

我们首次探访患者时，患者因其女儿无法长期照顾，不得已在养老院居住。经过宁养院医师、护师、社工两年多的身、心、社、灵的整体照顾，患者疼痛得到了很好的控制，情绪及心理状态有良好的调整，饮食和睡眠明显改善，逐渐摆脱病痛，这是李嘉诚基金会宁养服务与社区养老服务结合的成功典例。患者目前可生活自理，也在社会活动中找到了人生中新的伴侣，从养老院搬出，与再婚丈夫居住。患者也已接受需长期携带造口袋的生活状态，完全接纳它为自己身体的一部分。患者重拾生活信心，找回以前的爱好，积极参与唱歌、跳舞、诗朗诵等社会团体活动，开始了新的生活。随着身体的好转，患者已可自己来宁养院取止痛药物，也可自己更换造口袋。

通过本案例两年来的服务和成效，我们体会到，对于晚期肿瘤患者，不仅需要积极控制患者的疼痛，改善患者的症状，也需要鼓励患者积极参与社会活动，给予完善的社会支持，使患者重新融入社会，拥有更加良好的生活质量。

参考文献

[1] 丰有吉，沈铿．妇产科学［M］．2 版．北京：人民卫生出版社，2012.
[2] 李嘉诚基金会「人间有情」全国宁养医疗服务计划办公室．纾缓医学——晚期肿瘤的宁养疗护［M］．北京：高等教育出版社，2014.
[3] 李俊英，余春华，李虹．肿瘤科护理手册［M］．北京：科学出版社，2011.
[4] 魏碧蓉．妇科护理学［M］．北京：人民卫生出版社，2009.
[5] 俞丽萍，卿冬文．盆腔恶性肿瘤术后输尿管阴道瘘患者的护理［J］．护理学杂志，2011，26（10）：49-50.
[6] 肖艳，任莹坤，成慧君．宫颈癌综合治疗后直肠阴道膀胱瘘 1 例［J］．中国煤炭工业医学杂志，2011（12）：1908-1908.
[7] 许兰萍，郎森阳，姜凤英．心身疾病的诊断与治疗［M］．北京：华夏出版社，2006.

千里归来，与亲相伴

山西省肿瘤医院宁养院　乔靖英　侯蓉　辛丽艳　牛润桂　薛晓瑞

一、基本资料

1. 一般项目　马女士，68 岁，丧偶，中专学历，退休教师，无烟酒史。

2. 宁养院开始服务时间　2012 年 2 月 7 日

3. 家庭树

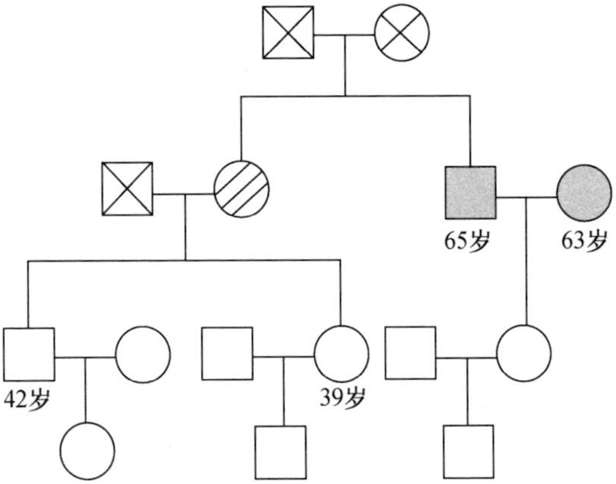

4. 病史摘要　患者曾于 1992 年行左鼻腔上颌窦鳞状细胞癌切除术。2008 年 11 月又行左上牙龈鳞状细胞癌切除术，其后由于肿瘤复发多次手术而致左眼球摘除，左侧面部塌陷，左侧上、下牙齿缺失。2011 年 9 月再出现右侧颈部淋巴结转移，行右颈部淋巴结清扫术＋局部放疗。其后于 2012 年 1 月开始出现左侧头面部疼痛不适，饮食只能依靠注射器缓慢注入流食，仍有呛咳，进食时间长、量少。大、小便尚正常，发病以来体重减轻约 20 kg。家属于 2012

年 1 月 30 日来院申请宁养服务。

5. 首次探访体格检查 体温 36.4℃，脉搏 100 次 / 分，呼吸 22 次 / 分，血压 140/86 mmHg。神志清醒，营养中等，自主体位，毁形面容，表情忧虑。皮肤黏膜苍白，淋巴结无肿大。头颈部因术后瘢痕而毁容，左眼球缺如，框内有多个米粒大小肿物，表面有少量脓性分泌物。左侧上颌窦开放性创面，上颚、左侧牙齿、牙龈缺失，各创口均贯通，创口表面有脓性分泌物渗出，形成脓苔及坏死组织覆盖，有异味。肺部检查，无胸腔积液体征，呼吸音正常，无啰音。心律齐，无杂音。腹部脊柱及神经系统无异常。

6. 首次疼痛评估 疼痛主要为肿瘤直接引起的躯体痛和神经痛，NRS 评分 8 分，呈持续性麻木痛，阵发性刀割痛，口服舒尔芬可缓解。此外在进食时食物刺激口腔创面引发针刺样疼痛。

7. 患者和家属的心理压力 患者的疾病导致的毁容，创口处理复杂。由于异味、疼痛引发患者的焦虑、抑郁、恐惧等心理痛苦，对患者造成了严重的心理压力，导致患者非常自卑，觉得自己没有用。

8. 其他 患者父母离世多年，丈夫因食管癌于 2009 年去世。患者本人虽有医保，患病 10 年间经历了多次手术，期间因丈夫患食管癌多方求医治疗，已将家中积蓄用尽，目前只靠微薄的退休金维持日常生活和看病。育有一儿一女，均在国外工作生活。她没有向子女透露自己的病况及经济情况。弟弟、弟媳也均为 60 岁以上年纪，体力、心力均感不支。患者自觉是弟弟一家人的累赘，内心格外内疚；也缺少社会支持。患者生病后，白天由弟弟、弟媳照顾生活起居，晚上弟弟、弟媳回家，自己独居。

9. 诊断 左上颌窦鳞状细胞癌复发，颅底、左侧眼眶、牙龈及颈部广泛转移，重度癌痛。

二、宁养服务及成效

（一）主要问题

1. 重度疼痛
2. 创口溃疡

3. 营养不良，进食困难

4. 心理压力大，社会支持少

（二）服务策略

1. 缓解疼痛

2. 指导创口换药，减轻局部异味

3. 建议使用留置鼻胃管

4. 转介社工行心灵辅导，鼓励增加社交活动

（三）实施过程

1. 镇痛治疗

2012 年 2 月 8 日首次居家服务，综合考虑患者饮食困难，服药困难，且恶心、呕吐严重，给予首次芬太尼透皮贴剂 2.1 mg 每 72 h 更换 1 次，在躯干或上臂未受刺激及未受辐射的平整皮肤表面上贴用，外加氯芬待因片 80 mg 暴发痛时磨碎冲服或肛塞。观察 48 h 后，止痛效果一般，NRS 评分 5 分。72 h 后无明显不良反应，故把芬太尼透皮贴剂药量加到 4.2 mg 每 72 h 更换 1 次外贴，止痛效果好，NRS 评分 2 分。

2012 年 4 月 5 日，止痛效果欠佳，NRS 评分 6 分，芬太尼透皮贴剂增加到 6.3 mg 每 72 h 更换 1 次外贴。

2013 年 7 月 3 日，随着病程进展，止痛效果差，NRS 评分 6 分，芬太尼透皮贴剂增加到 8.4 mg 每 72 h 更换 1 次外贴。

2014 年 1 月 29 日到患者离世，芬太尼透皮贴剂 8.4 mg 每 72 h 更换 1 次外贴＋盐酸吗啡片 15 mg 暴发痛时磨碎经鼻胃管入。

2. 创口换药的方法步骤指导

患者左上颌窦癌因多次手术有创伤、毁形，左眼内容物缺失，左侧上颌窦开放性创口，上颚、左侧牙齿、牙龈缺失，各创口间均贯通，创口表面有脓性渗出，脓苔及坏死组织覆盖，较重异味，创面疼痛、出血明显。指导腹式呼吸，听轻松的音乐，尽量保持轻松状态。换药前 20 ～ 30 min，吗啡即释片磨碎鼻饲。开窗通风，保暖，平卧位。要用注射器抽取 37℃生理盐水反复冲洗创口，清除坏

死组织及脓液。创口出血时用蘸有 0.1% 肾上腺素和氨甲环酸药物的纱布压迫出血点 10 min 左右，出血处撒上云南白药。清除异味需用注射器抽取 1% 甲硝唑注射液冲洗，必要时清除坏死组织。渗出液较多会刺激创面，造成疼痛，可以使用高吸收性敷料如棉垫覆盖，必要时棉垫上喷洒利多卡因。有感染时可根据创口培养结果选择抗生素，必要时建议口服青霉素或头孢类抗生素消炎。建议保持空气流通，家中放置活性炭，以及绿萝等植物，经常开窗或使用电扇，也可使用空气净化器。随时电话随访了解创口情况，和家属探讨换药方法。天气炎热时建议家属每日换药 3 次。

3. 留置鼻胃管改善营养

为了减轻饮食困难造成的身体及心理不适，提高生活质量，宁养院与本院 CT 及内镜专家会诊，对患者口咽部结构进行了分析评估后，认为居家插鼻胃管安全可行，但患者要等待儿子回国后才置管。患者儿子 2012 年 4 月下旬回国，留置鼻胃管是在 5 月 13 日母亲节当天放置。

留置鼻胃管后计算每日必需量，嘱进食高蛋白、易消化、无刺激的流食，如豆制品、蒸蛋、瘦肉炖菜等使用料理棒打成糜状，从鼻胃管内注入以增加营养，改善机体营养不良状态。糜状食物经鼻胃管注入，患者依然对食物有渴求，评估口腔创口，指导患者口含水果片等，满足患者味觉的需求。控制疼痛改善睡眠，规律作息，白天可根据患者自身情况，适当参加户外活动如广场舞等，恢复体力增加食欲。增加富含锌的食物，如紫菜、核桃、黄豆等，以利于创口愈合。

4. 社工辅导与支持

社工运用优势视角的工作方法，将关注点更多地放在了患者的优势和潜在的能力以及患者如何构造和理解、解释意义世界。优势视角注重人的尊严和价值，以患者为中心，以真诚、同感、无条件关怀等方式塑造良好的介入关系。帮助患者发现其优势、兴趣和能力，发掘其自身拥有的资源，激发抗逆力。社工通过提供情绪支持，帮助其回顾生命、完成未了心愿等，使患者重新找到人生价值和自信心，使其有尊严和无憾地走完人生旅程。

社工与患者的沟通互动中，患者多次在写字板上写下——“我不想活了”“我的脸和头痛得快要裂开了”“让我去了吧”“我丑”“我臭”“没有人喜欢我”“我是一个让人讨厌的人”“想早点死掉”“不要给弟弟弟媳添麻烦”……社工对患者的厌世、轻生倾向进行评估，并采用积极倾听的技巧，关注询问患者和家庭发生了什么。患者说：“老伴于2008年患食管癌去世，一对儿女远在国外生活得也非常不易，弟弟、弟媳为了一个无用的我，奔忙在两个家庭，我的病情每况愈下，又不愿意告诉孩子们，他们不容易啊！”患者用她特有的含糊不清的发音和借助于写字板与社工艰难地交流、哭泣着……社工倾听、同理患者，感到家人的支持是患者坚持活下去的动力，揭示患者最需要的是亲情和爱。

利用社会支持网络帮助患者和儿女建立了连接，告知患者儿女，其母亲身体的状况和最后的心愿，患者儿女表示会尽快回国陪伴母亲。弟弟、弟媳协助共同完成心愿。患者的儿子经过多日辗转回来了，患者仅存的一只右眼流下了快乐的泪水。患者的儿子多年没有回国，看到现在的妈妈，又是高兴，又是悲伤：“妈妈我回来了！”爱、亲情是患者的生命源泉。儿子回国后是患者强有力的后盾，留置鼻胃管插入顺利，患者重燃生存的希望，灵性的关爱达到了升华。

在个案跟进期间，宁养团队为患者制作了“旅行笔记”手册，为此社工、义工与患者、弟弟、弟媳一同浏览患者及家人过往的相册，让患者自己挑选不同时期的心仪照片，在选择照片的过程中，患者诉自己在退休前是一名语文老师，工作30年，为人师表、严于律己、兢兢业业，年过花甲却病魔缠身，颜面丑陋，不能示人。患者还告诉宁养同仁她近几年都没有让自己的学生来到家里相聚，儿女们也没有见过她可怕的外表。多年来患者自卑的情绪一直缠绕着她。

社工利用优势视角的工作方法帮助患者回顾自己丰富多彩的人生，强调患者教书育人，桃李满天下。社工费尽周折联系到了患者的学生们，学生们来家里看望患者，令患者激动不已，忘记了自己“丑陋”的面容和病痛。母亲节到来之际，社工、义工购买了鲜花来看望患者。患者被爱的泪水、温暖的语言包围了。

社会支持是由亲密伙伴、社区和社会网络所提供的感知的和实际的表达或工具性支持。在患者家庭中，患者和家属所能接触到的人，即社会网络，是很有限的。社工联系宁养义工，协助扩展患者和家属的社会网络，帮患者运用微信和同学、老友、学生联系，下载患者喜欢的歌曲和戏曲，丰富生活。与义工建立互动支持，通过居家服务手工制作，鼓励患者走出家门参加小区的娱乐活动，走出幽闭的生活环境，丰富生活。提供表达性支持，即心理支持、情绪支持、情感支持、自尊支持等，引导、协助、解决问题。与小区活动室的工作人员联系，患者及家庭需要社会的支持和帮助，需要大家的理解和支持。

安排义工协助照顾：固定宁养义工 1 人，每周 3 次，下午进入患者家中，与患者聊天进行患者喜欢的手工拼图制作，在制作过程中，患者认真细致仿佛又回到了工作时的状态，内心满足和喜悦。

在社工和义工的持续服务中，患者及其弟弟、弟媳、儿子渐渐向社工和义工们敞开心扉，社工专注于由行为和情感释放，逐渐将细节发展强化，向充满希望的未来前行。义工的服务重心也开始从工具性支持转移到表达性支持。患者在义工的协助下完成了“旅行笔记”手册的书写，将自己的心愿表达了出来，同时隐含了自己的遗愿。弟弟、弟媳、儿子明白了患者心愿，患者与弟弟、弟媳道爱、道谢、道歉、道别，这些年的照顾让弟弟、弟媳不能正常生活。现在儿子的归来缓解了舅妈、舅舅的辛劳。患者时日虽然不多，但心里充满感激。儿子对舅舅、舅妈的付出给予深深的感谢，表示将来会赡养舅舅、舅妈完成患者心愿。完成“四道人生”。

（四）成效

1. 患者的重度疼痛经过强阿片类药物滴定后，及时调整为外用芬太尼贴剂，疼痛得到了有效缓解的同时，还避免了因口服困难造成的不便，患者和家属均表示对镇痛效果满意，患者疼痛控制良好，生活质量明显提高。

2. 针对创口进行全面评估，制订有效护理计划，实施干预措施。及时请头颈科主任会诊，跟进肿瘤创口换药情况，评估观察疗效，患者家属一起探讨，不断调整，逐步探索经济适用的措施。帮助家属掌握了创口换药方法，每日换药，患者创口清洁、干燥，出血量、异味、渗出液明显减少，创口敷料清洁面在 50% 以上，患者自我舒适度增加。

3. 帮助患者制订营养菜谱，计算每日必需量，有效改善营养状态。儿子回国后，患者在儿子的陪伴下，由宁养护师居家予以留置鼻胃管，解除了进食引起的病灶局部刺激，缓解了疼痛。避免了进食引起的呛咳及误吸。通过每日按时鼻饲，患者增加了营养，体重也随之增加了，精神状态明显改善，生活质量进一步提高。

4. 全人全家的照护

（1）患者躯体的痛苦得到缓解：患者的生存痛苦得到缓解，患者追求“不痛等死”的念头转变为“向死而生”，积极地寻求一些有意义的事情做。患者的自信心得到了升华，对生活更加积极，每天去老年活动室读书、看报、打太极拳，做一些力所能及的事情：帮助弟媳择菜，参与膳食的准备，端坐在餐桌前给自己准备饭菜，眼中流露出幸福的目光。患者的病情稳定了，进展缓慢了，患者体重增加了，精神面貌明显改善。

（2）照顾者的紧张情绪得到缓解：义工的助力、儿子的回国，让患者弟弟、弟媳有了休息的时间，义工每周探访 3 个下午，儿子陪伴患者到活动室放松活动，患者儿子看到宁养同仁、义工的陪伴和照顾让其母亲病情稳定，心情好了，人也胖了，自己内心也安稳了。“爱”让患者有了生命的意义，让患者和家人更具有了包容力与抗逆力。患者儿子隔 2 个月回加拿大一次，1 个月后再回国，前后共回国 3 次。

（3）扩展社会支持网络：社工和义工运用互联网，与远在国外的患者儿子联系上，互加 QQ 好友、微信好友，通过留言有效地沟通，患者儿子了解了母亲的状况，决定协调工作请假回国陪伴。社工与小区管理协会和老年协会沟通，大家接纳患者，读书、看报、一起打太极拳和跳集体舞。大家的接纳、帮助使患者重新恢复了社会功能。患者重拾信心勇敢地走出家门。

宁养同仁、社工、义工的支持和帮助丰富了患者的生活，运用优势视角的工作方法帮助患者回顾自己丰富多彩的人生，生命回顾让患者更加明白生命的意义，与家人携手，活在当下不留遗憾。

（五）体会

头面部肿瘤患者常出现创口疼痛，易于合并感染及进食困难等症状。本案例根据情况及时给予留置鼻胃管，不仅使患者疼痛减轻，而且通过鼻饲进食顺利，大大改善了患者的营养状况，患者由体力虚弱到体重逐渐增加，能从事户外活动，提高了生活质量，延长了生存时间，同时帮助家属从繁重复杂的进食过程中解脱出来，起到了较大的作用。

躯体的痛苦是所有痛苦的核心：在患者的躯体痛苦缓解之前，所有的心理、情绪、情感支持都会显得苍白无力。而且患者的躯体痛苦是整个家庭的压力源，让每个家人焦虑紧张。因此宁养团队的介入，首先是减缓患者的癌因性痛苦和不适症状。在躯体痛苦缓解的情况下，提供患者及照顾者的心理、社会支持和灵性干预才能行之有效。

对患者心理的干预：留置鼻胃管前后患者心态发生了改变。最开始患者非常抵触，儿子回来后与宁养同仁的共同努力，让患者有了强大的依靠，患者坚强了，心态改变了，生活质量提高了，生命周期延长了。随着社工、义工共同对其生命过往的梳理和肯定支持，患者重新找回了自己活在当下的信心。

对照顾者的心理干预和支持：患者与弟弟、弟媳共同经历着因患者疾病导致的家庭压力，弟弟、弟媳为了姐姐的生活和不影响外甥在国外的生活，一家人默默承受着因姐姐患病带来的压力和不安。面对宁养院的医护人员、社工和极富爱心的宁养义工们，患者有了诉说自己内心痛苦和想法的出口。宁养院的医护人员、社工和义工耐心的倾听，适时给予肯定、鼓励支持，让照顾者有了强大的支持力量，在与患者共同抗癌的艰辛旅程上有了心灵的支持和寄托。

参考文献

[1] 蒋建军，李金祥，韩俗，等．晚期癌症患者的蕈状瘤[J]．中国医刊，2005，40（4）：40-42.
[2] 李艳丽，隋玉杰，王志中，等．优势视角下癌症末期患者宁养社会工作介入——以山西省肿瘤医院宁养院个案为例[J]．中国社会工作，2018（18）：29-33.
[3] 周少光．正念疗法在癌症患者身心症状护理中的应用进展[J]．中华现代护理杂志，2016，22（28）：4141-4143.
[4] 倪赤丹．社会支持理论：社会工作研究的新"范式"[J]．广东工业大学学报（社会科学版），2013，13（003）：58-65.

养怡之福，可得永年

山西省肿瘤医院宁养院　牛润桂　辛丽艳　王丽娟　康金秀
孙岩萍　王俐

一、基本资料

1. 一般项目　李先生，79 岁，已婚，高中学历，退休干部，无吸烟及饮酒史。

2. 宁养院开始服务时间　2011 年 11 月 14 日

3. 家庭树

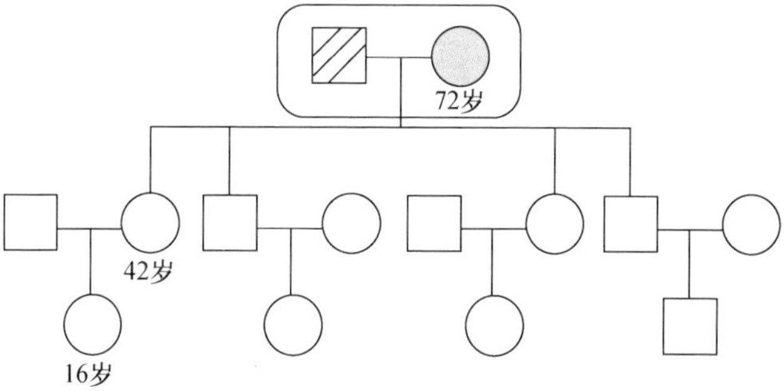

4. 病史摘要　患者于 2005 年 10 月被诊断右肺鳞状细胞癌合并第 7 胸椎、第 3 腰椎骨转移。先后行化疗和局部放疗等姑息治疗。2011 年 10 月中旬因双侧髋关节疼痛，行走时加重，呈针刺样痛，并向双下肢放射，经全身骨扫描检查，确诊双侧髋关节，左前 7、8、9 肋骨多发性骨转移，行同位素（89Sr）治疗，用吗啡即释片 5 mg 每 4 ～ 6 h 1 次口服，效果不佳，伴有便秘。

5. 首次探访体格检查　体温 36.6 ℃，脉搏 90 次 / 分，呼吸 20 次 / 分，血压 130/84 mmHg。神志清醒，营养不良，被动卧位，慢性面容，表情忧虑。皮肤黏膜苍白、干燥，双侧腋窝可扪及 3 ～ 4

个淋巴结，直径约 2 cm×2 cm，质硬，有压痛，活动度差，表面皮肤正常。胸廓对称，双肺呼吸音清晰，未闻及干湿啰音。心律齐，未闻及病理性杂音。腹部无压痛，肝脾未触及。腰椎第 3 ～ 5 椎体棘突明显压痛，髋关节活动受限，行走困难，双下肢轻度凹陷性水肿，以膝关节下为著。双下肢肌肉轻度萎缩，生理反射正常。

6. 首次疼痛评估 疼痛主要为肿瘤骨转移引起的腰部、双侧髋关节疼痛和放射痛。疼痛性质为躯体痛和神经痛，呈针刺样持续性疼痛，活动时加重，NRS 评分 7 分，口服盐酸吗啡片 5 mg 每 4 ～ 6 h 1 次口服，效果不佳。

7. 患者和家属的心理压力 患者生活不能自理，孤独寂寞缺乏陪伴。大女儿 2012 年突然被诊断为胃癌晚期，令患者痛不欲生。年迈的老伴是主要照顾者，既要日夜陪伴自己，又要照顾爱女，身心疲惫。看到日渐憔悴的老伴，看到爱女被病痛折磨身体每况愈下，觉得自己是做了什么伤天害理的事情让疾病笼罩整个家庭。患者感到自己是家庭的拖累，生命无意义，不如“速死轻生”。由于患者和老伴靠退休金生活，患病后多次住院造成经济困难，女儿患病后还要资助孩子，家庭因病致贫，患者一再诉说自己是家人的负担。

8. 其他 患者妻子为日常主要照顾者，子女假日休息时间会来轮流照顾。长女 2012 年诊断为胃癌，也由其母亲照顾，于 2013 年去世。患者其他子女均已成家，每日工作繁忙，无法抽出更多时间照顾患者，在经济上也无力提供更多的帮助。

9. 诊断 右侧肺癌，多发性骨转移，重度疼痛。

二、宁养服务及成效

（一）主要问题

1. 重度癌痛
2. 双下肢水肿、贫血
3. 便秘
4. 心理压力大，对生存丧失信心

5. 社会支持少

（二）服务策略

1. 控制疼痛
2. 减轻下肢水肿，增加营养
3. 缓解便秘
4. 疏导心理、灵性问题
5. 拓展社会资源

（三）实施过程

1. 疼痛控制

接受宁养服务后，全面评估患者疼痛。患者之前服用盐酸吗啡片 5 mg 每 4 ～ 6 h 1 次口服，由于剂量不足，导致服药次数多、依从性差，疼痛控制不满意。根据《NCCN 肿瘤学临床实践指南》要求，转换为用盐酸吗啡缓释片 10 mg 每 12 h 1 次口服，盐酸吗啡片 5 mg 必要时口服，以缓解暴发痛，加巴喷丁缓解神经痛。次日患者诉早晚 8 点服吗啡缓释片 10 mg，24 h 内出现暴发痛 3 次，夜间未出现痛醒，患者对止痛效果满意，疼痛评估达到疼痛控制规范要求。之后随访跟进评估用药后疼痛控制情况，根据癌痛评分调整止痛药物剂量。

具体用药情况见表 1。

表 1　患者用药详情

用药时间	药物和剂量	NRS 评分（用药前 / 用药后）
2011.11.16	盐酸吗啡缓释片 10 mg 每 12 h 1 次口服 盐酸吗啡片 5 mg 必要时口服 加巴喷丁胶囊 0.1 g 每日 3 次口服	7 分 /3 分
2011.12.13	盐酸吗啡缓释片 10 mg 每 12 h 1 次口服 盐酸吗啡片 10 mg 必要时口服 加巴喷丁胶囊 0.3 g 每日 3 次口服	5 分 /3 分

（续表）

用药时间	药物和剂量	NRS 评分（用药前 / 用药后）
2012.2.20	盐酸吗啡缓释片 10 mg 每 8 h 1 次口服	3 分 /2 分
	盐酸吗啡片 10 mg 必要时口服	
	加巴喷丁胶囊 0.3 g 每日 3 次口服	
2013.4.19	盐酸吗啡缓释片 10 mg 每 8 h 1 次口服	3 分 /2 分
	盐酸吗啡片 15 mg 必要时口服	
	加巴喷丁胶囊 0.3 g 每日 3 次口服	
2013.8.5	盐酸吗啡缓释片 10 mg 每 12 h 1 次口服	3 分 /1 分
	盐酸吗啡片 15 mg 必要时口服	
	加巴喷丁胶囊 0.3 g 每日 3 次口服	
2017.9.1	盐酸吗啡缓释片 10 mg 每 12 h 1 次口服	1 分 /1 分
	盐酸吗啡片 5 mg 必要时口服	
	加巴喷丁胶囊 0.3 g 每日 3 次口服	
2019.11.25	盐酸吗啡缓释片 10 mg 每 12 h 1 次口服	4 分 /3 分
	盐酸吗啡片 10 mg 必要时口服	
	加巴喷丁胶囊 0.3 g 每日 3 次口服	
2020.5.28 至今	盐酸吗啡缓释片 20 mg 每 12 h 1 次口服	6 分 /2 分
	盐酸吗啡片 10 mg 必要时口服	
	加巴喷丁胶囊 0.3 g 每日 3 次口服	

2. 减轻水肿，补充营养

双下肢轻度凹陷性水肿，以膝关节下为著，考虑与营养不良、长期卧床、活动量少有关。给家属指导和示范水肿按摩手法，抬高患肢高于心脏平面、进行 3 次深呼吸后，从肢体远端向近端按摩，每日辅助患者肢体活动。指导家属为患者每 2 h 翻身一次摆放舒适体位，并制作减压小枕保护身体受压部位。根据病情摄入适量蛋白质，改善营养，限制水和钠的摄入。建议家属为患者准备色香味俱全的可口饭菜，以确保患者有食欲进食，餐间可增加水果等，注意膳食搭配，全面补充营养，食物宜柔软，易消化，达到高营养和膳食纤维摄入。饭后漱口，保持口腔清洁。

3. 缓解便秘问题

指导患者调整饮食结构，增加食物中膳食纤维的摄入，养成每天定时排便的习惯。指导患者腹部按摩（用双手掌重叠，按顺时针揉腹部 2 ～ 3 min，促进胃肠蠕动），必要时口服缓泻剂或肛塞开塞露，以缓解便秘。

4. 心理疏导和灵性照护

在与患者沟通时，应用正念疗法为患者及家属提供心理、情绪、情感支持。“正念”是一种自我调节心理压力的训练方法，是参照佛教禅修的理念，唤醒人的专注力，从而使人关注当下而不进行主观评论的一种状态。正念减压训练是 1979 年 Jon Kabat-Zinn 博士创立，核心思想由三点组成，包括“活在当下”“有意识地察觉”和“不做评价”三方面要点。正念减压疗法是在正念理论的基础上形成的冥想训练的方法，正念训练可以使个体减轻压力，管理好情绪及调节身心健康。作为社会工作个案介入的方法之一，对患者亲切、诚恳及友好地沟通，特别是对于不善言谈的患者，多给予疏通和鼓励，在训练时耐心示范，使患者充分体会正念的力量，帮助患者发现其优势、兴趣和能力，发掘其自身拥有的资源，激发患者的抗逆力。社工则通过提供情绪支持，帮助其回顾生命、完成未了心愿等，使患者重新找到人生价值和自信心，有尊严和无憾地走完人生旅程。

社工在与患者的互动中，患者曾多次提到想早点结束生命，以换回女儿的健康快乐。社工对患者的厌世轻生倾向进行评估，并采用专心倾听的技巧，关注询问发生了什么。患者说，老伴在小区活动时，有邻居和同事总是窃窃私语：“老李家做了不知多少坏事，老天爷惩罚他呢，还让年轻的女儿受了大罪早早地离开了人世，留下未成年的孩子……”老伴不能接受众人的非议，回来后痛哭，患者询问缘由，老伴不语。老伴日渐精神萎靡，患者不得已叫回儿子和儿媳，让孩子们了解其原因。最终患者用绝食的方法逼迫老伴，老伴才道出真相，患者震惊，全家人相拥痛哭。当时患者儿子很快冷静下来，安抚患者和老伴不要听他人闲言碎语，振作精神。家人倾听、同理患者，使患者明白，家人的支持是生活的动力，亲情是最重要的支持源泉。

在与患者的交流与沟通中，患者自我评价是由于自己在工作的时候严于律己、兢兢业业，对他人的工作态度也要求严苛，才导致误解、记恨他的人现在落井下石，出此恶语。他情愿自己死后“下地狱受罪”，也要挽回家人的安康。患者描述女儿的病时神情很痛苦，说宁用自己的生命换取爱女的生命。社工就势利用优势视角，肯定了患者的善良与坚强。

在个案跟进期间，宁养团队为患者制作了“旅行笔记”手册。为此社工、义工与患者老伴沟通，一同浏览患者及家人过往的相册，让患者自己挑选不同时期的心仪照片。在选择照片的过程中，利用正念减压疗法帮助患者回顾自己丰富多彩的人生故事。患者还告诉了宁养同仁，他一直以来最喜欢书法，患病后情绪低落，无心再写书法。生日到来前夕，在社工、义工鼓励下，患者洋洋洒洒写下墨宝，义工帮助装裱，患者老伴喜极而泣：“他又回来了，原来的他又回来了！”展示了患者的精彩人生写照。

5. 拓展社会资源

利用社会支持网络，帮助患者和家属，减缓生存压力。社会支持是由亲密伙伴、社区和社会网络所提供的感知和实际的表达或工具性支持。在患者家庭中，他和家属所能接触到的人，即社会网络，是很有限的。因此，社工联系宁养义工，扩展患者和家属的社会网络，指导患者使用微信与过去的老友联系，下载患者喜欢的歌曲和戏曲，丰富了活动内容。与义工建立互动支持，鼓励家属参加家属团体活动，提供表达性支持，即心理支持、情绪支持、情感支持、自尊支持等，引导和协助解决患者面临的一些问题。宁养团队与社区和小区的工作人员联系，表示患者及家庭需要社会的支持和帮助，社区人员在一些节日的时候过来看望，送来温暖的正向能量与动力。

安排义工协助照顾：宁养义工 4 人小组，平时 2 人一组进入患者家中服务。在患者有重大需求的时候，宁养义工团队则会全员行动。在工作之初，宁养义工先为患者提供工具性支持为主，表达性支持为辅，主要是对患者和家属的一些有形的支持，如为患者剪头发、清洁卫生等服务，得到患者及老伴的信任。随即患者也提出了他的需求，如好久没有出门看看街道上的变化，希望晒晒太阳感受一下阳光照耀下暖洋洋的感觉。4 位宁养义工便在一个休息日，齐心协力将患者从 4 楼抬到楼下，看到阳光沐浴下的患者是那么的享受，拥挤狭小的街道重新修缮改变了旧时的模样，整洁宽敞，患者露出了久违的笑容。有一次恰好是 3 月 5 号“学雷锋纪念日”，社工与医院的团委共同将温暖送到患者家中。义工们不仅带来了丰富的慰问品，还动手帮助患者收拾家，打扫卫生，协助患者吃饭，患者感动喜极而泣。还有一次义工了解到患者的生日就要到了，知道患者患病前喜欢书法，鼓励患者写下了“寿”字。生日当天，义工为患者布置房间，购买了生日蛋糕，将装裱好的“寿”字，高高挂在患者的房间，并安排互动小游戏。在游戏过程中，义工动员患者和老伴及儿女互道对彼此的爱、谢意、歉意和依恋。整个生日会的过程有欢笑也有泪水，不仅完成了患者的心愿，也完成了“四道人生”。

在社工和义工的不断服务中，患者及其家人逐渐向社工和义工们敞开心扉。社工专注于由行为和情感所释放的进一步可能、细节的发展或强化的讯息，朝向充满希望的未来前行，将患者失女的痛苦心结渐渐缓解。义工的服务重心也开始从工具性支持转移到表达性支持。在义工的协助下，患者完成了旅行笔记的书写，将自己的心愿表达了出来，同时隐含了自己的遗愿，嘱托义工在他离世后转交给他的家人。

（四）成效

患者躯体疼痛明显缓解，生活质量明显改善：将宁养服务之前患者口服盐酸吗啡片成功转换为盐酸吗啡缓释片，在保证镇痛效果的同时，减少了服用药物次数。同时注重便秘等不良反应的处理，经过强阿片类药物和辅助药物的配合使用，患者重度癌痛得到了有效的缓解，夜间睡眠质量明显提高，患者和家属对镇痛效果满意。患者双下肢本因疼痛而活动受限，镇痛治疗后可借助于助力车下地活动，并能帮助照顾者做轻度家务。通过进食新鲜蔬菜、水果等及定期生理盐水灌肠，无便秘现象。食欲食量较好，饮食全面均衡，面色红润，体重增加，贫血及双下肢水肿得到纠正。患者经镇痛治疗后，根据体力情况以助力车辅助缓慢活动，节假日还能在家人的陪伴下外出到公园散步，回老家看望亲朋好友，心情愉悦，重拾书法爱好，帮助老伴做家务，又看到了生命的意义和希望。

患者的生存痛苦得到缓解：心理压力得到释放、纾缓，情绪由抑郁低落到主动交流，并重拾兴趣爱好。患者由一度的厌世情结及“速死轻生”念头转变为“向死而生”，积极去寻求一些力所能及的事情做。患者的自信心得到了升华，对生活更加积极，借助助力车在家活动，帮助老伴择菜等。患者的病情稳定了，精神面貌明显好转。

照顾者的紧张情绪也得到缓解：义工每周来家 3 个下午，老伴可以到小区活动室放松活动一下。老伴感到宁养同仁、义工的陪伴让患者病情稳定，心情好了，自己也有了喘息的时间。“爱”让患者体会到生命的意义，让患者和家人间更增加了包容力与抗逆力。

患者及家属生命灵性得到照顾：患者、照顾者、爱女在社工的介入沟通下，女儿在病重期间向父母致歉，诉说不能为父母养老送终是自己的不孝，请能让自己的女儿延续孝道，孝敬姥姥、姥爷。患者和老伴原谅了女儿，放手让她平静安详地离去。在患者的生日会上，家人彼此道爱，患者留下了珍贵的“旅行笔记”手册，完成了“四道人生”，意义治疗在哀伤支持的过程丰富了患者的生活，生命回顾让患者更加明白生命的意义，与老伴携手活在当下，不留遗憾。

拓展社会支持网络：不仅可以帮助患者家庭解决一些实际问题，同时也改善了患者的心情，释放了不良情绪，帮助其恢复社会功能。社区的介入让患者及家人体会到了来自社会的温暖。

（五）体会

晚期癌症患者的中重度疼痛属于复杂性疼痛，治疗这样的疼痛，需感觉与情感并重。躯体的痛苦是所有痛苦的核心。在患者的躯体痛苦缓解之前，所有的心理、情绪、情感支持都会显得苍白无力。而且患者的躯体痛苦是整个家庭的压力源，让每个家人焦虑紧张。因此宁养团队的介入，首先是减缓患者的癌痛和不适症状。在躯体痛苦缓解的情况下，提供患者的心理、社会支持和灵性干预。

根据三阶梯镇痛原则，无创给药、按阶梯给药、按时给药、个体化给药、注意具体细节，NCCN 指南也提出对中重度癌性疼痛弱化二阶梯给药。强阿片类药物口服给药有简单、经济、方便和药物吸收规律、血液浓度稳定、易于调整剂量、疗效确切、安全性高、患者依从性高、利于长期给药、不易成瘾及产生耐药等优点。我们在镇痛治疗和身体护理的同时，特别注意了“个体化给药和具体细节”的跟进。首次家访时我们了解到，患者在接受宁养服务之前口服非甾体抗炎药、弱阿片类药物、吗啡即释片等药物镇痛，导致服药次数多而效果不好，夜间常常痛醒。通过疼痛评估制订了吗啡缓释片和即释片的配合使用，达到了基础止痛和暴发痛控制的目的。

护理指导不可或缺：护理人员对患者采取舒适体位、预防压疮护理、下肢水肿按摩、膳食营养指导等起到了至关重要的作用，同时示范指导家属参与护理使患者虽然居家仍能得到长期较专业的护理，为提高患者生活质量提供了有力的保障。

对患者心理问题的干预：患者在回顾生命的过程中书写“旅行笔记”手册，开始有些抵触和不理解，当他看到曾经虽衰老但健硕的身体的照片，反观现在被病情煎熬、被疼痛折磨、身体也变得弯曲的时候，患者表现出痛苦难过的情绪。随着社工、义工和老伴共同对他生命过往的梳理和肯定支持，患者找回了自己重新活在当下的信心。

本案例中患者疼痛的快速缓解、生活质量的提高与前期的对抗病因的姑息治疗、镇痛药物的合理使用，以及社工、义工对患者的心理疏导和社会支持是分不开的。患者接受宁养服务后，经过宁养院医护人员和社工、义工们持之以恒的不懈努力，从卧床不起、愁眉不展、心理压力大及沉溺于丧女之痛，已经能自主行走、体重增加、面色红润、笑声朗朗，重拾自己的书法爱好。从患者身上我们看到了纾缓医学的成效，看到了宁养服务的力量和效果。

参考文献

[1] 黄宇光，杨世民．特殊管理药品管理和临床合理使用［M］．北京：中国中医药出版社，2010.

[2] 台湾安宁缓和医学会．安宁缓和医疗——理论与实务［M］．台北：新文京开发出版股份有限公司，2007.

[3] 余媚，严由伟，林荣茂，等．正念减压疗法的神经机制及应用研究述评［J］．福建师范大学学报，2012，17（6）：209-211.

[4] 文军．社会工作模式：理论与应用［M］．北京：高等教育出版社，2010.

[5] 王思斌．社会工作综合能力［M］．北京：中国社会出版社，2010.

[6] 苏光，黄红，武玉宝．关于“癌症患者家属减压小组”的案例分析［J］．社会工作与管理，2014，14（3）：66-72.

医疗篇

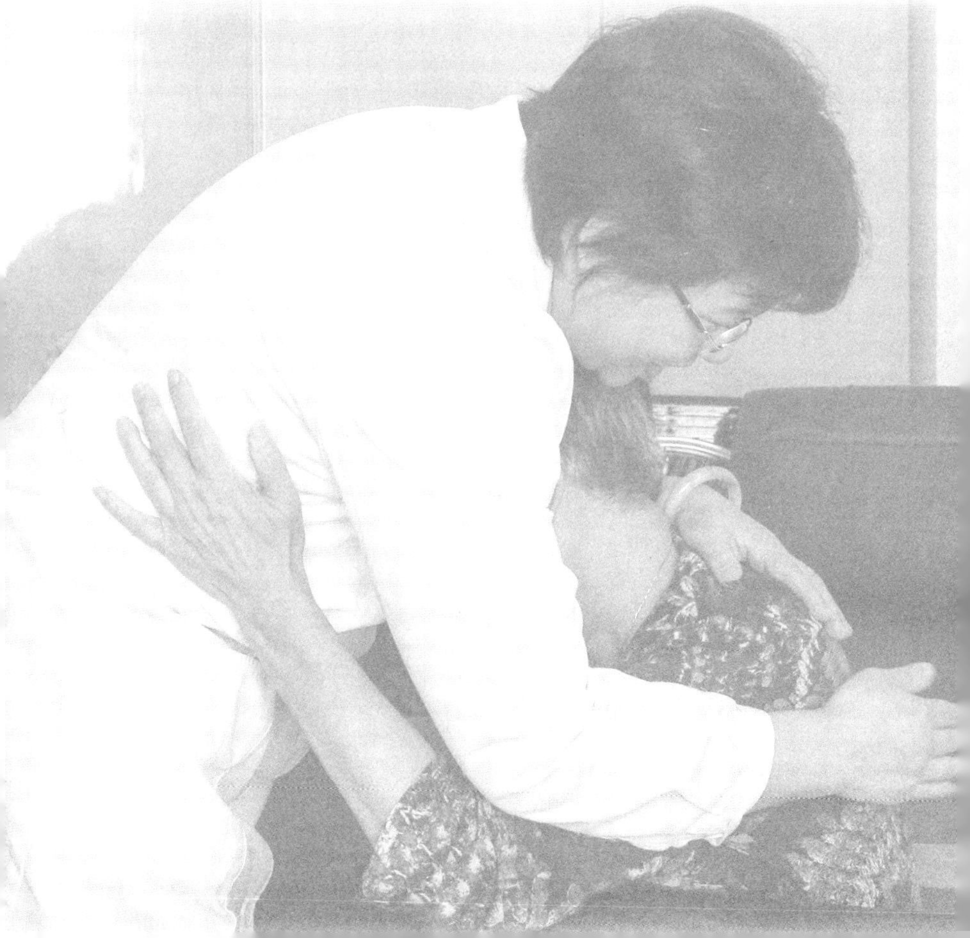

大剂量阿片类药物转换治疗终末期癌性疼痛

汕头大学医学院第一附属医院宁养院　林端　余晓霞

一、基本资料

1. 一般项目　林先生，32 岁，已婚，初中学历，自由职业，无烟酒史。

2. 宁养院开始服务时间　2017 年 8 月 14 日

3. 家庭树

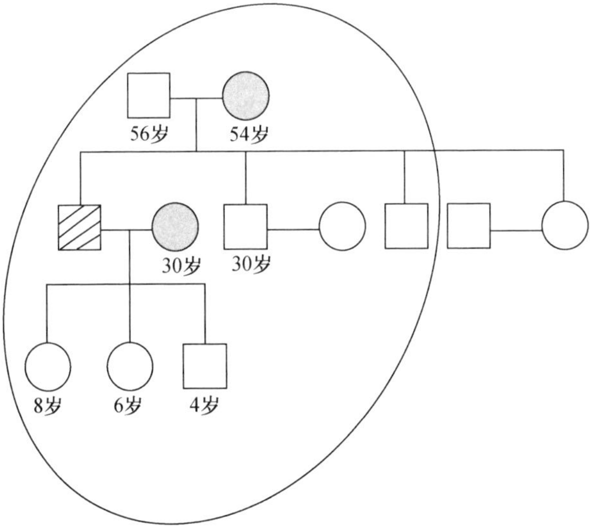

4. 病史摘要　患者于 2014 年 6 月接受胸腺瘤手术与术后的放化疗，但病情继续进展。2017 年 1 月开始出现左胸背痛，服用盐酸羟考酮缓释片止痛，疼痛症状持续加剧，一个月前明显，肿瘤转

移，未再行抗肿瘤治疗，无明显胸闷气促、无咳嗽咳痰、无恶心呕吐等，食欲一般，睡眠较差，排尿困难，便秘。

5. 首次探访体格检查 体温36.5℃，脉搏59次/分，呼吸20次/分，血压88/54 mmHg。意识清晰，消瘦，表情痛苦、忧虑，自主体位，对答切题。全身皮肤、巩膜无黄染，浅表淋巴结未扪及。胸廓对称，胸壁可见陈旧性手术瘢痕，胸背、肩胛骨无压痛，呼吸平顺，双肺呼吸音清，左肺呼吸音稍弱，未闻及干湿啰音。心律齐，各瓣膜听诊区未闻及杂音。腹平软，无明显压痛及反跳痛，肝脾肋下未触及，腹部未触及肿块，腹水征阴性，肠鸣音正常。脊柱、四肢无畸形，四肢肌力Ⅴ级，双下肢无水肿。

6. 首次疼痛评估 疼痛主要位于左胸腰背部，阵发性痹痛，向双肩、双下肢放射，明显影响睡眠。考虑是躯体痛伴神经性疼痛，镇痛治疗前NRS评分9分。以盐酸羟考酮缓释片1000 mg每12 h 1次口服、吗啡即释片600 mg每12 h 1次口服联合加巴喷丁100 mg每日3次口服止痛，疼痛控制未完全满意，探访时NRS评分4分。

7. 患者和家属的心理压力 患者生病前为家庭经济主力，患病后治疗花去家庭大部分积蓄。妻子无固定工作，且有年迈父母赡养与年幼子女抚养的问题给患者及家属造成极大的心理压力。

8. 诊断 胸腺瘤多发转移，重度癌痛。

二、宁养服务及成效

（一）主要问题

1. 重度癌痛，药费昂贵
2. 排尿困难
3. 便秘，营养不良
4. 情绪心理问题

（二）服务策略

1. 缓解疼痛，减少药费
2. 减轻排尿困难

3. 缓解便秘，改善营养

4. 纾缓患者及家属情绪

（三）实施过程

1. 镇痛治疗

考虑患者出现阿片类药物（盐酸羟考酮缓释片）耐受，符合阿片类药物转换原则，并本着同效低价原则，尝试将盐酸羟考酮缓释片转换成吗啡。因盐酸羟考酮缓释片治疗剂量大，且患者为居家治疗，为防止患者出现严重不可耐受不良反应或因盐酸吗啡片滴定剂量难以准确把握出现疼痛加剧，本个案采用渐进性转换的方式。

（1）探访时患者情绪低落，表情忧虑，考虑精神心理、灵性因素对疼痛阈值的影响，给予心理纾缓，同理患者并引导情绪宣泄。

（2）根据患者病史及相关影像学检查，考虑存在炎性反应，增加磺酰胺非甾体抗炎药：塞来昔布 0.2 g 每日 3 次口服。

（3）加巴喷丁调整为 300 mg 每日 3 次口服。

（4）盐酸羟考酮缓释片每 3 ～ 5 天减少 20% ～ 30%，同时给予盐酸吗啡片再滴定，根据滴定结果增加吗啡缓释片每日固定量。

（5）经上述调整 2 周后患者盐酸羟考酮缓释片全部转换为硫酸吗啡缓释片 420 mg 每 12 h 1 次口服，并持续使用加巴喷丁及塞来昔布，患者疼痛完全缓解，但出现困倦、乏力，建议硫酸吗啡缓释片适当减量，并继续盐酸吗啡即释片再滴定。加用盐酸曲马多缓释片 200 mg 每 12 h 1 次口服辅助止痛，患者耐受良好。1 周后患者硫酸吗啡缓释片稳定在 300 mg 每 12 h 1 次口服，并持续使用曲马多缓释片＋塞来昔布辅助镇痛治疗，患者疼痛控制满意，夜间睡眠较好。

2. 减轻排尿困难

给予非那雄胺 5 mg 每日 1 次口服，同时指导早晚顺时针按摩腹部，听流水声、热敷膀胱区，诱导排尿。

3. 缓解便秘，改善营养不良

给予乳果糖口服 15 ml 及开塞露 20 ml 必要时肛塞，并且保持 10 ～ 20 min 之后，让开塞露与大便充分接触，润滑大便，此时排出效果较好。每日按摩下腹部或做收腹鼓肚练习，另外增加膳食纤维饮食，同时适当增加瘦肉粥、鱼汤、蒸蛋、豆花等含优质蛋白的食物，以提高患者营养的摄入。

4. 纾缓患者及家属情绪

患者年轻，子女年幼，家庭经济压力大。宁养团队与患者及家属充分沟通，根据当地政府政策帮助其家人申请低保户，可领取经济补助 1000 元 / 月。患者的弟弟们及父母表示在能力范围内帮助其妻子看管及抚养小孩，其妻子在条件允许的情况下可外出打工补贴家用，弟弟们也会承担赡养老人的责任及义务，让患者知道老有所依，幼有所养，减轻患者心理负担。

（四）成效

经宁养院上述措施处理后，患者疼痛缓解满意，NRS 评分减至 0 分，无暴发痛出现。食欲稍有改善，每 3 ～ 4 日排大便一次，小便基本正常。2017 年 10 月 12 日探访时，患者疼痛控制满意，无需服用盐酸吗啡片。但因病程进展，患者已出现拒食、气促与呼吸困难。宁养医护人员建议患者持续吸氧，并告知家属预后差，指导落实临终护理和后事准备，两天后患者在家中平静去世。患者镇痛效果满意，不良反应少，药物费用明显减少。

（五）体会

晚期癌症疼痛往往是具有多维性质的复合性疼痛，应用总体疼痛的概念来思考问题是有帮助的。总体疼痛包括躯体、精神心理、社会和心灵等方面所遭受的痛苦。影响疼痛阈值的因素很多，应该在全人关怀照护的前提下应用吗啡，如果忽视了精神心理因素，疼痛可能成为难治性问题。

另外为了有效地控制患者的疼痛并保证用药安全，针对大剂量阿片类药物转换，可考虑渐进式转换，并充分考虑社会-精神-心理因素对疼痛的影响，而不仅限于根据现有的文献、指南及相关资料所提供参考的转换比例来进行阿片类药物转换。某些阿片类药物的相对效力随着反复给药而发生变化，因为转换阿片类药物的理由不一样，患者的疾病/疼痛情况也有差异，对于这种情形，在再滴定新的阿片类药物至满意剂量的过程中，可以应用必要时口服适宜剂量来作为补救措施。在进行药物转换后必须严密监测患者，以评估止痛的有效性、安全性及有无出现不可耐受的不良反应。

对于合并神经病理性疼痛的患者，根据宁养院实际情况，除使用抗惊厥、抗抑郁类药物外，必要时可考虑应用曲马多作为辅助镇痛药物，曲马多可通过抑制神经元突触对去甲肾上腺素的再摄取，并增加神经元外5-羟色胺浓度，影响痛觉传递而产生镇痛作用，对神经病理性疼痛有一定作用。本案例也考虑了患者的癌性炎症而有效地应用了非甾体抗炎药。

参考文献

[1] 李金祥，译. 引领姑息关怀[M]. 北京：人民卫生出版社，2017.

[2] 李金祥，Robert G Twycross，Mellar P Davis. 姑息医学[M]. 北京：人民卫生出版社，2005.

[3] 陈新谦，金有豫，汤光. 新编药物学[M]. 17版. 北京：人民卫生出版社，2011.

大剂量阿片类药物之间的转换治疗癌痛的效果

上海交通大学医学院附属新华医院崇明分院宁养院　沈伟
沈超　施丽霞　陈柳

一、基本资料

1. 一般项目　黄女士，55 岁，已婚，初中学历，务农，无烟酒史。

2. 宁养院开始服务时间　2019 年 12 月 19 日

3. 家庭树

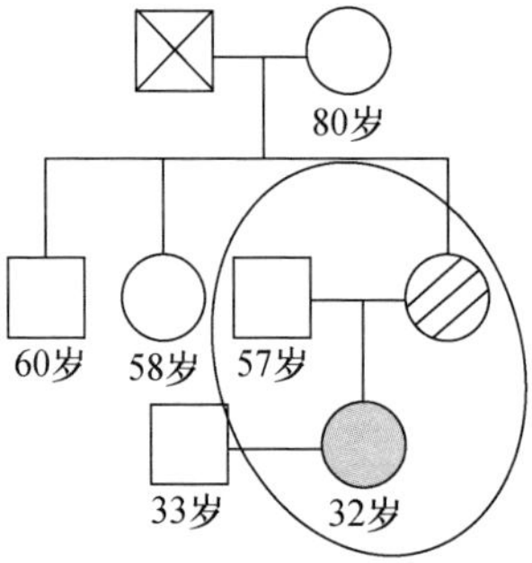

4. 病史摘要　患者腹膜后脂肪肉瘤接受手术治疗 2 年余。2018 年 9 月肿瘤复发，行走时疼痛加剧，再次手术治疗。2019 年 3 月盆腔转移。过去 4 个月感到右下肢疼痛，呈电击样疼痛伴麻木，服用镇痛药效果欠佳。有恶心，无呕吐，伴便秘。

5. 首次探访体格检查　体温 36.6 ℃，脉搏 84 次 / 分，呼吸 16 次 / 分，血压 106/70 mmHg。神志清楚，对答清楚，卧床为主，能下床活动十几分钟，无呼吸急促，皮肤巩膜无黄染，浅表淋巴结无肿大。两肺呼吸音清，未闻及明显湿啰音。心律齐，各瓣膜区未闻及杂音。腹部平软，腹部未触及肿块，无压痛，肝脾肋下未触及，移动性浊音阴性，肠鸣音正常。中腹部见纵形陈旧性手术瘢痕，长约 12 cm，愈合佳。双下肢无水肿。生理反射正常。右下肢皮肤感觉无异常，右下肢肌力Ⅳ级，余肢体肌力Ⅴ级。

6. 首次疼痛评估 右下肢疼痛，呈电击样伴麻木，NRS 评分 6 分，暴发痛时 NRS 评分 8 分。已服用盐酸羟考酮缓释片镇痛治疗 2 个月，疼痛渐加剧，盐酸羟考酮缓释片加量至 140 mg 每 12 h 1 次口服。

7. 患者和家属的心理压力 患者了解病情，对女儿的长期照顾表示愧疚；女儿面对母亲的病情进展，对今后如何照顾感到比较茫然。

8. 其他 女儿嫁在外省，没有小孩，为照顾母亲，辞职后住在父母家，为主要照顾者。患者丈夫白天在私营工厂上班，晚上与女儿一起照顾患者。

9. 诊断 腹膜后脂肪肉瘤晚期，中重度癌痛。

二、宁养服务及成效

（一）主要问题

1. 中重度癌痛
2. 缺乏护理知识
3. 女儿心理压力大

（二）服务策略

1. 缓解疼痛
2. 护理知识宣讲及演示
3. 心理压力纾缓

（三）实施过程

1. 镇痛治疗

根据首次家访全面疼痛评估，调整为盐酸羟考酮缓释片 160 mg 每 12 h 1 次口服，盐酸吗啡片 30 mg 必要时口服处理暴发痛，加巴喷丁 0.3 g 每日 3 次口服，积极控制疼痛。

后来患者疼痛控制不满意，NRS 评分 5 分。于 2020 年 1 月 6 日调整为芬太尼透皮贴剂 33.6 mg 每 72 h 更换 1 次外贴镇痛，加巴喷丁 0.3 g 每日 3 次口服，疼痛控制满意，NRS 评分 3 分。

2020 年 2 月 26 日，患者出现恶心、呕吐，考虑为药物副作用，使用甲氧氯普胺止吐治疗，但疗效不明显，影响患者的生活质量。

2020 年 3 月 11 日又转换为盐酸羟考酮缓释片 120 mg 每 12 h 1 次口服，联合加巴喷丁 0.3 g 每日 3 次口服治疗，患者疼痛控制满意，NRS 评分 3 分，呕吐渐缓解。

2. 护理知识宣讲及演示

（1）指导用药：①评估诱发及加重疼痛的因素；指导患者遵医嘱按时按量用药和注意事项；保持环境的安静舒适，指导患者转移注意力的方法。②耐心向患者解释遵医嘱规律用药不会产生耐药性，并发放止痛药使用相关宣传册；向患者解释使用麻醉镇痛药品可能出现的副作用，如便秘，可通过日常的饮食调整、腹部按摩、服用缓泻剂缓解。③现场演示芬太尼透皮贴的使用方法及粘贴部位选择，如前胸、上臂内侧、大腿内侧等部位，指导患者疼痛评估及记录方法。④提供使用芬太尼透皮贴记录手册，指导患者记录芬太尼透皮贴更换时间及暴发痛次数。

（2）居家安全：①患者右下肢疼痛、麻木影响行走。居住房子空间较大，地面是地砖，易滑，指导家属保持地面干燥，建议在患者常活动的卧室铺设防滑垫，保持一个无障碍且有安全设施的环境。②室内光线适宜，患者外出活动宜有人陪伴，动作宜缓慢，特别提醒患者如厕或沐浴时注意安全。③将电源开关、患者常用物放在随手可取的地方，建议购买使用呼叫铃。④建议患者活动时使用拐杖或助步器，指导并演示正确安全使用。

（3）家属护理知识指导：①耐心向家属解释相关护理问题的护理方法，如翻身、摆位等，并给予现场示范及指导。②向家属发放护理资料宣传册，留下联系方式，方便家属来电咨询给予指导。

3. 心理压力纾缓

随着治疗效果的改善及副作用的减轻，患者及其家人的陪伴压力有所缓解。在互动过程中，家庭气氛渐渐轻松。宁养团队了解到患者女儿因为多年来照顾母亲放缓了生育的计划，也给患者和自己的小家庭带来了不小的困扰。在缓解了实际照顾压力的情况下，宁养团队建议可在必要时考虑请一位居家保姆协助照顾患者而同时不耽误小家庭的“造人计划”。对此患者女婿也表示非常开心也愿意提供更多的支持。

（四）成效

患者疼痛得到控制，NRS 评分 3 分，药物副作用得到控制，睡眠改善。使用助步器后患者下床活动的时间逐渐增加了，生活质量明显提高。

家属掌握了基本的护理知识，学会了帮助患者翻身、摆位，患者卧床时有舒适体位，并且避免了压疮的发生，患者得到了很好的照护。遵照护理人员的建议和指导，购置了助步器和呼叫铃并学会了使用，较大程度地减轻了家人日常护理的负担。

患者女儿学会了护理方法，从一开始的无从着手到得心应手，特别是购置了呼叫铃，可以不用整天陪伴在母亲床边，可以做一些自己喜欢的事情，放松一下，心理压力得到纾缓。

（五）体会

1. 大剂量阿片类药物之间的等效转换

当 24 h 吗啡用量达到 300 mg 时属于大剂量阿片类患者。该患者第一次转换，使用盐酸羟考酮缓释片 24 h 总量为 320 mg，按照羟考酮与吗啡的等效比例 1∶1.5，等效的吗啡量为 480 mg，所以该患者是大剂量阿片类患者。根据阿片类药物之间的等效转换比例，转换为芬太尼 8.4 mg，4 贴，总量为 33.6 mg，芬太尼 8.4 mg 等效吗啡量为 120 mg，那么总量相当于吗啡 480 mg，所以是按照等量转换的。转换后患者疼痛控制满意。第二次转换，芬太尼贴剂 33.6 mg 转换为盐酸羟考酮缓释片每日 240 mg，相当于 24 h 等效吗啡总量由 480 mg 减量为 360 mg，减了 25%，转换后患者疼痛控制也很满意。

通过这两次转换，根据 NCCN 成人癌痛指南，对于使用大剂量阿片类药物的患者，当疼痛控制不满意且仍旧是中度以上的疼痛时，阿片类药物之间的转换可以是等效或者适当加量，对于大剂量阿片类患者，可以加量 25% 左右。

当患者疼痛控制满意，降至轻度疼痛，但由于药物的副作用无法耐受，或者出现服药困难，需要改变给药途径，考虑到不同阿片类药物之间不完全交叉耐受，可以适当减量，一般可以减量 25% ～ 50%。本案例患者第二次换药后吗啡总量减了 25%，疼痛控制满意。

2. 大剂量阿片类药物转换时机

长期使用一种阿片类药物，如果患者的原发病情没有明显的进展，但是出现疼痛加剧，可以转换为等效剂量的其他阿片类药物。该患者第一次转换时，病情比较稳定，盐酸羟考酮缓释片已经连续使用 2 个月，并且达到了大剂量，但疼痛控制仍不满意。转换为芬太尼贴剂后，疼痛得到控制。

所以说阿片类药物转换是为了获得更好的镇痛效果和副作用之间的平衡，如果目前使用的阿片类药物副作用明显，可以转换为等效剂量的其他阿片类药物。该患者第二次转换时，使用芬太尼贴剂后出现恶心、呕吐，无法耐受，通过转换为盐酸羟考酮缓释片，患者疼痛能够控制，副作用得到缓解。

3. 患者得到了宁养疗护，其家庭回归正常的生命轨迹

宁养团队提供了全方位的照顾，使患者及其家庭各方面的压力得到纾缓，心理方面的压力得到缓解，更加有利于疼痛的控制，使得患者的状况进入了良性循环。

参考文献

[1] 赵继军，沈峰平 . 2016 版 NCCN 成人癌痛指南更新解读［ J ］. 上海护理，2017，17（4）：9-12.

[2] 梁鹏，钟进才 . 羟考酮替换盐酸吗啡减轻阿片类药物耐药的临床研究［ J ］. 中国癌症防治杂志，2011，3（01）：69-72.

[3] 王颖，尹良伟，杜晓红 . 癌痛患者使用大剂量阿片类药物常见药物不良反

应的分析及预防对策研究［J］. 中国医药指南，2018，17：122-123.
［4］魏晨晨，伏杭江，陆彬彬 . 枸橼酸莫沙必利预防芬太尼透皮贴剂引起的癌痛患者恶心呕吐的疗效观察［J］. 中国医药科学，2017，7（24）：24-26.
［5］唐梦莎，胡鸿，王国平，等 . 心理干预对中国恶性肿瘤患者生活质量影响的 Meta 分析［J］. 中国卫生事业管理，2014，31（05）：376-379.

大剂量阿片类药物治疗难治性癌痛

德宏州人民医院宁养院　尹梅香

一、基本资料

1. 一般项目　林女士，45 岁，离异，初中学历，个体户，无烟酒史。

2. 宁养院开始服务时间　2018 年 8 月 2 日

3. 家庭树

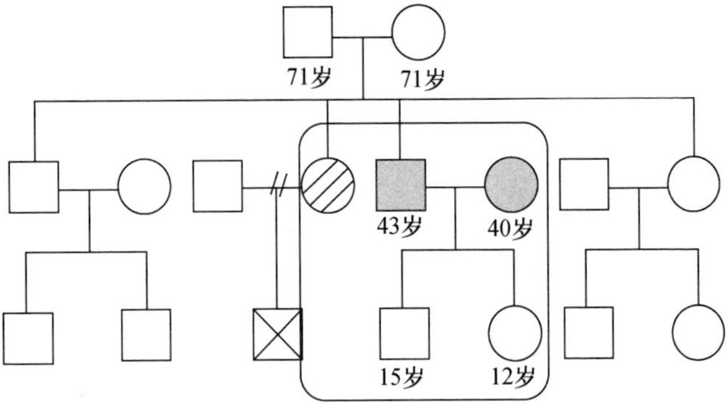

4. 病史摘要　患者于 2013 年接受直肠癌手术治疗，术后化疗，其间病情平稳，生活能自理。2017 年 6 月病情复发，出现腰部持续性酸痛，肛门刺痛、坠胀痛，排便困难，诊断为直肠癌肝、盆腔转移，未再行化疗，接受结肠造瘘手术。术后疼痛呈进行性加重，服用镇痛药治疗，服药后无恶心、呕吐，但效果不佳，严重影响睡眠及生活质量。造瘘口排出大便干结，小便正常。因疼痛难忍及家庭经济困难，于 2018 年 8 月 2 日申请宁养服务。

5. 首次探访体格检查　体温 36.3℃，脉搏 76 次 / 分，呼吸 18 次 / 分，血压 100/60 mmHg。慢性病容，表情痛苦，卧床，不能自主活动。心肺检查无异常。腹凹陷，下腹见一长约 12 cm 手术瘢痕，左侧腹造瘘口通畅，粪袋稳妥固定，见大便附着，周围皮肤无溃烂。全腹无压痛，未触及异常包块，腰椎有广泛叩击痛，活动后加重。

6. 首次疼痛评估 疼痛部位主要为腰部、肛门，接受服务时服用盐酸吗啡缓释片 390 mg 每 12 h 1 次，NRS 评分 7 分，KPS 评分 40 分，QoL 评分 27 分。

7. 患者和家属的心理压力 患者了解自己的诊断但不清楚预后，家属担心患者了解自己的病情后会加重心理负担，不愿将肿瘤多处转移告知患者。由于患者病情逐步加重，其父母、弟弟、弟媳哀伤程度高。

8. 其他 患者十多年前独自一人在广东某公司做厨师，厨艺好。后辞职自己经营餐馆，销售翡翠，成为个体户，事业有成，是家中主要经济收入者。患者离异当年儿子 8 岁，其子与前夫生活。后其子因罹患肾病医治无效于 2015 年离世，年仅 14 岁。儿子临终时由患者照顾。儿子离世对患者打击大，觉得苍天不公，痛不欲生。患者病后无亲人陪伴，一人长期在外治疗。后因病情加重，生活不能自理，2017 年 12 月弟弟将其接到农村家中，主要照顾者为其弟弟与弟媳。患者由于病后无经济来源，难以承受高昂的止痛药物费用，负债累累；患者家离宁养院较远，单程 100 多公里，每次往返取药路费需 100 多元，中途还要中转汽车，取药需花费一天时间。随着病情加重，患者生活不能自理，不能自己更换造口袋。患者又担心疼痛加重，用药量大引起严重不良反应及拖累弟弟家，心理压力大，忧心忡忡，情绪低落。

9. 诊断 晚期直肠癌转移，重度疼痛。

二、宁养服务及成效

（一）主要问题

1. 重度癌痛
2. 食欲、睡眠差

3. 社会、心理、灵性问题

（二）服务策略

1. 缓解癌痛
2. 改善食欲及睡眠
3. 社会、心理、灵性支持

（三）实施过程

1. 癌痛治疗

给予硫酸吗啡缓释片止痛，盐酸吗啡片处理暴发痛，联合使用抗抑郁药物、糖皮质激素、非甾体抗炎药及抗惊厥药物等辅助药物。宁养疗护期间具体用药见表 1。

服务期间，患者有两次未按医嘱服药造成疼痛控制不满意。

2018 年 9 月 21 日，患者疼痛加重，调整硫酸吗啡缓释片至 1080 mg 每 12 h 1 次口服，盐酸吗啡片 360 mg 必要时口服，但患者担心药量加大，以后无药可用，用药无效，故未遵医嘱服药，仍服硫酸吗啡缓释片 900 mg 每 12 h 1 次，24 h 出现暴发痛 1 次，加服盐酸吗啡片 300 mg 止痛效果差，NRS 评分 5 分。

2018 年 9 月 30 日对患者进行宣教，指导患者按医嘱，硫酸吗啡缓释片 1080 mg 每 12 h 1 次口服，盐酸吗啡片 360 mg 必要时口服，使用地塞米松 4.5 mg 每日 1 次口服改善食欲差症状，按医嘱服药后 NRS 评分 3 分。

2018 年 11 月 19 日疼痛加重，NRS 评分 5 分，详细了解患者未遵医嘱服用硫酸吗啡缓释片 1500 mg 每 12 h 1 次，自行减量服硫酸吗啡缓释片 1320 mg 每 12 h 1 次，24 h 出现暴发痛 1 次，加服盐酸吗啡片 360 mg，再次按医嘱服药，NRS 评分降到 3 分。

2018 年 12 月 26 日疼痛评估 NRS 评分 4 分，再次指导按医嘱服用硫酸吗啡缓释片 1500 mg 每 12 h 1 次，盐酸吗啡片 360 mg 必要时口服处理暴发痛，调整用药后止痛满意，NRS 评分 2 分。

2. 改善食欲与睡眠等症状

（1）饮食：进食易消化、营养丰富食物，少量多餐。注意避免

表 1　患者用药详情

时间	是否遵医嘱	治疗前 NRS 评分	镇痛药	辅助药	暴发痛次数	24 h 加服盐酸吗啡片总量	不良反应	治疗后 NRS 评分
2018.8.2	是	7	硫酸吗啡缓释片 600 mg 每 12 h 1 次口服 盐酸吗啡片 180 mg 必要时口服	加巴喷丁 0.3 g 每日 3 次口服 番泻叶 3 g 每日 1 次开水泡服	0	0	便秘	3
2018.8.20	是	5	硫酸吗啡缓释片 720 mg 每 12 h 1 次口服 盐酸吗啡片 240 mg 必要时口服	加巴喷丁 0.6 g 每日 3 次口服 阿米替林 25 mg 每日 1 ～ 2 次口服	1	240 mg	无	2
2018.9.19	是	3	硫酸吗啡缓释片 900 mg 每 12 h 1 次口服 盐酸吗啡片 360 mg 必要时口服	加巴喷丁 0.6 g 每日 3 次口服 阿米替林 25 mg 每日 2 次口服	1	360 mg	无	2
2018.9.21	否	5	硫酸吗啡缓释片 1080 mg 每 12 h 1 次口服 盐酸吗啡片 360 mg 必要时口服	加巴喷丁 0.6 g 每日 3 次口服 阿米替林 25 mg 每日 2 次口服 地塞米松 4.5 mg 每日 1 次口服	1	300 mg	无	5

（续表）

时间	是否遵医嘱	治疗前 NRS 评分	镇痛药	辅助药	暴发痛次数	24 h 加服盐酸吗啡片总量	不良反应	治疗后 NRS 评分
2018.9.30	是	5	硫酸吗啡缓释片 1080 mg 每 12 h 1 次口服 盐酸吗啡片 360 mg 必要时口服	加巴喷丁 0.6 g 每日 3 次口服 阿米替林 25 mg 每日 2 次口服 塞来昔布 0.2 g 每 12 h 1 次口服	1	360 mg	无	2
2018.10.11	是	4	硫酸吗啡缓释片 1200 mg 每 12 h 1 次口服 盐酸吗啡片 360 mg 必要时口服	加巴喷丁 0.6 g 每日 3 次口服 阿米替林 25 mg 每日 2 次口服 塞来昔布 0.2 g 每 12 h 1 次口服	0	0	无	2
2018.10.23	是	6	硫酸吗啡缓释片 1500 mg 每 12 h 1 次口服 盐酸吗啡片 510 mg 必要时口服	加巴喷丁 0.6 g 每日 3 次口服 塞来昔布 0.2 g 每 12 h 1 次口服 地塞米松 4.5 mg 每日 1 次口服	1	510 mg	无	2

（续表）

时间	是否遵医嘱	治疗前NRS评分	镇痛药	辅助药	暴发痛次数	24 h 加服盐酸吗啡片总量	不良反应	治疗后NRS评分
2018.11.19	否	5	硫酸吗啡缓释片 1320 mg 每 12 h 1 次口服 盐酸吗啡片 360 mg 必要时口服	加巴喷丁 0.6 g 每日 3 次口服 阿米替林 25 mg 每日 2 次口服 地塞米松 4.5 mg 每日 1 次口服	1	360 mg	无	3
2018.12.26	是	4	硫酸吗啡缓释片 1500 mg 每 12 h 1 次口服 盐酸吗啡片 360 mg 必要时口服	加巴喷丁 0.6 g 每日 3 次口服 阿米替林 25 mg 每日 2 次口服 地塞米松 3 mg 每日 1 次口服	1	360 mg	无	2
2019.1.14*	是	4	硫酸吗啡缓释片 1800 mg 每 12 h 1 次口服 盐酸吗啡片 390 mg 必要时口服	加巴喷丁 0.6 g 每日 3 次口服 阿米替林 25 mg 每日 2 次口服 地塞米松 3 mg 每日 1 次口服	1	390 mg	无	2

* 按此处方用药至患者离世

刺激性大的食物；进食新鲜蔬菜及水果，早晚喝蜂蜜水促进排便。

（2）睡眠：按医嘱给予镇痛药物治疗，改善睡眠。注意环境影响，家人陪伴、安抚，睡前温热水泡脚，保持卧位舒适。

（3）自理能力下降处理：指导家属协助患者生活护理方面的需要，如刷牙、洗脸、洗脚等，尽量让患者感到舒适。及时更换造口袋，保持皮肤清洁。患者活动时家人搀扶，动作轻慢，以防跌倒。

（4）宣教：进行吗啡知识讲解，解释吗啡无天花板效应，消除误区。指导患者按医嘱规律合理应用止痛药以及药物用法、用量及注意事项，学会观察止痛效果及伴随症状。提供宁养院 24 小时值班电话及微信平台，止痛不佳或病情变化及时与宁养院联系。

3. 社会心理支持

了解患者的生活背景及情绪状态，鼓励患者倾诉内心感受，耐心倾听，给予同理；指导家属多关心、陪伴，了解患者心愿，尽量予以满足。指导患者学会四道人生（道爱、道谢、道别、道歉），学会放下、指导自我减压的方法，如放声痛哭、撕报纸、哼歌等，以纾缓心理压力。积极为其争取社会资源，经多方努力协调，向民政部门为其争取到社会资源 1000 多元，解决了取药路费，保障药物持续、足量供给；肯定家属照顾患者的辛苦付出，提供心理支持。

（四）成效

患者接受宁养服务时诊断为难治性癌痛，严格按 WHO 癌痛三阶梯止痛原则给予镇痛治疗，使用吗啡超大剂量半年多，止痛效果满意；在癌痛治疗中，阿片类药物的镇痛效果确切，无天花板效应。通过宁养医护人员动态评估患者疼痛及用药，及时调整治疗方案，提高了居家末期癌痛患者的生活质量，节省了社会资源及医疗资源。在处方大剂量阿片类药物的同时，积极防治不良反应，不良反应较轻，消除患者对吗啡的认知误区。为患者争取社会资源，减轻经济负担；接受服务半年期间，患者情绪稳定，有尊严地离世；家属能接纳患者离世，评估家属哀伤危机程度为正常哀伤。

（五）体会

德宏是集边疆、多民族、山区、贫困于一体的少数民族自治州，州内居住着五个世居少数民族（傣族、景颇族、阿昌族、德昂族、傈僳族）居民，经济文化相对滞后，交通不便。患者多数居住在边远山区，家庭贫困，宁养院需要多方努力为患者获取很多的社会资源。在医院领导的关心帮助下，通过宁养院积极努力，多次争取到省、州民政部门，州红十字会，州医保办等相关部门的支持。

难治性癌痛进行多学科治疗受限，癌痛治疗主要还是靠药物的治疗。在大量应用吗啡的基础上，针对疼痛性质联合辅助用药，可在一定程度上帮助患者缓解疼痛。这些药物本身或许并不具有止痛效果，在与阿片类药物等联合应用时可协同发挥作用。辅助药物主要作用是增强镇痛效果，治疗癌痛综合征中的某些症状以及解除阿片类药物的副作用。辅助药物可以用于癌痛治疗的任何一个阶梯，与阿片类药物联合应用具有协同镇痛、减少阿片类药物用量、减轻阿片类药物不良反应的作用。该患者有神经痛、骨痛，情绪低落，睡眠不好，其间因用药量大，担心以后疼痛加重无药服用，用药无效，出现两次不按医嘱服药的情况，疼痛再次加重。经对患者进行吗啡知识宣教，最终患者按医嘱服药，依从性好。在治疗中根据患者病情变化联合运用了加巴喷丁、塞来昔布、地塞米松、阿米替林等辅助药物，增加了疗效。

癌痛是肿瘤患者最恐惧的症状之一，往往超出对疾病的恐惧，对患者的躯体和精神造成了巨大的伤害，甚至使患者丧失了生存的意愿。癌痛需要医护人员、患者与家属的共同努力，家属的配合和鼓励能很大地提高患者依从性，对控制癌痛有很大帮助。

参考文献

[1] 王昆，金毅．难治性癌痛专家共识（2017 年版）[J]．中国肿瘤临床，2017，44（16）：787-793.

[2] 邵月娟，王昆．辅助镇痛药物在癌痛治疗中的应用进展［J］．中国肿瘤临床，2015，42（10）：530-534.

[3] 王杰军，宋正波．肿瘤姑息治疗的研究［J］．中国医疗保险．2016（3）：57-59.

晚期直肠癌顽固性疼痛的疏导疗护

福建省立医院宁养院　吴红　陈珠英

一、基本资料

1. 一般项目　张先生，53 岁，已婚，小学学历，无业，吸烟 20 多年，约 1 包 / 日，饮酒 20 多年，不定量。

2. 宁养院开始服务时间　2019 年 11 月 12 日

3. 家庭树

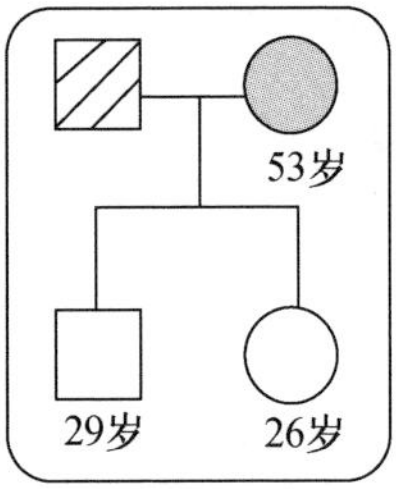

4. 病史摘要　患者 20 年前因直肠腺癌行手术切除，并改道造瘘排便，术后状态良好。4 年前肿瘤复发多系统转移，出现骶尾部刺痛，并放射到左腿，以刺痛、闷痛、抽痛及感觉过敏为主。患者 4 年来反复多次接受放化疗、神经阻滞术、放射性粒子植入术，但是疼痛依然反复加重，每日要用丝袜捆扎左腿，以减轻不适感。

5. 首次探访体格检查　体温 36℃，脉搏 92 次 / 分，呼吸 18 次 / 分，血压 159/104 mmHg。意识清晰，被动体位，表情痛苦。双侧锁骨上淋巴结未触及肿大。胸廓对称，呼吸平顺，双肺未闻及干湿啰音。心律齐，各瓣膜区未闻及病理性杂音。腹软，无压痛，左下腹见造瘘口，内有粪便。肝脾未触及，左腿压痛明显，左腿周径小于右腿，左腿制动，双下肢无水肿，左下肢肌力Ⅳ级。

6. 首次疼痛评估　患者自行服用盐酸吗啡缓释片 1200 mg 每

12 h 1 次口服（过去 3 日内疼痛加剧，加量快），加用吗啡注射液 30 mg 每 4 ～ 8 h 1 次静脉注射，患者自推或妻子帮助推注，但家访时 NRS 评分仍然为 4 分。

7. 患者和家属的心理压力 患者充分了解自己诊断和预后情况，家人带患者辗转看病，花费大，眼见患者疼痛心中焦虑痛苦。

8. 其他 患者生病前打零工，病后未工作。儿子和女儿已经成年参加工作，有经济收入且均未成家。接诊时妻子在工作，隔日上班与女儿轮流照顾患者。

9. 诊断 直肠癌多发转移，重度疼痛。

二、宁养服务及成效

（一）主要问题

1. 重度顽固性疼痛
2. 因疼痛引起的焦虑
3. 食欲不佳及造瘘口护理

（二）服务策略

1. 缓解疼痛
2. 纾缓患者焦虑
3. 促进食欲，指导造瘘口护理

（三）实施过程及成效

1. 缓解疼痛

患者虽然 4 年来反复多次行放化疗、神经阻滞术、放射性粒子植入术，但是疼痛依然反复加重。即使服药量大，且静脉推注吗啡，但止痛效果仍差。接受宁养服务后，宁养院重新给患者调整用药结构，停用阿片类缓释制剂，改用吗啡即释片每 6 h 1 次口服，患者疼痛缓解理想，未再静脉推注吗啡，拔除静脉留置针，少有暴发痛，还可以拄拐起床在家中适当走动,NRS 评分大多控制在 1 ～ 2 分。接受宁养服务期间患者用药情况见表 1。

表 1　患者用药详情

时间	用药	剂量	NRS 评分
2019.11.15	吗啡	120 mg 每 6 h 1 次口服	1～2 分
	加巴喷丁	300 mg 每 6 h 1 次口服	
	对乙酰氨基酚	300 mg 每日 4 次口服	
	阿米替林	25 mg 每日 2 次口服	
2020.2.14	吗啡	160 mg 每 6 h 1 次口服	1～2 分
	加巴喷丁	400 mg 每 6 h 1 次口服	
	对乙酰氨基酚	300 mg 每 6 h 1 次口服	
	阿米替林	25 mg 每 8 h 1 次口服	
	双氯芬酸钠	75 mg 每日 1 次口服	
根据疼痛进展情况，吗啡逐渐加量，由 120 mg 逐渐加量至 200 mg 每 6 h 1 次口服，加巴喷丁逐渐由 300 mg 加量至 600 mg 每 6 h 1 次口服，因患者焦虑和左腿抽痛，2020.2.21—2020.5.26 加用地西泮 2.5 mg 每日 4 次口服，后因患者经常嗜睡改为不规律服用，未再处方			
2020.3.20	吗啡	200 mg 每 6 h 1 次口服	1～2 分
	加巴喷丁	600 mg 每 6 h 1 次口服	
	对乙酰氨基酚	300 mg 每 6 h 1 次口服	
	阿米替林	50 mg 每 12 h 1 次口服	
	双氯芬酸钠	75 mg 每日 1 次口服	
2020.5.8 因医院采购原因，对乙酰氨基酚由原来 300 mg 调整为 500 mg 每 6 h 1 次口服，双氯芬酸钠逐渐减至停服			
2020.6.5*	吗啡	200 mg 每 6 h 1 次口服	1～2 分
	加巴喷丁	600 mg 每 6 h 1 次口服	
	对乙酰氨基酚	500 mg 每日 4 次口服	
	阿米替林	50 mg 每日 2 次口服	

* 按此处方用药至患者离世

2. 缓解患者的焦虑

（1）患者短期内吗啡加量快，剂量巨大，但效果不理想，与焦虑有很大关系，予阿米替林后有改善。但患者仍有焦虑并过于关注左腿不适感，又加用地西泮 2.5 mg 每日 4 次口服，后睡眠改善，焦虑减轻。

（2）针对患者的疼痛焦虑进行心理辅导和情绪支持，分享宁养院其他顽固性癌痛患者成功止痛经历，针对患者的焦虑问题进行一一解答。同时提供患者和家属可以申请的社会资源，缓解患者家经济压力。

（3）首次出诊时，患者既往有高血压，规律服用苯磺酸氨氯地平 5 mg 每日 1 次。首次探访时测量血压高达 159/104 mmHg，之后多次探访血压均较平稳，在 120/70 mmHg 左右，考虑为因疼痛紧张焦虑引起的应激性血压增高。

接受宁养院服务后，患者睡眠得到改善，焦虑减轻，经过宁养院免费的止痛服务，家庭压力大大减轻。

3. 促进食欲及造瘘口护理

（1）改善食欲：少量多餐，以患者口味变化方式选择患者爱吃的食物，以半流质饮食为主，配上肉汁、肉汤、米汤、鱼、肉类、蛋类，多饮用水和进食蔬菜、水果，补充蛋白质和维生素增加营养，避免摄入辛辣刺激性食物。早晚刷牙，餐前、餐后可用淡盐水或茶叶水漱口，保持口腔清新，进食时保持半坐位，提供舒适的进食环境。

（2）造瘘口护理：观察造瘘口排泄物及性质，造口袋有粪便时及时清理，造瘘口底盘每周更换 2 次，有渗漏及时更换。保持造瘘口清洁湿润、造瘘口周皮肤清洁无皲裂，必要时涂抹氧化锌软膏。穿柔软宽松、颜色稍深的衣服。鼓励患者及家属参与造瘘口的自我管理。服务过程中，理解支持患者，维护患者尊严。

经过宁养院护理指导，患者生活质量提高，生活舒适，平时能够自己起床看电视剧，家人照顾患者更加得心应手。

（四）体会

针对在治疗中出现焦虑的癌痛患者，采用地西泮联合认知行为干预治疗，能够取得极佳的治疗效果，对患者的焦虑情绪有良好的控制改善，具有临床应用价值。同时，阿米替林是三环类抗抑郁药物，其作用在于抑制 5- 羟色胺（5-HT）和去甲肾上腺素的再摄取，中枢神经系统内 5-HT 可抑制疼痛信号的传导，提高疼痛阈值，对焦虑、抑郁均有显著疗效。本案例在加用阿米替林及地西泮后，患者焦虑程度减轻，对局部疼痛的关注度减弱，使疼痛得到稳定控制。

患者属于复杂难治性癌痛，做过各种相关镇痛药物和有创镇痛治疗，但效果维持时间均不长。接受宁养疗护后，调整为吗啡片每 6 h 1 次口服，并进行联合用药，止痛效果满意，调整药物剂量方便。患者与家人焦虑大大减轻，舒适感及生活质量提高，情绪改善。宁养服务持续达 9 个多月，疼痛控制稳定。解决患者的疼痛问题是首要目标，才可以有接下来进一步的服务。

对乙酰氨基酚（APAP）与阿司匹林等其他非甾体抗炎药有明显的区别，虽然都具有解热镇痛作用，但 APAP 抗炎作用弱，胃肠道刺激相对较小。有研究指出，APAP 可能的作用位点为脑内环加氧酶 -3（COX-3），其通过对中枢 COX-3 的抑制，减少脑内前列腺素 E2（PGE2）的合成，以达到止痛的作用。另外也有研究认为，APAP 可在中枢神经系统与花生四烯酸作用生成 AM404，通过 AM404 调节疼痛通路中的分子靶点。在该案例患者在加用对乙酰氨基酚（日剂量 1.2 ～ 2 g）后，吗啡使用剂量减少，疼痛控制效果反而更佳，患者无明显副作用。

吗啡联合加巴喷丁的药效学和药代动学力研究显示，加巴喷丁可增加吗啡的血清药物浓度和延长血清药物清除率。加巴喷丁能显著提高阿片类药物的镇痛效果，减少阿片药物的日均剂量。本案例患者在使用大剂量吗啡的同时加用加巴喷丁，疼痛得到控制，暴发痛发生减少。阿片类耐受癌痛患者出现暴发痛后应用阿片类药物联合加巴喷丁比单独应用阿片类药物止痛效果更佳。

参考文献

[1] 姜爱钟，童慧．阿米替林治疗伴抑郁及焦虑慢性紧张型头痛临床观察［J］．中国实用神经疾病杂志，2014，17（04）：90-91.

[2] 王惠玲，赵冬冬．地西泮联合认知行为干预治疗难治性焦虑症疗效观察［J］．心理月刊，2020，15（08）：51-53.

[3] 吴孟娇，万敬员．COX-3：对乙酰氨基酚的作用靶点？［J］．生理科学进展，2010，41（1）：40-42.

[4] 苏县辉，苏瑞斌．对乙酰氨基酚作用机制的新学说［J］．国外医学：药学

分册，2006，33（2）：157.
[5] 左蕾，杨晓秋，周泽军，等.阿片药物联用加巴喷丁治疗中重度癌痛的系统评价[J].中国疼痛医学杂志，2019，25（07）：504-512.
[6] 王荣，余健，印红梅，等.加巴喷丁联合吗啡治疗顽固性癌痛的临床效果[J].江苏医药，2016，42（05）：572-574.
[7] 程凯，马雪，周俊翔，等.羟考酮缓控释片治疗中重度癌痛的系统评价[J].中国医院药学杂志，2014，34（22）：1926-1930.
[8] 闫晴宇.阿片类药物联合加巴喷丁治疗癌痛的临床研究及真实世界癌痛诊疗分析[D].石家庄：河北医科大学，2018.
[9] 薛钧，刘晶煜，李文娟，等.加巴喷丁对癌性神经病理性疼痛病人阿片耐受指数的影响[J].中国疼痛医学杂志，2019，25（02）：120-124.
[10] 周俊翔，蒋刚.对乙酰氨基酚制剂在癌痛治疗上的合理使用[C]//中国药学会医院药学专业委员会.2014年全国医院药学（药物安全性与评价）学术会议论文汇编.北京：中国医院药学杂志，2014：3.
[11] 周俊翔，蒋刚，蔡红.对乙酰氨基酚制剂治疗癌痛的安全剂量[J].中国药房，2014，25（28）：2683-2685.

合理制订透析癌痛患者镇痛方案

吉林大学第一医院宁养院　刘洋　李微微

一、基本资料

1. 一般项目　苗先生，28 岁，未婚，本科学历，室内设计师，吸烟史 6 年，约 15 支 / 日，现已戒，无饮酒史。

2. 宁养院开始服务时间　2020 年 4 月 27 日

3. 家庭树

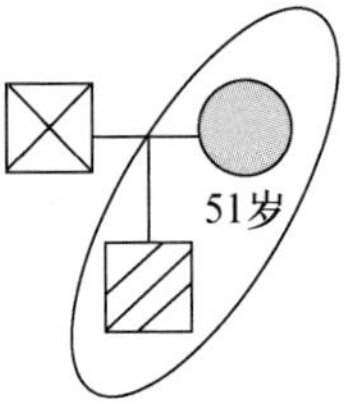

4. 病史摘要　患者于 2017 年 6 月接受直结肠癌手术治疗，术后放化疗。2018 年 10 月直肠癌复发，行横结肠造瘘术，术后规律化疗，其间出现肛周肿物伴疼痛，影响睡眠。2020 年 2 月出现大量血尿，诊断为药物引起的急性肾衰竭，每周行 2 ～ 3 次血液透析治疗。

5. 首次探访体格检查　体温 36.5℃，脉搏 110 次 / 分，呼吸 23 次 / 分，血压 95/50 mmHg。一般状态欠佳，表情痛苦，卧位，营养不良，重度贫血貌。上腹部见结肠造瘘口，留置导尿管在位。肛门有大量血块及恶臭味液体流出，截石位肛门 6 点处可见约 5 cm×7 cm×3 cm 大小肿物，灰黑色，边界清楚，表面欠光滑，活动度差，触痛阳性。

6. 首次疼痛评估　疼痛主要表现为肛周肿物持续性刺痛，为肿物导致的躯体及神经混合性疼痛。患者每日口服盐酸吗啡缓释片

360 mg，盐酸吗啡片 300 mg，氨酚羟考酮片 20 片止痛治疗。服药后平均 NRS 评分为 6 分，最轻时 NRS 评分 3 分，最重时 NRS 评分 10 分，每日有 3 ～ 5 次急性疼痛。

7. 患者和家属的心理压力 患者与其母亲相依为命，患者父亲因患膀胱癌 3 年，在患者确诊疾病前不久离世。父亲患病期间一直由患者及其母亲照顾，家里的主要经济来源为患者在一家小型私企从事设计师的收入，家庭经济常年入不敷出。患者生病后，母子二人失去了唯一的经济来源，仅靠政府发放的最低生活保障（共 1200 元 / 月）维持生活。患者母亲因家人相继患病，情绪焦虑，精疲力竭，对生活丧失信心。患者虽了解自己的疾病但不清楚自己预期生存时间。

8. 其他 患者确诊急性肾衰竭后每周规律行 2 ～ 3 次血液透析，母亲独自一人带患者去医院透析治疗，透析费用医保全额报销。患者重度贫血，每月输血 1 ～ 2 次，输血费用医保报销 75%。

9. 诊断 直结肠癌，难治性癌痛，急性肾衰竭。

二、宁养服务及成效

（一）主要问题

1. 中 / 重度疼痛
2. 肠造瘘口及留置导尿管
3. 肛周肿物
4. 照顾者压力大
5. 缺乏亲友支持

（二）服务策略

1. 缓解疼痛
2. 造瘘口及导尿管护理
3. 肛周及肿物清洁护理指导
4. 缓解照顾者的心理压力
5. 链接社会资源

（三）实施过程

1. 镇痛治疗

患者为直肠癌晚期，有难治性癌痛。患者因急性肾衰竭行规律血液透析，血液透析会清除体内的阿片类药物，使体内阿片类药物血药浓度下降，影响镇痛效果，因此不宜使用吗啡及羟考酮缓释制剂，故宁养院医生选用芬太尼透皮贴剂及吗啡即释片。

首次止痛方案为芬太尼透皮贴剂 8.4 mg 每 72 h 更换 1 次，在躯干或上臂未受刺激及未受辐射的平整皮肤表面上贴用，盐酸吗啡片 30 mg 必要时口服，加巴喷丁 0.2 g 每日 3 次口服，地塞米松 9 mg 每日晨服镇痛。24 h 后回访止痛效果欠佳，给予调整为芬太尼透皮贴剂 16.8 mg 每 72 h 更换 1 次皮肤表面上贴用，盐酸吗啡片 90 mg 每 4 h 1 次口服，加巴喷丁 0.2 g 每日 3 次口服，地塞米松 9 mg 每日晨服镇痛治疗。患者疼痛控制满意，NRS 评分平均为 2 分，生活质量较前改善。

2. 造瘘口及导尿管护理

指导家属进行肠造瘘口黏膜及周围皮肤护理。加强留置导尿管护理指导，注意观察尿量及尿色变化，预防尿路感染。

3. 肛周护理

每日用生理盐水冲洗肛周肿物，用棉签蘸干，避免碰触，以防出血。肛门有大量血块及恶臭味液体流出，每日清洗，保持肛门处清洁，勤换尿垫，保持局部皮肤干燥，同时云南白药胶囊 0.5 g 每日 4 次口服，止血治疗。

4. 心理疏导

社工与患者母亲沟通，了解患者母亲当下状态，患者母亲表述目前患者仍以身体需求为主，虽然自己压力较大，但认为这是母亲该做的。社工给予同理并回应，肯定其为家庭和患者付出的一切，建议患者母亲寻求亲友的帮助，关注自身的身体状态。患者母亲表示非常感谢宁养项目，感谢医护人员的帮助。

5. 链接社会资源

患者父亲患病期间，向亲友借钱，负债 20 余万元。患者刚进入职场不久，与同事未建立亲密关系。患者病后，已无亲朋好友可以提供经济支持，仅靠低保维持母子二人生活。虽然亲友支持度低，但邻里和睦，邻居每周到长春为患者取药。患者接受宁养服务前曾通过“水滴筹”筹款，善款不足 2 万元，全部用于治疗。宁养团队为患者介绍社会资源，帮助患者联系红十字会等为患者寻求经济上的帮助。

（四）成效

患者于 2020 年 6 月 13 日安然离世，接受宁养疗护共 48 天。服务期间，患者疼痛控制满意，不良反应控制较好，饮食和睡眠改善，生活质量有所提高；患者及家属的心理压力较前缓解。

（五）体会

患者为急性肾功能不全、血液透析的癌痛患者。血液透析对吗啡原药及其代谢产物清除率较高，会对其血药浓度产生极大影响，从而导致镇痛效果降低，镇痛药需要量增加。此外，透析间期可能会出现吗啡药物浓度的反跳，需严密监测。本患者的肾小球滤过率为 6.89 ml/min，为重度肾功能不全患者，会引起较严重的羟考酮药物蓄积，从而引发严重的中枢神经系统抑制，应禁用。芬太尼透皮贴剂蛋白结合率高（84%），分子量大，表观分布容积大，水溶性低，一般而言不易透过透析膜，可以维持稳定的血药浓度，是重度肾功能不全患者和透析患者的首选。吗啡低剂量低频率给药可以作为短期替代方案。难治性癌痛选择阿片类药物联合其他辅助镇痛药治疗，镇痛效果比单用阿片类药物显著。

参考文献

［1］程熠，于世英．阿片类药物在肝肾功能不全癌痛患者中的选择应用［J］．中国肿瘤，2011，20（04）：278-282.
［2］王雅琦，王美鉴，邱志敏，等．芬太尼透皮贴在肾功能不全的癌痛患者中的应用［J］．实用癌症杂志，2012，27（05）：529-530.
［3］Caraceni A，Hanks G，Kaasa S，et al. Use of opioid analgesics in the treatment of cancer pain：evidence-based recommendations from the EAPC［J］.

Lancet Oncology，2012，13（2）：e58-e68.
[4] 周海辉，张海霞，钱晓萍，等 . 加巴喷丁辅助治疗神经病理性癌痛的疗效和安全性［J］. 中国药师，2019（7）：1278-1279.
[5] 刘小立，王昆 . 疼痛病学诊疗分册［M］. 北京：人民卫生出版社，2017.

有效镇痛协助癌末患者完成心愿

柳州工人医院宁养院　陆凤娟　银朝辉　秦周黎

一、基本资料

1. 一般项目　郭先生，50岁，初中学历，已婚，无烟酒史。

2. 宁养院开始服务时间　2016年11月8日

3. 家庭树

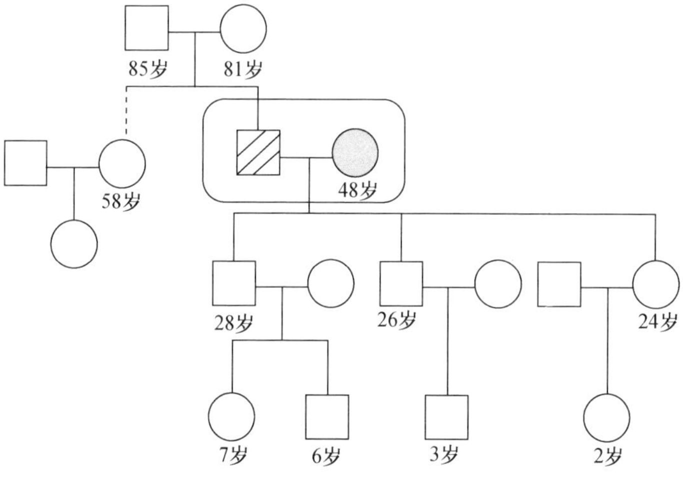

4. 病史摘要　患者于2014年3月因直肠癌行直肠癌根治术和结肠造瘘，术后行多次化疗。2015年9月复查发现腰3椎体有转移，伴有腰痛不适，行姑息性化疗。2016年9月腰部疼痛加重，经腰椎转移灶姑息性放疗后，疼痛有所缓解。来诊时腰骶部呈持续性胀痛，偶有胸闷不适，精神、睡眠尚可，每餐进食半碗米饭，大便由造瘘口排出，稍干结。

5. 首次探访体格检查　体温36.5℃，脉搏83次/分，呼吸20次/分，血压124/72 mmHg。神志清，慢性病容，贫血貌。全身浅表淋巴结未扪及肿大。双肺呼吸音减弱，未闻及干湿啰音。心律齐，未闻及病理性杂音。腹部平软，腹壁未见静脉曲张，脐左侧可见一结肠造瘘口，周围皮肤正常，腹部无压痛、无反跳痛，肝、脾肋下未触及，腹水征阴性，肠鸣音正常。脊柱无畸形，腰骶部有压痛，四肢肌力、肌张力正常，双下肢无水肿。

6. 首次疼痛评估 腰骶部呈持续性胀痛，NRS 评分 8 分，用自备的盐酸吗啡缓释片 90 mg 每 12 h 1 次口服后，NRS 评分可达 2 ～ 3 分，无暴发痛。

7. 患者和家属的心理压力

（1）患者心愿未了：患者在湖北老家有 80 多岁的双亲。患者生病以后担心父母不能承受而未告知病情，因有 2 年多未曾回老家看望父母，患者非常希望今年春节能够回家看望，但又害怕自己的疾病导致父母悲伤，影响父母的情绪。

（2）因病致贫：患者生病前以经营小卖部为生，生病以后经过 2 年多治疗，花费巨大，导致家庭生活陷入困境，因病致贫，愧对家人。

（3）失去自尊与自信心：患者身上有造口袋，担心身上的异味影响他人，减少了外出活动，减少了与他人之间的交往。

（4）家属情绪紧张、焦虑：患者妻子为外乡人，全职家庭主妇，文化水平不高，在当地朋友不多，家中大小事情多由丈夫决定；丈夫病后，照顾者责任和各种医疗决策及生活压力基本都由患者妻子来承担。患者妻子时常提及自己“笨”，不会做事，情绪紧绷、焦虑、无助，有疲惫感和自卑感。对患者预后担心，精神压力大，并经常失眠，害怕自己决策的失误导致患者生存质量受影响。长期的心情抑郁和生活作息不正常等高压状态导致内分泌失调。

8. 其他 患者大儿子在建筑工地上班，大儿媳为全职妈妈，育有一子一女，均在上小学。二儿子在河北工作，二儿媳为全职妈妈，育有一子，在 2 年前诊断为脑瘫儿。女儿远嫁南京，育有一幼女。

主要照顾者及取药人均为患者妻子。大儿子每到周末来照顾患者，一定程度上缓解了母亲的照顾压力。患者父母还曾领养过一个女儿，在湖北结婚生活并育有一女。目前家庭经济来源主要靠患者患病前有限的存款以及儿女、姐姐等的支援。

9. 诊断 直肠癌骨转移，重度癌痛。

二、宁养服务及成效

（一）主要问题

1. 重度癌痛
2. 缺乏居家护理知识
3. 用药依从性差
4. 心理灵性的困扰

（二）服务策略

1. 镇痛治疗
2. 给予相应的护理指导
3. 提高用药的依从性
4. 疏导患者及家属的心理灵性痛苦

（三）实施过程

1. 癌痛治疗

根据 WHO 癌症三阶梯止痛治疗原则，重度癌痛患者可以联合使用强阿片类药物、非阿片类药物及辅助药物。根据患者的疼痛程度、性质给予适当用药，并根据患者的病情变化及时调整，有效控制疼痛。患者用药详情见表 1。

2. 护理宣教与指导

（1）重度疼痛：详细解释药物的作用及不良反应，指导患者药物的正确使用方法及注意事项，指导采取听音乐、看电视、按摩、聊天、冥想等方法转移对疼痛的注意力。

（2）便秘：避免焦虑紧张情绪，病情许可时白天尽量多喝水，多吃蔬菜水果等粗纤维食物，可进食芝麻、蜂蜜、红薯、芦荟等润肠通便食物，遵医嘱规律服用酚酞片，必要时加用番泻叶泡水饮用或服用石蜡油通便。病情许可时，可进行散步、做八段锦等运动。

表 1　患者用药详情

时间	调药前疼痛症状和评估	癌痛治疗	调药后疗效反馈、不良反应及症状处理
2016.11.8	腰骶部疼痛，NRS 评分 8 分	1. 盐酸吗啡缓释片 90 mg 每 12 h 1 次口服 2. 双氯芬酸钠缓释片 75 mg 每 12 h 1 次口服 3. 盐酸吗啡片 20 ～ 30 mg 必要时口服 4. 雷尼替丁 0.15 g 每日 2 次口服 5. 酚酞片 0.2 g 每晚 1 次口服	疼痛控制满意 NRS 评分 0 ～ 2 分，无暴发痛；小便稍难解，大便软，嘱其可用热毛巾外敷促排尿
2016.12.6	出现双下肢放射痛，NRS 评分 1 ～ 4 分	1. 盐酸吗啡缓释片 120 mg 每 12 h 1 次口服 2. 双氯芬酸钠缓释片 75 mg 每 12 h 1 次口服 3. 卡马西平 0.1 g 每日 3 次口服 余治疗同前	疼痛控制满意 NRS 评分 0 ～ 3 分，无暴发痛
2017.1.3	出现上腹部不适、恶心	1. 盐酸吗啡缓释片 120 mg 每 12 h 1 次口服 2. 塞来昔布 0.2 g 每 12 h 1 次口服 余治疗同前	疼痛控制满意，无暴发痛
2017.1.19	NRS 评分 1 ～ 3 分	盐酸吗啡缓释片 150 mg 每 12 h 1 次口服 余治疗同前	疼痛控制满意，患者与家人一起回湖北老家陪父母欢度春节，共享天伦之乐

（续表）

时间	调药前疼痛症状和评估	癌痛治疗	调药后疗效反馈、不良反应及症状处理
2017.2.14	患者已回到柳州，疼痛加重，已自行调整为盐酸吗啡缓释片 180 mg 每 12 h 1 次口服＋塞来昔布 0.2 g 每 12 h 1 次口服＋卡马西平 0.1 g 每日 3 次口服，用药后 NRS 评分 2 ～ 3 分，时有暴发痛，NRS 评分 4 ～ 5 分，并出现明显排尿困难	患者疼痛控制不佳且出现排尿困难，考虑与疾病进展或药物副作用相关，予调整为 1. 盐酸羟考酮缓释片 120 mg 每 12 h 1 次口服 2. 盐酸吗啡片 30 mg 必要时口服 余治疗同前	24 h 电话回访，服药后 NRS 评分 2 ～ 3 分，暴发痛每日 3 次；予调整盐酸羟考酮缓释片为 160 mg 每 12 h 1 次口服，疼痛控制满意
2017.3.7	患者疼痛加重，已自行调整为口服盐酸羟考酮缓释片至 200 mg 每 12 h 1 次，并出现尿失禁，已留置导尿管	因盐酸羟考酮缓释片缺药，予调整为： 盐酸吗啡缓释片 270 mg 每 12 h 1 次口服 余治疗同前	24 h 电话回访，患者自行调整为盐酸吗啡缓释片 240 mg 每 12 h 1 次口服，疼痛控制满意
2017.3.21	未有暴发痛，NRS 评分 4 ～ 5 分	盐酸吗啡缓释片 300 mg 每 12 h 1 次口服 余治疗同前	疼痛控制满意
2017.4.20	NRS 评分 2 ～ 3 分，时有暴发痛，以双下肢放射痛为主，NRS 评分 5 分，每周 3 ～ 4 次，便秘加重	予调整为： 1. 盐酸吗啡缓释片 300 mg 每 12 h 1 次口服 2. 塞来昔布 0.2 g 每 12 h 1 次口服 3. 加巴喷丁 0.3 g 每日 3 次口服 4. 番泻叶泡服促进排便 余治疗同前	疼痛控制较前改善，便秘缓解

（续表）

时间	调药前疼痛症状和评估	癌痛治疗	调药后疗效反馈、不良反应及症状处理
2017.5.9	NRS 评分 1 ～ 3 分，时有暴发痛，NRS 评分 5 分，每日 2 ～ 3 次	予调整为： 1. 盐酸吗啡缓释片 390 mg 每 12 h 1 次口服 2. 塞来昔布 0.2 g 每 12 h 1 次口服 3. 加巴喷丁 0.6 g 每日 3 次口服 余治疗同前	疼痛控制满意
2017.5.23	NRS 评分 1 ～ 3 分，时有暴发痛，NRS 评分 5 分，每日 1 ～ 2 次，夜间睡眠差	患者不愿增加盐酸吗啡缓释片剂量，予调整为： 1. 盐酸吗啡缓释片 390 mg 每 12 h 1 次口服 2. 塞来昔布 0.2 g 每 12 h 1 次口服 3. 加巴喷丁 0.6 g 每日 3 次口服 4. 地塞米松 3 mg 每日 2 次口服 5. 艾司唑仑 2 mg 每晚 1 次口服 余治疗同前	止痛效果较前理想
2017.6.6	NRS 评分 1 ～ 3 分，时有暴发痛，NRS 评分 6 分，每日 1 ～ 2 次	予调整为： 盐酸吗啡缓释片 450 mg 每 12 h 1 次口服 余治疗同前	止痛效果可

（续表）

时间	调药前疼痛症状和评估	癌痛治疗	调药后疗效反馈、不良反应及症状处理
2017.6.23*	NRS 评分 1 ～ 3 分，时有暴发痛，NRS 评分 6 分，每日 1 ～ 2 次	予调整为： 盐酸吗啡缓释片 540 mg 每 12 h 1 次口服 余治疗同前	24 h 电话回访，NRS 评分 3 分，时有暴发痛，NRS 评分 6 分，每日 2 次，予调整为盐酸吗啡缓释片 600 mg 每 12 h 1 次口服＋塞来昔布 0.2 g 每 12 h 1 次口服＋加巴喷丁 0.6 g 每日 3 次口服止痛，疼痛控制满意

* 按此处方用药至患者离世

（3）避免发生病理性骨折的危险：室内光线适宜，地面保持干爽，嘱活动有人搀扶并量力而行，勿过度劳累。不到人多拥挤场合，避免磕碰，预防跌倒。指导正确翻身移位法，避免突然的体位改变，如突然坐起、蹲下、弯腰等，建议使用护腰局部外固定，适当补钙。

（4）排尿异常：患者接受宁养服务后出现排尿困难，指导其热敷并按摩膀胱区，听流水声、温水冲洗会阴部等诱导排尿方式，但效果欠佳。之后出现尿失禁，外院行留置尿管，病情许可时指导每日适当多饮水，冲洗尿道并保持尿道口清洁卫生，每日清洁时用碘伏消毒尿道口 1 ～ 2 次，防止尿管扭曲、受压、堵塞、脱落，引流管及集尿袋需定期更换，卧位及站立位时不可高于耻骨联合，防止尿液逆流，间歇性夹闭尿管，保持膀胱定时充盈、排空，训练膀胱功能。

3. 提高用药依从性

患者担心药物成瘾性及加重便秘，多次未遵医嘱用药，自行减少止痛药物用量或擅自停药。为提高患者用药依从性、更好控制疼痛、改善生活质量，医护人员每次与患者电话、门诊、探访时，都反复强调遵医嘱用药的重要性，尽力解除其用药疑虑。讲解阿片类药物的相关知识，提供心理及有关癌痛知识的咨询，消除其对阿片类药物成瘾的顾虑，纠正其错误认知。同时积极指导预防便秘等不良反应的措施；并加强与家属的沟通、宣教，借助家属参与的力量，积极提醒、督促患者按时、按量用药。在患者遵医嘱用药疼痛控制满意时及时予以鼓励支持。

4. 患者与家属的心理灵性关怀

（1）针对患者的羞愧感，自卑感：①倾听患者的诉说，鼓励患者说出自己的疑惑及不安，帮助患者勇敢面对自己的内心世界，关注自己的内心感受且抒发表达，释放压力，达到身体心灵的安适。扶持家属，增强家属与患者的沟通交流，互相道爱、道谢、道歉，达到无憾相安之境地。②指导患者及其妻子针对造口袋的护理、异味的清理等，衣着尽量柔软、宽松、颜色稍深。饮食方面尽量避免进食易产气的食物，进食时宜细嚼慢咽，宜少说话以减少吞咽空气；少进食易产生异味的食物；避免进食容易引起腹泻或便秘的食物。③引导患者正确认识造口袋，肠造瘘术仅仅是排便的部位及习惯发生了改变，正确的护理方式仍会维持一定的生活质量。

（2）患者的经济压力：患者与其妻子的生活来源主要靠患病前的有限存款及儿女、姐姐等支援，因患者户籍在湖北，未能享受低保帮扶，宁养院社工积极寻找社会资源帮助患者。

（3）患者妻子的压力处理：①倾听患者妻子的诉说，同理同感她家庭因病致贫的遭遇，对其不良情绪予以疏导。引导患者妻子看到自己在应对问题时显现的处理能力，肯定其为家庭、患者的付出。例如：现在患者全程有她的照顾，并且照顾得仔细、周到；在帮助患者处理入院及相关检查事务时从不拖沓，积极处理；对于患者病情她能主动与医生沟通，寻求帮助。肯定她为患者所付出的努力，纾缓其压力。引导其看到在患者生病后，自己不离不弃陪伴患者，用心照顾，共同面对疾病，分担其痛苦，安抚其恐惧，双方共同努力，互相支持、抚慰；家庭的团结、子女的孝顺，她在其中亦起到重要作用，减轻其自卑感、无助感。②为患者妻子提供相关疾病的护理资料，指导日常居家护理技巧并留下医务人员联系电话及微信，嘱有需要时可及时电话咨询。向她宣教纾缓患者悲伤情绪的方法，鼓励多主动关心患者，双方加强沟通，互相感恩，道爱、道谢、道歉、道别。③患者妻子对患者疾病感到悲伤，时常觉得自己照顾无力，虽然已经尽其所能提供最好的条件，患者疾病仍然进展明显。患者妻子自觉每天心力交瘁，看着患者活在痛苦中，自己也更加难过。宁养团队同理她的不适，肯定她为患者长久以来的付出，再次向她讲解患者的疾病，让她对癌症以及癌症预后有进一步认识，患者病程长，病情逐渐加重，予纾缓、共情、倾听，告知宁养同仁将会一直在其身边给予支持、鼓励，嘱有需要时可以电话或者微信及时联系医护人员。患者妻子照顾压力大，精神包袱重，建议其寻求家人的支持及帮助，引导她看到家人之间的力量，一家人共同面对患者的疾病。患者疾病重且已是晚期，嘱她注意与家里其余成员之间的沟通，及时反馈病情给子女及家姐，让大家有共同的认识，并建议大家做出合适的安排；引导患者妻子加深对疾病的认识，肯定两人之间感情的深厚、两人在一起多年人生意义的重要价值，并引导患者与其正确处理分离情绪。嘱患者妻子保重身体，注意休息，必要时宁养院可以协助联系家人，协调完善患者照顾方式。指导家属学习放松：如冥想法、深呼吸法等。④引导患者反向关怀其妻子，让患者主动与妻子沟通后续生活安排，及对身后事的嘱托等，引导双方互相感恩，道谢、道爱、道歉、道别。

（四）成效

患者疼痛控制和缓解的效果明显，在春节期间回老家陪伴父母亲一起度过了一个愉快的春节，实现了患者希望回家陪伴父母亲过年的愿望。

患者及家属掌握了尿管护理措施，未发生尿路感染等护理并发症。经过对症用药，患者大便软，排便顺利。未出现骨折。

改变了患者对镇痛药的错误认知，患者正确遵医嘱用药，疼痛明显得到改善。

通过心理灵性关怀，减轻了患者及家属的心理压力。患者妻子不良情绪及压力得到释放，能正确面对疾病，处理患者相关问题。患者后期仍旧担心其妻子的生活，主动积极地与儿女沟通商定好其妻子的生活安排。同时常常主动感谢妻子的陪伴及照顾，患者的一句“老婆你辛苦了！”让其妻子一扫压抑的心情，能让互相之间得到灵性平安，能坦然地面对余下的生活。

（五）体会

本个案患者为直肠癌晚期，出现腰椎转移，虽行姑息性化疗及放疗，腰骶部仍呈持续性胀痛，系肿瘤引起骨痛。根据患者的疼痛程度、性质给予调整用药，给予盐酸吗啡缓释片联合非甾体抗炎药双氯芬酸钠缓释片止痛，病程中出现双下肢放射痛，考虑其合并有神经痛，及时给予抗惊厥药卡马西平片辅助镇痛，止痛效果满意，生活基本可以自理。患者在2017年春节前和家人一起回到湖北老家陪伴父母亲欢度春节，共享天伦之乐。

该患者病程中出现排尿困难，考虑与患者疾病进展或与药物副作用相关，尝试调整为盐酸羟考酮缓释片，但患者随后出现尿失禁，需留置尿管，排除为药物副作用所致，后因盐酸羟考酮缓释片缺药，继续予盐酸吗啡缓释片止痛。该患者两次调整用药，盐酸吗啡缓释片：盐酸羟考酮缓释片均为1.2：1，从成本效果分析来看，盐酸吗啡缓释片比盐酸羟考酮缓释片的成本效果更低。患者疾病后期疼痛加重，根据患者病情变化及时调整盐酸吗啡缓释片剂量及加巴喷丁辅助止痛，增加地塞米松有效控制疼痛。在大剂量使用盐酸吗啡缓释片，患者便秘明显，予番泻叶泡水饮用，促进肠蠕动而排便，有效缓解便秘，提高患者的生活质量，让患者能够在家人的陪伴下安详、舒适地走完人生的最后一段旅程。

医务人员积极帮助患者控制疼痛、耐心做好护理指导、纠正患者对麻醉镇痛药的错误认知，取得患者及家属的理解、信任及配合，疼痛得到较好的控制；对家属提供照护支持、居家护理指导，并加强沟通，纾解其心理压力，给予安全感，使家属能将内心深处的真实想法及痛苦诉说出来。倾听家属内心感受，帮助家属维持正常心理状态，对家属进行慰藉和鼓励同时也逐渐告知患者病情变化，使家属正确认识患者的疾病情况，认识到患者死亡是必须面对的现实，做好其坚强后盾，尽最大所能满足他身心需求，提高其生活质量，减轻痛苦，让其平静地面对死亡，安宁地走完人生的最后路程。该患者在生命的最后时光里，达成回家心愿、坦然看待生死问题，积极主动地参与后事安排、并主动与儿女协商安排妻子未来的生活。患者对妻子的反向支持纾缓了妻子的悲伤，双方获得灵性的平安，达成了逝者善终、生者善生的目标。

参考文献

［1］张广超，孙圳，刘细平，等．慢性中重度癌痛患者止痛效果的相关因素分析［J］．实用癌症杂志，2015，30（5）：786-788.

［2］刘娜，马天江．三种阿片类镇痛药治疗重度癌痛的成本效果分析［J］．中国实用医药，2016，11（25）：9-11.

［3］向蓉，张瑞堂，康玉龙，等．番泻叶与茶叶浸出液联合治疗盐酸吗啡缓释片所致便秘的临床观察［J］．中国医院用药评价与分析，2015，15（6）：716-718.

［4］李嘉诚基金会「人间有情」全国宁养医疗服务计划办公室．纾缓医学——晚期肿瘤患者的症状控制与护理［M］．北京：高等教育出版社，2014.

儿童晚期肾癌宁养疗护

广东医科大学附属医院宁养院　罗海清　何永萍

一、基本资料

1. 一般项目　郑 ××，男，11 岁，学生，无烟酒史。

2. 宁养院开始服务时间　2019 年 3 月 19 日

3. 家庭树

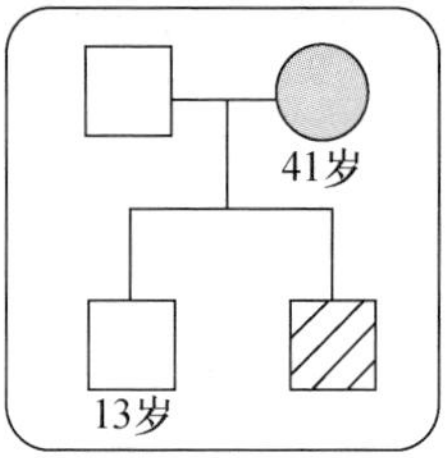

4. 病史摘要　患儿于 2017 年 11 月因确诊右侧肾癌接受根治手术，术后接受免疫治疗 6 个月。10 个月前发现盆腔复发转移改用靶向治疗，近 2 个月出现较明显右腰部闷痛，影响睡眠。接受宁养疗护前自备芬太尼透皮贴 4.2 mg 每 72 h 更换 1 次外贴可止痛，现因经济困难申请宁养服务。

5. 首次探访体格检查　体温 36.5 ℃，脉搏 72 次 / 分，呼吸 20 次 / 分，血压 100/70 mmHg。神志清，慢性病容，皮肤黏膜无破溃、黄染或皮疹。全身浅表淋巴结未扪及肿大。胸廓对称，双肺呼吸运动对称，呼吸音清，未闻及干湿啰音及胸膜摩擦音。心律齐，心音正常，未闻及病理性杂音。腹部平坦，右中上腹部见一长约 12 cm 横向陈旧性手术瘢痕。腹软，肝脾肋下未触及，右上腹部有压痛，无反跳痛。双肾区无叩痛，双侧输尿管点无压痛，移动性浊音阴性，肠鸣音稍弱，未闻及气过水音。四肢无水肿，活动自如。四肢脊柱正常，四肢肌力与肌张力正常，生理反射存在，病理反射未引出。

6. 疼痛评估 以右腰部闷痛为主，性质为内脏持续性疼痛，24 h 几乎无间隙，影响睡眠。疼痛呈重度（NRS 评分 9 ～ 10 分），用芬太尼透皮贴 4.2 mg 每 72 h 更换 1 次外贴止痛效果好，治疗后 NRS 评分为 0 分。KPS 评分 70 分，QoL 评分 40 分。

7. 患者和家人的心理压力 患儿知道自己病情，预后较差。思想负担较重，性格偏内向，较少与人交流。病后休学在家，多数时间在床上休息，看手机打发时间。其父亲为工人，其母亲无业，在家照顾患儿以及在读初一的患儿哥哥，哥哥因曾接受唇腭裂整形手术而自卑。家庭经济来源有限，巨额的医药费导致沉重的家庭负担，入不敷出，其父亲在下班后经常要开着摩托车四处搭客赚取收入以补贴家用。其父母由于患儿的病情产生了沉重的心理压力。

8. 诊断 右肾癌多发转移，重度疼痛。

二、宁养服务及成效

（一）主要问题

1. 重度癌痛
2. 心理压力大
3. 潜在肾癌术后并发症

（二）服务策略

1. 控制疼痛
2. 缓解患儿及其家属的情绪
3. 预防下肢静脉癌栓

（三）实施过程及成效

1. 癌痛治疗

依据世界卫生组织所推行的癌痛三阶梯治疗基本原则及 NCCN 儿童肿瘤疼痛临床指引，考虑患儿使用芬太尼透皮贴有效。2019

年 3 月 19 日开始接受宁养服务后继续给予芬太尼透皮贴 4.2 mg 每 72 h 更换 1 次外贴止痛治疗。

2019 年 3 月 21 日夜间出现一次暴发痛，NRS 评分 5 分。次日加用盐酸吗啡片 10 mg 每 6 h 1 次口服控制暴发痛，NRS 评分降至 0 分。

2019 年 4 月 26 日出现暴发痛 3 次，NRS 评分 5 分，将盐酸吗啡片剂量加大至 20 mg 每 6 h 1 次口服，次日评估 NRS 评分为 1 分。

2019 年 4 月 29 日夜间 3 次暴发痛，NRS 达 8 分，次日将芬太尼透皮贴剂量增加至 8.4 mg 每 72 h 更换 1 次外贴，盐酸吗啡片原剂量维持不变控制暴发痛，止痛效果好，NRS 评分降低并维持在 0 分。

2019 年 5 月 28 日将芬太尼透皮贴减量至 4.2 mg 每 72 h 更换 1 次外贴，止痛效果理想。

2019 年 6 月 10 日出现暴发痛 4 次，次日增加盐酸吗啡片加至 40 mg 每 6 h 1 次口服，疼痛控制好，NRS 评分 0 分。

2019 年 8 月 9 日至 2019 年 9 月 5 日患儿去世用芬太尼透皮贴 4.2 mg 每 72 h 更换 1 次外贴，盐酸吗啡片 40 mg 每 6 h 1 次口服，疼痛控制理想。

2. 缓解情绪

患儿年纪尚小，因长期生病，了解病情，在日常生活中逐渐变得沉默、内向、不愿意与人沟通内心想法，也常向家人发脾气。在接受宁养服务后，医护人员定期上门探访，转介社工给予患儿及其家属心理纾缓，安排宁养义工上门陪伴患儿，与他一起做使他感到快乐的事情，如玩纸牌、下棋、画画等。同时，宁养义工给患儿哥哥进行心理辅导，尽量给患儿哥哥减压，并辅导患儿哥哥的作业。在此过程中社工引导患儿表达自己的内心想法，患儿表达了对自身病情的担忧，对有自卑性格的哥哥的担心，对日夜劳累照顾的母亲的感恩，对为了给他治病而艰苦劳作的父亲的感谢。在社工和义工们的陪伴下，患儿的感受得到了支持和理解，自觉配合好宁养医护人员的治疗，疼痛和病情得到控制后，让他和家人也开心许多。患儿逐渐变得开朗，慢慢走出迷茫，敞开心门，与大家沟通交流，积极面对生活。患儿家庭充分感受到宁养疗护的温暖，多次表达感激之情。

3. 预防下肢静脉癌栓

提醒家人密切观察患儿是否会并发下肢静脉癌栓。当癌栓使下腔静脉回流受阻时可引起双下肢水肿、下肢静脉曲张、精索静脉和腹壁静脉曲张，当肝静脉阻塞时可有类似布-加综合征表现诸如肝、脾大，上腹胀痛，胸、腹壁静脉曲张，食管静脉曲张等。宁养团队加强对患儿父母的宣教。

（四）体会

全球 14 岁以下儿童的癌症年发病率达 140/100 万，癌症是导致儿童死亡的第二大原因。在患病过程中，几乎所有癌症患儿都会有疼痛，其中 70% 以上患儿会有重度疼痛的经历。带癌生存的患儿最恐惧的是癌痛，慢性癌痛常引起睡眠障碍、焦虑、情绪低落、抑郁等伴随症状。因此，在患儿带癌生存期内，除了癌症及相关并发症的治疗外，对癌痛的治疗显得尤为重要。儿童癌痛药物治疗主要由非阿片类药物、阿片类药物、辅助及镇静药物组成。传统非阿片类镇痛药物常常通过抑制肿瘤炎性反应，达到止痛效果，包括阿司匹林、对乙酰氨基酚等。新型非阿片类镇痛药物，如地诺单抗、咖啡因、皮质类固醇、氯胺酮等在临床的应用也在逐渐增加。阿片类镇痛药物的镇痛是通过抑制疼痛物质释放、提高痛阈等，包括可待因、曲马多、吗啡、羟考酮、芬太尼、美沙酮、氢吗啡酮等。在宁养院病例中较少见儿童患者，本例患儿接受宁养服务后通过多学科协作（MTD），在此基础上参照了 NCCN 儿童肿瘤疼痛临床指引，共同制订规范化、个体化治疗方案。世界卫生组织所推行的癌痛三阶梯治疗原则主要应用在成人患者。目前研究表明，成人使用的镇痛药可应用于儿童，但由于儿童代谢、药物清除率相比成人有差异，儿童用药应简单化，合理进行镇痛药物与辅助药物的联合使用。在本个案中，患儿虽为重度癌痛，由于规范化个体化的治疗，仅使用芬太尼透皮贴及盐酸吗啡片亦达到了比较好的止痛效果，且止痛效果维持时间较长。另外通过宁养团队的介入，患儿可以在家中接受癌痛治疗，同时拥有家人的陪伴，患儿日常生活的照料更令人放心。特别是社工、义工的参与，患儿可以更快地调整情绪，更好地面对问题，走出自我封闭，与人交流，减轻照顾者的压力，患儿家庭氛围愈加温馨，明显提高患儿及家人的生活质量。

参考文献

[1] Asdahl P H，Ojha R P，Winther J F，et al. Measuring childhood cancer late effects：evidence of a healthy survivor effect [J]. European Journal of Epidemiology，2017，32（12）：1089-1096.

[2] Klinger C A，Howell D，Marshall D，et al. Resource utilization and cost analyses of home-based palliative care service provision：Thc Niagara West End-of-Life Shared-Care Project [J]. Palliative Medicine，2013，27（2）：115-122.

[3] Teets M，Tumin D，Walia H，et al. Rapid Response Team activation for pediatric patients on the acute pain service [J]. Paediatric Anaesthesia，2017，27（11）：1148-1154.

[4] Mercadante S，Giarratano A. Pharmacological management of cancer pain in children [J]. Critical Reviews in Oncology/Hematology，2014，91（1）：93-97.

[5] Ruggiero A，Coccia P，Arena R，et al. Efficacy and safety of transdermal buprenorphine in the management of children with cancer-related pain [J]. Pediatric Blood & Cancer，2013，60（3）：433-437.

辅助中西药对患者晚期癌痛及压疮的显著疗效

包头市中心医院宁养院　沈霞

一、基本资料

1. 一般项目　张女士，40 岁，已婚，初中学历，自由职业，无烟酒史。

2. 宁养院开始服务时间　2019 年 11 月 27 日

3. 家庭树

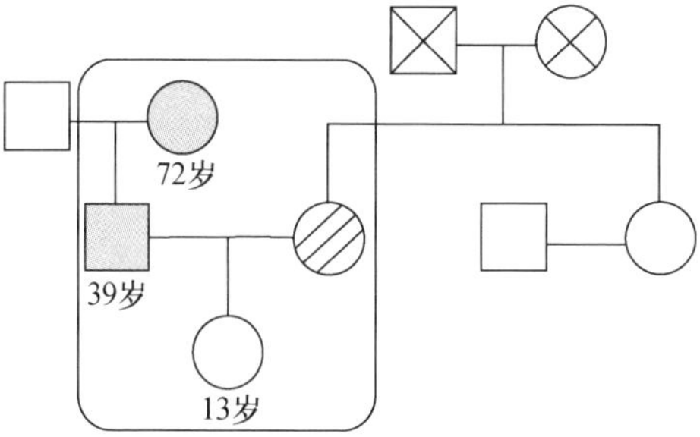

4. 病史摘要　患者于 2017 年 7 月因宫颈癌伴淋巴结转移，接受间断性的放化疗。3 个月来出现左下肢疼痛不适，以左大腿外侧部疼痛为著。伴有恶心、便秘，经留置导尿管排尿。

5. 首次探访体格检查　体温 36.2 ℃，脉搏 92 次 / 分，呼吸 20 次 / 分，血压 130/80 mmHg。卧床，身体消瘦。心肺检查未见异常，肠鸣音减弱。全身肌力下降呈Ⅳ级，左下肢较右下肢稍细小，左下肢因疼痛而活动受限，不能下床活动，翻身侧背需要家人协助，无压疮。

6. 首次疼痛评估　左下肢疼痛呈烧灼痛，严重影响睡眠，生活质量受影响。自行服用盐酸羟考酮片每日 60 mg 来缓解疼痛，NRS

评分 4 分。

7. 患者和家属的心理压力 患者患病 2 年余，患者和家属之间没有明确谈及疾病的诊断和预后。患者表现出的是对生存的渴望，患者丈夫独自承担即将失去妻子的伤痛和当下的经济拮据，感到无助。

8. 其他 患者的父母均离世，妹妹为患者身边仅有的直系亲属。妹妹虽在包头居住，但为了生计很少有时间参与照顾患者。患者的丈夫为四川籍人，两人在北京打工时相识结婚，病后为就医医保方便转回包头居住。患者丈夫为了照顾患者暂没去找工作，目前家庭经济来源主要靠既往经济积蓄及患者妹妹和婆家资助。目前照顾患者除了身边的丈夫和女儿外还有从四川赶来的婆婆。婆婆身体状况尚好，但对周围环境不熟悉，言语沟通差，只能照顾好患者的生活。患者女儿 13 岁，听话、懂事，不善言谈，忙于学业，偶尔参与简单的照顾工作，家人基本不谈及孩子的情况。

9. 诊断 宫颈癌伴淋巴结转移，中度疼痛（服药后）。

二、宁养服务及成效

（一）主要问题

1. 中度疼痛
2. 右侧胯部压疮
3. 照顾者感到无助

（二）服务策略

1. 镇痛治疗
2. 右侧胯部压疮的护理
3. 对照顾者给予精神上帮助和支持

（三）实施过程及成效

1. 镇痛治疗

患者服用羟考酮后，疼痛控制不理想。自备药吃完后宁养院医生考虑存在神经病理性疼痛，加用抗惊厥药加巴喷丁，并重新滴定吗啡用量。患者于 2019 年 11 月 29 日开始服用盐酸吗啡缓释片 20 mg 每 12 h 1 次，同时加上加巴喷丁胶囊 0.1 g 每日 3 次口服。用药 24 h 后电话随访得知患者疼痛控制较前明显改善，NRS 评分 2 分。针对恶心、便秘症状指导家属给予甲氧氯普胺 10 mg 每日 3 次口服，每次饭前半小时服用。乳果糖 15 ml 每日 3 次口服，恶心、便秘症状明显改善。

2019 年 12 月 13 日患者家属前来取药，患者疼痛加重，NRS 评分 8 分，伴有暴发痛，疼痛呈烧灼样。止痛药调整为用盐酸吗啡缓释片 30 mg 每 12 h 1 次口服，控制暴发痛，用吗啡片 10 mg 必要时口服，加巴喷丁 0.2 g 每日 3 次口服。24 h 后电话随访得知患者疼痛控制好，NRS 评分 2 分。其间由于疫情影响不能居家探访患者，只能通过电话及患者丈夫来宁养院取药时了解患者情况，患者疼痛控制稳定。

患者于 2020 年 2 月 21 日疼痛再次加重，NRS 评分 7 分，疼痛呈钝痛，活动后加重，考虑是否存在骨转移痛，加大盐酸吗啡缓释片用量为 60 mg 每 12 h 1 次口服，其余用药不变，继续规律用药。24 h 后电话随访患者疼痛控制好，NRS 评分 2 分。

2. 右侧胯部压疮的护理

2020 年 2 月 6 日电话随访得知患者右侧胯部出现压疮，经微信视频了解，考虑为患者营养状况差，加上长期右侧卧位受压所致。电话指导患者家属自制中药紫草油并将药液规律涂抹于压疮部位。具体制作方法：将紫草 60 g、当归 60 g、忍冬藤 10 g 放到 500 ml 麻油中浸泡 24 h，后用文火煎熬至药物枯焦，大约 2 h 后滤除药渣，待油凉后置瓶里备用，用时将紫草油蘸涂患处用敷料盖上，每日换药 2 次。并指导家属翻身的技巧，每 2 h 翻身一次，保持床铺清洁、平整，内衣柔软舒适，预防其他受压部位再次出现压疮。患者丈夫很快按照程序制作好紫草油并用到患者身上。2020 年 4 月 24 日通过患者丈夫手机拍照得知患者的压疮已完全愈合（详见图 1 ～图 3）。

3. 对照顾者给予精神上帮助和支持

2020 年 3 月 6 日患者丈夫来宁养院取药，患者疼痛控制稳定，NRS 评分 2 分，患者丈夫深切地感受到宁养疗护对他的帮助和支持，

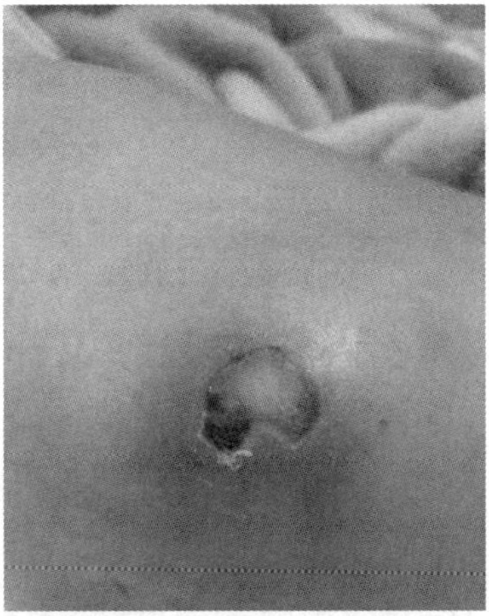

图 1　2020 年 2 月 4 日患者压疮

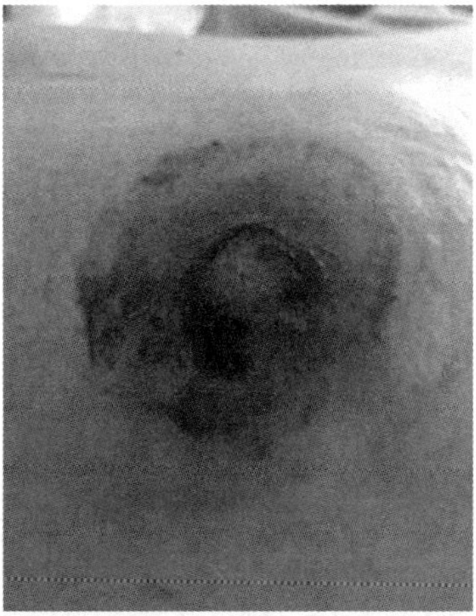

图 2　2020 年 2 月 7 日患者压疮

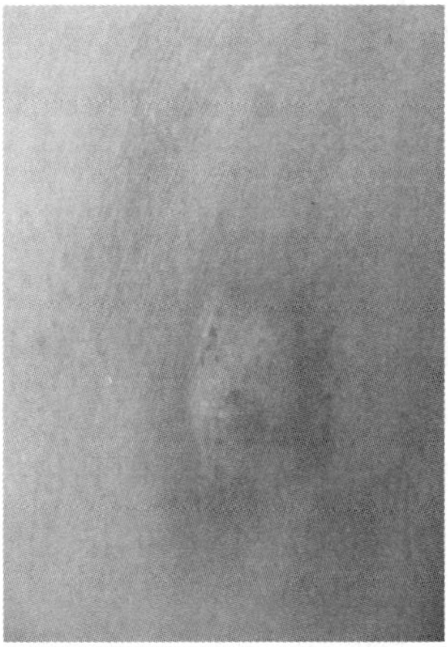

图 3　2020 年 4 月 24 日患者压疮

宁养院工作人员给了他前行的动力。

2020 年 4 月 3 日患者消瘦明显，病情日渐加重，用药不规律，患者丈夫在宁养院工作人员的指导下依患者疼痛情况及时给予止痛药，患者疼痛得到满意缓解。患者骶尾部又出现一处压疮，患者丈夫继续给予中药紫草油外敷。

2020年4月24日，患者病情渐加重，进水食少，但疼痛控制尚好，骶尾部压疮较前好转。2020年4月29日患者丈夫来电告知，患者于2020年4月26日6时30分安详离世。患者丈夫对宁养院给患者提供的宁养服务深表感谢，他认为无论是他还是宁养院都对患者尽了最大努力，身患癌症的妻子生前没留遗憾，大家想尽一切办法，提高了患者生命末期的生活品质。在宁养院工作人员的关心和支持下，患者丈夫陪伴患者走完生命的最后时光，患者与丈夫深切地感受到人间的温暖和关爱。

（四）体会

癌痛患者镇痛治疗的关键是正确评估疼痛，在三阶梯止痛的基础上可采用多模式止痛方式，同时辅助药品的运用也是至关重要的。本例患者居家探访时自己服用羟考酮每天60 mg疼痛控制一般，经正确评估疼痛考虑存在神经病理性疼痛，结合患者疾病本身，我们决定调整用药，改为用吗啡缓释片、加巴喷丁，但吗啡缓释片的用量并没有按照羟考酮与吗啡缓释片之间的换算量去用，我们仅选择了换算后不到一半的用量，同时加用了加巴喷丁胶囊，这样疼痛便可得到有效控制，正如薛钧等的研究中提到，吗啡缓释片加用加巴喷丁止痛效果明显提高。所以我们在选择晚期癌症疼痛用药时不要仅停留在三阶梯止痛用药上，正确判断疼痛性质，加用针对性的辅助用药会起到事半功倍的效果，这样既有效地控制了疼痛又节省了资源。

在面对接受宁养服务的患者的过程中，宁养院工作人员需要挖掘一切潜能去服务每一位患者，尽可能让晚期癌症患者在有限的生存期内有质量地度过每一天。本例患者长期卧床后出现压疮，黔驴技穷的丈夫束手无策，我们宁养同仁凭借自己的中医学识并查阅相关资料，给患者提供了简便、廉价的中药制剂紫草油配方，令患者丈夫欣喜的是，只花了30元钱，不到20天的时间彻底治愈了患者的压疮。在宁养工作中我们要善于用好身边的资源，从患者的需求出发，竭尽所能，努力达成所愿。

晚期癌症患者的家庭是脆弱的，需要社会温柔以待。很多时候一句贴心的问候足以唤起患者和家属继续走下去的勇气，一个微不足道的建议就可解决困扰患者多日的不适症状。我们作为宁养人就应该从小事做起，我们宁养人要做的每一件事无需惊天动地，只需解决实际问题。

参考文献

[1] 薛钧，刘晶煜，李文娟，等.加巴喷丁对癌性神经病理性疼痛患者阿片耐受指数的影响[J].中国疼痛医学杂志，2019，25（02）：120-124.
[2] 肖栋，马骏.自制紫草油治疗Ⅱ～Ⅳ期褥疮临床疗效观察[J].内蒙古中医药，2019，3（09）：119-121.

癌痛患者谵妄症状处理

湖南省肿瘤医院宁养院　彭望连　辜梦聃

一、基本资料

1. 一般项目　李先生，80 岁，丧偶，小学学历，务农，吸烟近 60 年，约 20 支 / 日。

2. 宁养院开始服务时间　2020 年 6 月 22 日

3. 家庭树

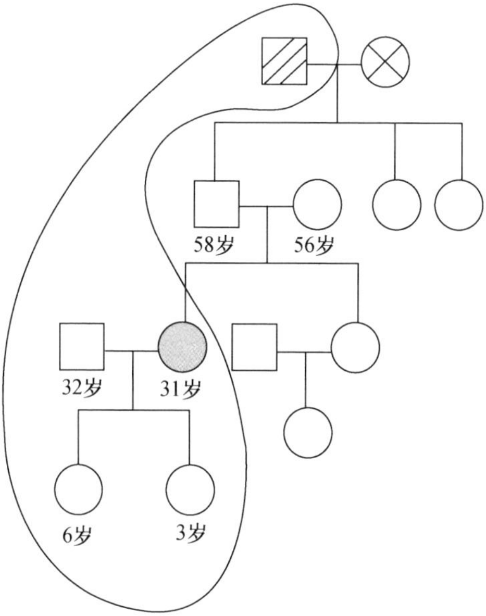

4. 病史摘要　患者 2019 年 11 月 CT 诊断右上肺癌，未予以治疗。2020 年 1 月因肿瘤转移出现右侧肩关节疼痛，家属考虑患者年龄大，病情发现晚，遂放弃抗肿瘤治疗，予以对症支持治疗。后因疼痛加重，予以吗啡缓释片止痛，效果一般，故申请宁养服务。近几天患者病情进展，精神状态差，食欲减退，睡眠欠佳，排尿困难，排便费力。

5. 首次探访体格检查 体温 36.5℃，脉搏 86 次 / 分，呼吸 20 次 / 分，血压 110/72 mmHg。嗜睡，被动体位。皮肤、巩膜无黄染及出血点。全身浅表淋巴结未触及肿大。胸廓呈桶状胸，右上肺呼吸音低，双侧肺野未闻及明显湿啰音。心律齐，各瓣膜区听诊区未闻及杂音。腹部平软，肝脾未触及，无包块，移动性浊音阴性。脊柱活动可，右上肢肌力Ⅳ级，活动受限，余肢体肌力及肌张力正常。双下肢无水肿。

精神状态检查：患者白天嗜睡，呼之能应，存在人物和时间定向障碍，不认识过来探访的亲朋，不能分清所处时间。夜晚躁动、坚持挣扎起身，胡言乱语，存在幻视，手在空中乱抓。选用谵妄评定方法中文修订版（Confusion Assessment Method-Chinese Reversion，CAM-CR）检测患者精神情况，该患者分值为 30 分（≥ 22 分为谵妄）。

6. 首次疼痛评估 家属诉患者常用手摸右肩部及右上肢，露出痛苦表情，说“胀”。在活动后痛苦表情更为显著。目前家属喂服硫酸吗啡缓释片 50 mg 每 12 h 1 次。询问患者，患者呼之能应，但大部分回答不切题。结合从患者和家属处了解的疼痛情况，考虑目前患者疼痛部位为右肩部及右上肢，呈胀痛，活动时疼痛加重，考虑骨性疼痛联合神经性疼痛。视觉模拟评分法（visual analogue scale，VAS）评分 4 分。

7. 患者和家属的心理压力 患者对疾病的诊断及预后不知情，没有主动询问过病情。家人能接受患者的病情，希望继续隐瞒病情，让患者能舒适地离世。家属最主要的心理压力来源于照顾的压力，不知如何照顾谵妄患者，包括协助患者进食、服药、大小便，患者出现言行异常时如何处理等。

8. 其他 家庭功能评估，患者的儿子、儿媳常年在外打工，患者与大孙女一家一起居住。主要照顾者是大孙女，患者女儿、患者孙婿也会一起搭把手照顾，家人对患者的照顾非常用心。

9. 诊断 肺癌晚期，中度癌痛，谵妄。

二、宁养服务及成效

（一）主要问题

1. 中度癌痛
2. 谵妄
3. 气促、胸闷不适

（二）服务策略

1. 控制疼痛
2. 缓解谵妄
3. 减轻气促、胸闷症状

（三）实施过程与成效

1. 控制癌痛

接诊时患者服用自备硫酸吗啡缓释片 50 mg 每 12 h 1 次，考虑该患者出现谵妄可能与阿片类药物有关，遂减量止痛药物。同时家属反映患者吞服药片不便，改用硫酸吗啡口服液 10 mg 每 4 h 1 次口服，并联合双氯芬酸钠栓 50 mg 每日 2 次肛塞。家属反映疼痛控制改善，但谵妄未有好转，故换用盐酸吗啡片 10 mg 每 4 h 1 次口服，指导家属溶水后给患者服药，联合双氯芬酸钠栓 50 mg 每日 2 次肛塞。并尽量选患者清醒状态时给药，避免熟睡后吵醒患者。在两个多月的宁养疗护期间，这种方法和药量效果满意，VAS 疼痛评分保持在 2 分左右。

2. 缓解谵妄

（1）更换阿片类药物及尽量降低阿片类药物剂量，联合非阿片类药物止痛，达到既能控制疼痛也可以减轻谵妄的效果。

（2）非药物治疗

1）给予家属心理支持，肯定家属对患者的体贴与用心照顾，解释谵妄在晚期癌症患者中非常常见，且经过干预后可有效缓解。跟家属解释患者精神状态的原因和波动。指导家属以尊重的态度对待患者，回应患者的问题，在对患者进行照顾时，介绍自己，跟患者解释正发生什么，以及为什么这么做。

2）选择熟悉的家属对患者实施照顾，尽量选择患者相对清醒时进行喂食、更换纸尿裤、翻身等护理措施。

3）为患者营造一个舒适与安静的环境，在进行照顾、走路、谈话时动作应当轻柔，减少探望的人数，减少患者的感官刺激。夜晚使用夜视灯，减轻患者恐惧。

4）调整睡眠觉醒周期，在房间内放置时钟，帮助患者构建时间定向力。让患者白天可外出晒太阳、看电视等。

5）保证患者安全，家属需一对一陪护，以防坠床。禁止让患者接触到尖锐物品，以防患者误伤自己或他人。

3 天后患者谵妄症状改善，CAM-CR 分值降至 12 分。

3. 减轻呼吸系统症状

指导家属每日开窗通气，保持空气流通；家中备氧，给患者低流量吸氧。指导安全用氧的方法及注意事项。几天后患者气促和胸闷都得到缓解。

（四）体会

谵妄是一种急性发作的非特异性脑器质性综合征，主要特点为觉醒水平和认知功能紊乱。表现为意识水平下降、定向和记忆障碍、错觉、幻觉、激越，伴有紧张、恐惧等。作为晚期癌症患者常见的精神症状，谵妄的发生率可高达 85%，影响到晚期癌症患者的生活质量，给家属带来沉重的照顾压力和心理负担。因此正确识别和处理晚期癌症患者的谵妄极其重要。

谵妄评定方法（Confusion Assessment Method）是由美国 Inouye 教授根据《精神障碍诊断与统计手册（第 3 版）（修订本）》（DSM-Ⅲ -R）谵妄的诊断标准编制的，2003 年李娟团队对其进行翻译修订，形成谵妄评定方法中文修订版（Confusion Assessment Method-Chinese Revision，CAM-CR），经验证具有良好的信效度。CAM-CR 为半定式评定量表，共 11 个条目，分别为急性起病、注意障碍、思维混乱、意识障碍、定向障碍、记忆减退、知觉障碍、兴奋、迟滞、病情波动、睡眠觉醒周期的改变。各项目的标准根据症状严重程度，逐级评分：不存在（1 分），轻度（2 分），中度（3 分），严重（4 分）。总分 44 分。应用 22 分作为谵妄的分界值时，敏感性为 90%，特异性为 94%。

NCCN 成人癌痛指南中指出，如果患者在使用阿片类药物治疗的过程中出现了谵妄，且未发现导致谵妄的其他原因（如高钙血症、中枢神经系统病变、肿瘤转移、其他作用于精神系统的药物等），可以考虑更换阿片类药物或联合使用非阿片类药物以减少阿片类药物的剂量。在本个案出现谵妄后，减量并替换阿片类药物，改善了患者的谵妄症状。此外非药物干预对于谵妄来说，有着举足轻重的地位。非药物治疗对减轻患者恐惧、改善患者认知功能、保证患者安全都起到关键作用。不可忽视的是家属在照顾谵妄患者方面存在的身心压力，他们可能会惊慌无措，无力无奈，以及感到劳累、力不从心。有针对性地进行照顾指导，并提供心理支持，让患者及家庭从谵妄中“解脱”。

参考文献

[1] Neufeld K J，Thomas C. Delirium：definition，epidemiology，and diagnosis [J]. Journal of Clinical Neurophysiology，2013，30（5）：438-442.

[2] Massie M，Holland J，Glass E. Delirium in terminally ill cancer patients [J]. American Journal of Psychiatry，1983，140（8）：1048-1050.

[3] Albert M S，Levkoff S E，Reilly C，et al. The delirium symptom interview：an interview for the detection of delirium symptoms in hospitalized patients [J]. Journal of Geriatric Psychiatry and Neurology，1992，5（1）：14-21.

[4] 李娟，邹义壮，冯锋，等. 谵妄评定方法修订及其信度、效度测试 [J]. 临床精神医学杂志，2003（03）：147-149.

病情告知个案

新乡医学院第三附属医院宁养院　李绍毅　原玉侠

一、基本资料

1. 一般项目　李女士，53 岁，已婚，务农，无烟酒史。

2. 宁养院开始服务时间　2019 年 11 月 7 日

3. 家庭树

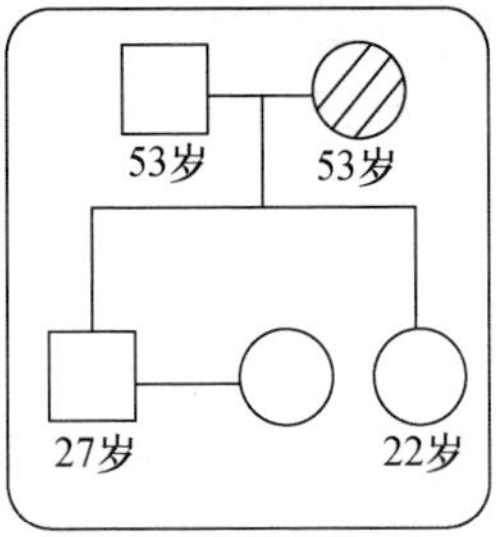

4. 病史摘要　患者 1 年前因接触性阴道出血，诊断为宫颈鳞状细胞癌Ⅲ B 期，接受放化疗后病情稳定。1 个月前患者出现下腹部持续性钝痛，为进一步提高生活质量，申请宁养服务。近 1 个月精神差，饮食可，睡眠可，大便干结，体重减轻约 3 kg。

5. 首次探访体格检查　体温 36.5℃，脉搏 70 次 / 分，呼吸 18 次 / 分，血压 125/70 mmHg。精神尚可，自主体位，全身皮肤无黄染，浅表淋巴结无肿大。两肺呼吸音清，未闻及啰音。心律齐，各瓣膜区未闻及杂音。腹肌略紧张，无腹壁静脉曲张，腹部未触及包块，无压痛，肝脾肋下未触及，移动性浊音阴性。生理反射正常，病理反射未引出。双下肢无水肿，肌力与感觉正常。

6. 首次疼痛评估　下腹部持续性钝痛，NRS 评分 7 分，QoL 评分 35 分。

7. 患者和家属的心理压力 家属述患者不了解病情和诊断，也不清楚预后。在居家探访过程中评估，患者知道自己的诊断，对病情了解不是很全面，对预后完全不了解。家属对患者解释病情不严重，会治愈。但症状逐渐加重使患者对是否能治愈疾病不确定，对家属解释的病情产生怀疑，有强烈了解病情及预后愿望。

8. 诊断 宫颈癌Ⅲ B 期，重度癌痛。

二、宁养服务计划及成效

（一）主要问题

1. 重度癌痛
2. 病情告知
3. 心理和灵性困惑

（二）服务策略

1. 缓解癌痛
2. 和家属一起逐步进行病情告知
3. 纾缓心理灵性痛苦

（三）实施过程

1. 疼痛控制（表 1）
2. 病情告知

宁养院工作人员在办理宁养疗护手续的过程中。初步向家属询问时了解到患者家属认为患者不了解诊断和病情。但在第一次居家探访时宁养院团队发现患者大概知道疾病的诊断，有强烈的了解病情及预后的愿望。可是患者家属在与患者的交流中有意地隐瞒病情，告知患者病情不严重并可治愈。然而，患者身体的症状让患者对家属的解释有疑惑并产生不信任感。宁养团队在与家属的沟通中了解到患者家属不知道如何向患者告知病情，并担心告知病情后会加重患者的病情。在了解患者的需求并与家属沟通后，我们在本例的处理上采取了下列步骤和方法。

表 1　患者用药详情

时间	病情及疼痛变化	药物调整	止痛效果	不良反应
2019.12.3	NRS 评分 2 分， 饮食可，睡眠可	盐酸吗啡片 10 mg 必要时口服	卧床时疼痛控制满意，NRS 评分 0 ～ 2 分	便秘，给予饮食、药物指导处理
2019.12.20	NRS 评分 2 分， 疼痛为持续性，睡眠可	盐酸吗啡缓释片 10 mg 每 12 h 1 次口服 吗啡即释片 5 ～ 10 mg 必要时口服	疼痛控制尚可，NRS 评分 0 ～ 2 分	恶心，无呕吐，给予对症治疗
2020.1.31	NRS 评分 4 分， 活动减少，饮食差，睡眠差，多数时间卧床	盐酸吗啡缓释片 20 mg 每 12 h 1 次口服 吗啡即释片 10 mg 必要时口服	疼痛控制满意，NRS 评分 0 ～ 2 分	便秘，给予对症处理
2020.2.21	NRS 评分 4 分， 疼痛加剧，活动减少，自觉精神体力欠佳，睡眠差	盐酸吗啡缓释片 30 mg 每 12 h 1 次口服 吗啡即释片 10 mg 必要时口服	疼痛控制可，NRS 评分 2 ～ 3 分	无
2020.3.6	NRS 评分 2 ～ 3 分， 需加用吗啡即释片 3 ～ 4 次	盐酸吗啡缓释片 60 mg 每 12 h 1 次口服 吗啡即释片 20 mg 必要时口服	疼痛控制可，NRS 评分 2 ～ 3 分	无

（续表）

时间	病情及疼痛变化	药物调整	止痛效果	不良反应
2020.4.10	NRS 评分 2 ～ 3 分， 需加用吗啡即释片 3 ～ 4 次	盐酸吗啡缓释片 90 mg 每 12 h 1 次口服 吗啡即释片 30 mg 必要时口服	疼痛控制可，NRS 评分 2 ～ 3 分	无
2020.4.24	NRS 评分 4 分， 疼痛加剧，活动减少，睡眠差	盐酸吗啡缓释片 110 mg 每 12 h 1 次口服 吗啡即释片 30 mg 必要时口服	疼痛控制可，NRS 评分 2 ～ 3 分	恶心，无呕吐，给予对症治疗
2020.5.22	NRS 评分 2 分， 饮食差，睡眠可，多数时间卧床	盐酸吗啡缓释片 180 mg 每 12 h 1 次口服 吗啡即释片 50 mg 必要时口服	疼痛控制可，NRS 评分 2 ～ 3 分	便秘，指导饮食、运动、通便药物应用
2020.7.7	NRS 评分 2 分， 需加用吗啡即释片 3 ～ 4 次，疼痛部位向会阴部放射，刀割样疼痛	盐酸吗啡缓释片 180 mg 每 12 h 1 次口服 吗啡即释片 50 mg 必要时口服， 加用加巴喷丁胶囊辅助镇痛	疼痛控制可，NRS 评分 2 ～ 3 分	间断性便秘，给予对症治疗

（1）个体化心理评估处理：对于不同性格特征的患者需要采取不同的病情告知方式。根据不同的心理承受能力选择逐步渗透病情，以同理心理解对方更深层次的感受。宁养团队第一次病情告知选择在患者家里，首先评估患者镇痛效果在 NRS 评分 3 分以下，环境安静的情况下，从患者的症状或检查开始讨论病情。了解到既往治疗史中有医生告知了诊断，但是由于家人的隐瞒，所以医生没有和这位患者详细沟通病情。但是患者在疾病治疗的过程中听到和看到一些关于自己的病情资料，所以患者知道自己的诊断，但对病情了解不是很全面，对预后完全不清楚。

（2）病情程度告知及医疗计划：一般根据病情严重程度和有无治愈希望，有计划以同理心告知，有治愈希望的可以直接告知。但这个患者病情评估不可治愈，目前病情在逐步恶化，所以根据患者想了解病情的程度给予告知，患者当时 KPS 评分 50 分，初次家访与患者仅谈论患者治疗经过。

（3）病情实况告知方法：对于癌症诊断这样的不良信息我们采取逐步渐进的方法将病情信息传达给患者，以利于患者有心理适应过程来接受病情。在病情告知的过程中医护人员与患者的交流是双向性的，并注重对患者的诉求抱有同理和聆听。本例我们在第一次家访时了解到患者目前想了解自己的病情，对于生存期没有过多的询问，我们根据患者愿望告知病情，在这过程中观察并了解患者对病情想知晓的内容和深度。在第二次家访过程中患者询问了病情的生存期，宁养团队因此进一步和患者说明病情的生存期有个体的差异，指导患者关注当前身体状态，与宁养团队和家属一起面对疾病。我们根据患者的反应来调整病情告知的进程，在后续的家访中我们判断患者已接受了病情和预后，了解到患者对离世的担忧和身后的规划，我们进一步与患者家属沟通，嘱咐家属多聆听陪伴患者，减轻患者面对离去的焦虑和无奈。

（4）无隐瞒的实情告知：本例的患者家属出于对实情告知后可能会加重患者的病情的担心，为了保护和爱护患者，患者家属在与她的交流中刻意地隐瞒了病情而使患者产生了不信任感。因此，作为医务专业人员，我们就不要隐瞒病情的真相，因为随着病情的加重，患者的身体使她感受到病情的变化，一直隐瞒会失去患者对我们的信赖。本案例中我们开始跟家属沟通患者病情的时候，家属也要求我们隐瞒病情，担心告知后会加重患者的病情。宁养团队在了解到患者的困惑和患者家属的顾虑后，首先与患者家属一起沟通分析了病情告知的利弊。就当时患者不与家属谈论病情，已经对家属产生不信任的感觉，使患者无法参与自己的治疗，无法安排后事以及完成最后心愿，这将会给患者和家人带来永久的伤害。家属在跟宁养团队沟通后，表示愿意和我们一起进行病情告知。

（5）实情中留有希望：留有希望并不是盲目乐观。在此患者的宁养疗护中在告知病情时我们先与患者讨论疼痛控制情况。宁养团队告知患者会尽最大努力一直陪伴来减轻她的病痛，如果我们能给患者提供合适的关怀和帮助，就可能给她增加希望。本患者疼痛NRS 评分保持 3 分以下，虽然不能治愈，但症状控制基本满意。在病情没有治愈的希望时，寻求平静的离去仍然是现实的希望。

（6）家属的支持与配合：患者在了解病情和接受各方关怀的过程中，家人是患者最重要的支持系统和最可靠的同盟者，这个过程需要有家属参与才能够使患者积极应对心理情感和疾病进展变化的全过程。我们在为患者办理宁养手续时，首先是与患者家属沟通宣导病情告知知识。家属了解后才懂得原来病情告知要先评估和用科学、合理的方法去告知，最后我们决定一起进行病情告知。在告知过程中我们和家属也经常沟通了解患者情绪变化，改变我们告知的方法和进度。

3. 纾缓患者心理压力

本例患者在日常生活中毅力较坚强，但心理压力较大。自己患病多年，家庭为给她治疗，家中积蓄用完并欠下大量外债，对其家庭造成很大的经济困扰。对于现状，患者感到无奈、孤独和无助。由于患上的是不治之症，对未来看不到希望，也找不到生活的意义，心情绝望焦虑。宁养团队指导家属密切观察患者由于疾病疼痛所致生命体征、性格及心理的变化，和对患者社会活动的影响。指导家属在家庭支持系统中尽量多聆听患者的心声，提供情感支持，肯定双方付出的努力和辛苦，减轻家属身体和心理压力。

（四）成效

患者疼痛得到控制，NRS 评分 3 分以下。药物副作用得到控制，睡眠改善，生活质量较前提高。

宁养团队一直动态评估患者情绪和心理状态的变化。随时改变病情告知的进度，感受并理解患者心理的变化。病情告知后并不是让患者一个人默默承担，而是给予共情理解、支持患者一起面对。最后患者了解病情和预后，表示要过好每一天，好好珍惜每一天，有了李嘉诚基金会宁养院的爱心帮助，她没有什么遗憾。患者于 2020 年 7 月 14 日在家里安详离世。

（五）体会

病情告知需要充分准备，了解患者详细的资料，阅读患者医疗记录。了解患者对病情的认知程度，在家庭中谁是主要照顾者和决策者。病情告知的能力是需要学习、训练、倾听和努力的。没有恰当的交流技巧，我们的知识和智慧的努力就容易浪费。了解患者和家属想知道什么，对于病情，患者想了解到的信息量是多少，可以询问患者是否需要更多信息量。了解患者感受，在了解中掌握患者对病情的认知程度。跟家属共谋时，了解共谋背后的原因，给家属必要的教育和支持。允许拒绝否认，允许患者根据掌握的信息量对心理适应的状态做出的反应。了解患者需不需要更多的信息量。倾听患者躯体、心理和灵性有关问题和鼓励其发泄情感。尊重患者情感，对患者情感和事件应该回应，做好应对病情告知后对患者带来的情感反应。对于病情告知后要有连续性，不断总结告知中出现的问题，制订下一次告知计划。当患者有愿望时，告知计划应该定期更新和评估。

癌痛治疗应当采用综合治疗原则，包括病因治疗、药物治疗和非药物治疗。根据 WHO 三阶梯治疗原则：按阶梯给药、口服给药、按时给药、个体化给药、注意具体细节。按照癌痛控制标准："321"原则——疼痛评分≤ 3 分，暴发痛次数≤ 2 次，24 h 内达到上述标准。对于长期癌痛患者按照《癌痛诊疗规范（2018 年版）》：癌痛评估应当遵循"常规、量化、全面、动态"原则。

良好的疼痛控制和身体护理是灵性照顾的基础。解除灵性上的迷茫和痛苦，最好的方法就是亲人的陪伴和医护人员的倾听，以同理心理解患者内心感受，尊重患者人格，建立平等信任的医患关系，使患者感悟到生命存在的价值，更勇敢、更坦然地面对现状。倾听患者和家属的诉说，鼓励患者宣泄内心的痛苦和担忧，引导释放不良情绪，指导患者感谢家人的照顾。互相道谢、道爱，减轻患者的心理压力。促进家属和团队成员的参与，表达爱与被爱，引导患者接受事实，活在当下。指导家属感恩患者患病前为家庭做出的贡献，给予鼓励和支持。感受以前生活的点点滴滴，表达爱与被爱，建立和谐关系。给患者及家属介绍义工及社工服务，介绍社会资源，家属表示自己家庭情况特殊，目前无法顾及，需要时会与我们联系。

宁养院提供了全方位的照顾，使得患者及其家庭各方面的压力得到纾缓，心理方面的压力得到缓解，更加有利于疼痛的控制，使得患者的状况进入了良性循环，使其家庭回归正常的生命轨迹。

参考文献

[1] 李嘉诚基金会「人间有情」全国宁养医疗服务计划办公室．纾缓医学——晚期肿瘤的宁养疗护［M］．北京：高等教育出版社，2014.

[2] 李嘉诚基金会「人间有情」全国宁养医疗服务计划办公室．姑息医学——晚期癌症的宁养疗护［M］．汕头：汕头大学出版社，2008.

[3] Herth K. Fostering hope in terminally ill people［J］. Journal of Advanced Nursing，1990，15：1250-1259.

[4] 李金祥，译．引领姑息关怀——导航安宁疗护［M］．北京：人民卫生出版社，2017

[5] Silverman J，Kurtz S，Draper J，et al. Skills for communicating with patients［M］. 2nd ed. London：Radcliffe Publishing，2005.

[6] 任军，马力文，译．牛津临床姑息治疗手册［M］．北京：人民卫生出版社，2006.

[7] 中华人民共和国国家卫生健康委员会．癌症疼痛诊疗规范（2018年版）［J］．临床肿瘤学杂志，2018，23（010）：937-944.

护 理 篇

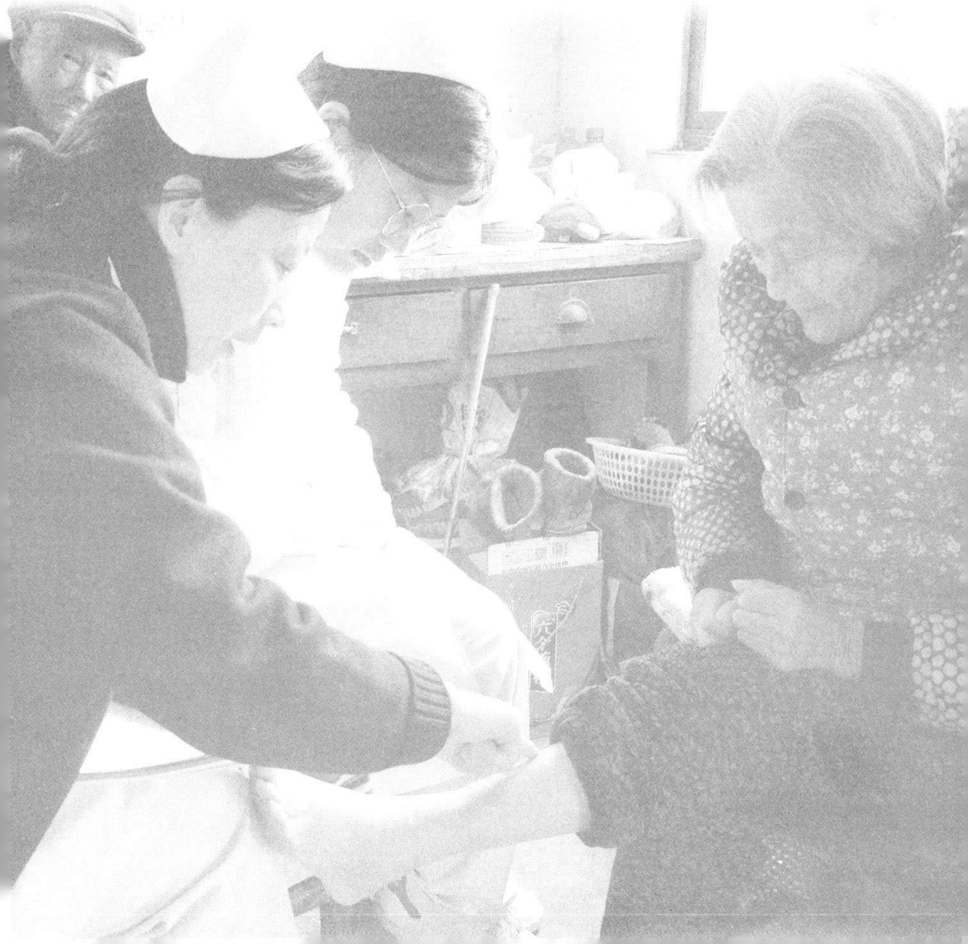

皮肤癌性溃疡出血的中西医结合处理

深圳市人民医院宁养院　傅强

一、基本资料

1. 一般项目　刘女士，34 岁，本科学历，公司文员，已婚，无烟酒史。

2. 宁养院开始服务时间　2018 年 6 月 29 日

3. 家庭树

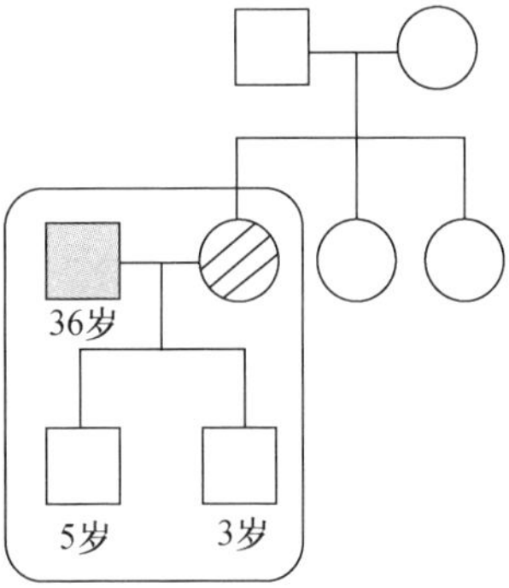

4. 病史摘要　患者于 2017 年 10 月 31 日被诊断为胆囊癌伴全身多发转移，无法手术治疗，予姑息性化疗及靶向治疗。2018 年 5 月，出现腹部、腰骶部持续性钝痛，食欲减退，失眠，发病以来体重下降 10 kg。后因家庭经济困难，申请宁养服务。

5. 首次探访体格检查　体温 36.5℃，脉搏 102 次 / 分，呼吸 20 次 / 分，血压 100/72 mmHg；精神差，表情忧虑，消瘦，重度贫血貌。心肺检查无异常。腹部膨隆，脐部可见菜花状隆起，大小约 4 cm×4 cm，表面溃烂，有少量分泌物及少量渗血，无异味。右肋下 2 cm 可触及肝，质地中等、表面光滑、轻度压痛和叩击痛，下腹部、腰骶部广泛疼痛，双下肢无水肿。

6. 首次疼痛评估 不规律口服自备羟考酮缓释片、曲马多胶囊止痛，剂量和用法不详，止痛效果不满意，腰骶部 NRS 评分 5 分，腹部 NRS 评分 3 分。

7. 患者和家属的心理压力 主要表现为恐惧、焦虑、无助。丈夫因为需要照顾患者放弃工作，两个孩子年幼，父母在乡下无工作。

8. 诊断 胆囊癌多发转移，中度疼痛。

二、宁养服务及成效

（一）主要问题

1. 中度疼痛
2. 肿瘤导致皮肤溃烂
3. 心理灵性及家庭问题

（二）服务策略

1. 控制疼痛
2. 皮肤溃烂护理
3. 心灵辅导与社会支持

（三）实施过程及成效

1. 疼痛治疗

遵医嘱合理应用止痛药、辅助药。指导定时定量服药，以达有效止痛；指导饭后服药，以减轻胃肠道刺激症状。

接诊时给予硫酸吗啡缓释片 60 mg 每 12 h 1 次口服，盐酸吗啡片 20 mg 必要时口服。一个月后疼痛加重，NRS 评分 7 分，调整用药方案为硫酸吗啡缓释片 90 mg，每 12 h 1 次口服，盐酸吗啡片 20 mg 必要时口服，NRS 评分 3 分，生活质量较好。该方案持续至 2018 年 10 月 8 日，患者安详离世。

2. 皮肤癌性溃疡护理

最初宁养护士采用常规伤口换药护理方案，即用生理盐水清洗后用敷料覆盖。先后试用了三种自行购买的敷料：①磺胺嘧啶银脂质水胶敷料（优拓 SSD）敷盖后予棉垫外固定；②用具有止血吸收性的敷料，如藻酸盐、明胶海绵等对出血点进行覆盖；③予凡士林油纱，厚棉垫压迫止血。但以上辅料效果均不令人满意，溃疡面扩大至 10 cm×12 cm，出血量增加。后来宁养护士改进方案：予云南白药粉直接洒在创面，厚棉垫加压止血，后来溃疡稍变小至 10 cm×10 cm，出血和渗出减少。

3. 心灵辅导与社会支持

患者及家属的主要心理问题表现为：恐惧、焦虑、无助。原因分析为患者年轻，仅 34 岁，有两个未成年幼子和父母需要照顾，且家庭经济困难。患者父母在外地乡下务农，两个妹妹已出嫁，家庭经济一般。患者的丈夫放弃工作，在家照顾孩子和患者。在患者病情发展的各个阶段，我们给予了不同的辅导，联系患者的父母及妹妹前来探视和陪伴。

（1）前期：主要是与患者和家属充分沟通，建立彼此信任的医患关系。通过聆听、交谈、安抚等，给患者心理支持安慰，纾缓患者及家属的心理压力。并教会患者家人使用令患者舒适的一些照料方法，包括缓解疼痛、治疗皮肤溃疡等。

（2）中期：指导患者使用放松技术减轻抑郁情绪，如深呼吸、放松训练、听音乐等，帮助她尽可能以积极的态度生活，直到死亡，使患者和家属尽量保持情绪平和。

（3）后期：帮助家属正确对待患者的疾病过程，寻找生命的意义，帮助他们完成“道爱、道谢、道歉、道别”的人生，对其进行哀伤辅导。患者的父母及妹妹都来探视了患者，让她放心，他们会好好生活并答应帮忙照看孩子，使患者再次感受到被家庭重视和关怀，感觉不被遗弃，不是家庭的负担，使自己能安详、愉快地走完人生的最后一程。

在社会支持方面，宁养团队联系深圳社会爱心人士，为该患者提供了经济方面的帮助（米、油、日常用品、社区工作站的临时资助），对缓和患者和家庭的心理问题也起到了积极的作用。鼓励患者制订现实可及的目标，并协助其完成心愿。在患者离世前半月，一家人穿上红色唐装照了一组艺术照。患者的丈夫在患者去世后，在家悉心照顾两个孩子，大儿子上一年级，小儿子上幼儿园，度过哀伤期并做好重新创业的计划。

（四）体会

本例胆囊癌晚期并有全身多发转移，患者的特殊之处和难点在于肿瘤多发转移，癌痛剧烈，同时腹部皮肤癌性溃疡长期不愈合，溃疡面容易出血且难以止血。因此，在安宁疗护过程中，我们在减缓癌痛的同时也重点关注了这个临床问题，并积极探索解决方法。

癌性溃疡是恶性肿瘤晚期侵及皮肤所致的严重合并症，起病急骤。由于恶性肿瘤生长迅速，患者自身免疫功能低下，营养不足，加之化疗、放疗、激光等方法的应用，使得发生皮肤癌性溃疡后创口较难愈合，同时不断扩大的突出不规则溃烂面容易感染，出现渗液、流脓、腐烂等。此外，癌性溃疡的局部创面易形成血管瘤栓，阻碍血液循环，不利于肉芽组织和上皮细胞的生长，使得癌性溃疡面难以治愈。而且，患者本身已是晚期恶性肿瘤，全身营养不足，一旦形成溃疡，治疗非常棘手。癌性溃疡与全身抵抗力密切相关，如果患者仍处于免疫抑制的治疗过程中，进行植皮是不合理的，多数会造成植皮失败，形成新的溃烂。癌性溃疡创面的好转与否也与肿瘤生长是否被控制有关，如果局部坏死组织久不脱落，甚至不断分泌恶臭液体，就说明恶性肿瘤扩增仍处于活跃状态，因此，对癌性溃疡的局部治疗，选择的治疗药物，除保证抗癌的性能外，也需要促进机体免疫功能恢复，保证创面局部可以改善血液循环，加速腐肉脱落，刺激新鲜肉芽组织和局部上皮生长。西医治疗癌性溃疡虽然有很多手段，包括微波、激光、红外线等，但本质仅仅是增加局部微循环毛细血管数量，使创面局部的营养得到增加。而事实上，为了避免癌细胞扩散，这些措施的应用往往受到限制。西药用在治疗癌性溃疡方面的价值，除了用抗癌药控制瘤栓扩散外，主要局限于控制感染，加速腐肉的脱落。与西医西药相比，中医中药治疗癌性溃疡，不仅从病机上改善局部创面失去营养的情况，还从整体调理气血亏虚、脉络淤滞、阴精不足等，并且能促进创面局部湿热毒邪的排除，也即促进炎症介质的排除和吸收。

云南白药能有效治疗各种跌打损伤、红肿疮毒、妇科血症、咽喉肿痛和慢性胃病等疑难杂症，被誉为我国传统医学的瑰宝，“伤科圣药”。其主要成分为三七，同时含有麝香、冰片、披麻草、重楼等中药成分，具有止血祛瘀、活血定痛、消炎生肌、祛毒排脓等功效，特别对内脏出血更有神奇功效。云南白药中含有诸多活性成分，能够调节患处细胞的生理代谢，促进溃疡面血管舒张、改善细胞供血与供氧，加速溃疡愈合。同时，云南白药中含有止痛成分，抑制溃疡面神经末梢的信号传导，减轻患者疼痛，提高患者生活质量。临床广泛应用于治疗内脏出血、外伤瘀血等疾病，现代药理研究也证实：云南白药具有广谱抗菌、加速溃疡愈合、快速止血、保护胃黏膜、增强免疫的作用。已有研究报道称云南白药联合质子泵抑制剂治疗消化道溃疡效果显著，且临床中未见明显全身和局部不良反应，具有止血迅速、简便易行、安全有效、操作方便、经济负担较低、实用性强等特点，是值得临床推广的中西医结合的治疗方法。针对本案例患者，我们开始时用止血吸收性的敷料但效果不佳，后来把云南白药粉洒在皮肤癌性溃疡创面，出血和渗出减少，创面也不继续扩大。

参考文献

[1] 姜爽，王晓波，张治然，等．纳米雄黄抗 B 细胞非霍奇金淋巴瘤 Raji 细胞的体外作用研究［J］．中国药理学通报，2017，33（12）：1721-1729.

[2] 续睿，邹燕，唐望海，等．高能窄谱红光仪结合中药治疗癌症化疗后口腔溃疡疗效观察［J］．中国医学装备，2011，11（8）：89-91.

[3] 何佩珊，刘传波，张可睿，等．应用“护场”理论治疗乳腺癌溃疡 1 例［J］．中国中西医结合外科杂志，2013，19（6）：712-713.

[4] 王锦鸿．新编常用中药手册［M］．北京：金盾出版社，2011.

[5] 南京中医药大学．中药大辞典［M］．2 版．上海：上海科学技术出版社，2006.

[6] 於裕幸，顾小鸣．潘托拉唑合云南白药治疗消化性溃疡出血 52 例［J］．浙江中医杂志，2008，1（8）：493.

[7] Yang B，Xu Z Q，Zhang H，et al. The efficacy of Yunnan Baiyao on haemostasis and antiulcer：a systematic review and meta-analysis of randomized controlled trials［J］. International Journal of Clinical & Experimental Medicine，2014，7（3）：461-482.

[8] 杨龙菊，朱松涛 . 用奥美拉唑联合云南白药治疗消化性溃疡出血的效果研究［ J ］. 当代医药论丛，2018，16（09）：150-151.
[9] 齐馨馨，姚明 . 云南白药联合去甲肾上腺素、奥美拉唑对重症脑血管病并发应激性溃疡出血的临床疗效［ J ］. 中国中西医结合消化杂志，2020，28（02）：120-123.
[10] 尚路 . 联用奥美拉唑钠和云南白药治疗应激性溃疡出血的效果探析［ J ］. 当代医药论丛，2018，16（18）：118-119.

乳腺癌晚期患者癌性伤口居家护理

兰州大学第一医院宁养院　张晓霞

一、基本资料

1. 一般项目　白女士，79 岁，丧偶，初中学历，退休工人，无烟酒史。

2. 宁养院开始服务时间　2017 年 8 月 21 日

3. 家庭树

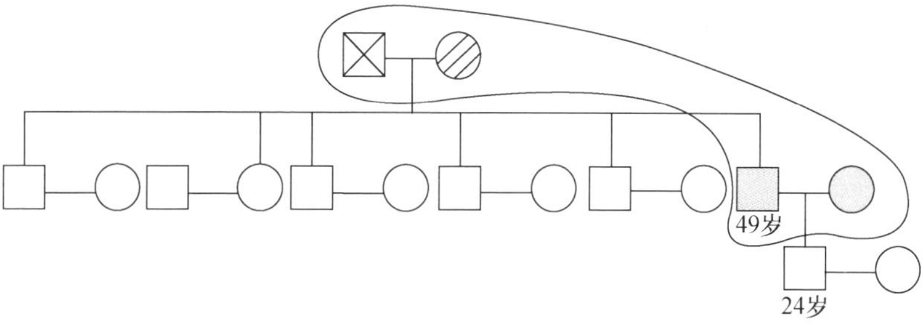

4. 病史摘要　患者于 2016 年 7 月确诊为右侧乳腺浸润性导管癌，当时因考虑到患者年老、体质弱及经济方面的原因未行手术及化疗，仅放疗后回家休养。2017 年 6 月发现骨及颈部淋巴结转移，颈部、肩背部开始疼痛。2017 年 7 月右腋下开始溃烂疼痛，起初口服曲马多止痛有效，之后因疼痛逐渐加剧和用药欠规范，疼痛控制不佳，于 2017 年 8 月 21 日来我院宁养院登记接受服务。自述颈部、腋下、肩背部间断刺痛，双膝关节酸困不适，睡眠欠佳，不思饮食，偶有头晕、气短、胸闷，间断出现便秘。患者伤口出现一月余，已通过病理检查诊断为癌性伤口，尚未做处理。

5. 首次探访体格检查　体温 36.8℃，脉搏 84 次 / 分，呼吸 21 次 / 分，血压 110/78 mmHg。患者自主体位，神志清楚，应答切题，语言流畅，表情痛苦忧虑，颜面皮肤苍白干燥。右颈部可触及一个 3 cm×3 cm 肿物，周围皮肤红肿，呈深红色，头颈活动受限。右乳红肿硬结、乳头凹陷，外形大于左乳。左乳无明显肿块。右侧腋下皮肤有一个 2 cm×3 cm 破溃的平面伤口，伤口基底有黄色分泌物，有异味，无出血，无瘘管，周围皮肤红肿，呈深红色，有向周围延伸的趋势。右上肢非凹陷性水肿，活动受限，皮肤色泽正常、皮肤完整。左上肢和双下肢无水肿，皮肤色泽及活动如常。心、肺和腹部检查无异常。

6. 首次疼痛评估 颈部、腋下、肩背部间断刺痛。口服盐酸曲马多后 NRS 评分为 4 ～ 5 分。

7. 患者和家属的心理压力 患者了解自己的病情但不清楚预后，认为自己很倒霉，“勤勤恳恳一辈子从没坑害过人，怎么摊上这么个病！”总怕伤口异味遭家人嫌弃，更不敢出门怕外人笑话，每天待在卧室，不主动和家人说话。患者想象自己可能会死得很凄惨，情绪纠结难安，精神压力大。患者及家人对肿瘤伤口知识欠缺，对日益扩大恶化的伤口焦虑、恐惧，家人面对患者的情绪束手无策，不敢多说话，为患者担忧，也因家里缺钱没有继续救治患者而内疚。

8. 其他 患者是退休工人，其丈夫因意外已去世 20 多年，有五男一女六个孩子。大儿子和儿媳已退休，两人加起来工资 4000 多元，要帮他们儿子还房贷和养孙子。女儿身体不好病休在家，女婿已退休，女儿常年看病吃药，退休工资所剩无几。二儿子、三儿子、四儿子和小儿子都是企业工人，早些年就下岗靠打零工维持生活和自交社保费，家庭经济均不宽裕。起初子女们都尽力凑钱给患者看病，后来都有困难自顾不暇。患者最小的儿子、儿媳住在患者的房子里陪伴照顾患者，其他子女和孙子有时间会买点东西过来看望患者，患者每月靠退休工资 2700 多元和小儿子打零工的 1000 多元来看病和维持生活，外部资源很少，家庭经济压力较大。

9. 诊断 右侧乳腺癌转移，右腋下癌性伤口，右上肢淋巴水肿，中度疼痛。

二、宁养服务及成效

（一）主要问题

1. 中度疼痛
2. 右腋下癌性伤口
3. 右上肢淋巴水肿
4. 营养不良，食欲不佳
5. 便秘
6. 社会心理困扰

（二）服务策略

1. 控制疼痛
2. 指导伤口护理
3. 示范右上肢按摩
4. 指导饮食及增加食欲
5. 缓解便秘
6. 提供心理辅导及社会支持

（三）实施过程

1. 镇痛治疗

（1）首次给予氨酚羟考酮 1/2 片每 8 h 1 次口服，自备甲氧氯普胺 2 片每天 3 次餐前 30 min 口服，次日 NRS 评分 3 分以下，未出现不能耐受的不良反应。疼痛加剧时不断调整氨酚羟考酮的剂量，保持 NRS 评分 3 分以下。5 个月以后疼痛加剧，NRS 评分 7 分，用硫酸吗啡缓释片 20 mg 每 12 h 1 次口服，并配合伤口换药时局部使用盐酸吗啡片，保持 NRS 评分 3 分以下。

（2）给患者及家属讲解疼痛无需忍耐及规范用药不会成瘾，指导止痛药物使用方法。

（3）止痛药物在饭后服药，也可用蜂蜜水服药，以减少对胃的刺激。

（4）教会患者和家属观察药物作用的时间、效果，有不能耐受的不良反应及时电话反馈信息。

（5）可以听音乐、做放松练习减轻疼痛引起的恐惧心理。

2. 指导癌性伤口护理

宁养院提供的是居家护理，每次换药在患者自己卧室的床上，换药前给患者和家属讲解恶性伤口的有关知识及换药的步骤。采取仰卧位，右侧肢体轻轻外展充分暴露伤口部位，语言引导患者分散注意力、尽量保持轻松状态，在护士首次演示指导后，每天的换药任务主要由患者的小儿媳承担，护士利用出诊、电话、视频及家属来宁养院取药时指导换药。详细流程见表 1。

3. 示范右上肢按摩

（1）首次出诊评估，患者右上肢为非凹陷性水肿，活动受限，皮肤完整、无皮疹，可以进行淋巴水肿按摩。

（2）示范指导患者的小儿子和儿媳每次进行按摩前先热敷右上肢 30 min，涂上润肤油，由远心端向近心端环形缓慢按摩，随时观察患者的表情询问感受，不能耐受时减轻力度或停止按摩。叮嘱家属按指导的方法每日给患者进行淋巴按摩，以减轻右上肢水肿。

（3）家属为患者做软托挂脖子上，抬高右上肢，促进淋巴回流。

（4）坐位时垫高或上举右上肢置于舒适姿势。

（5）指导患者每日做右手的握拳、松开活动动作，以促进回流。

（6）建议进食籽瓜、冬瓜汤或小红豆汤，以利尿消肿。

4. 改善饮食和营养

（1）首先让患者知道她的消化系统没有问题，只有从食物中摄取，才能很好地吸收补充身体所需的营养物质，增加机体抗病的能力。

（2）指导家属根据患者口味和喜好准备高蛋白、易消化、无刺激的饮食，如豆制品、蛋、奶等，以增加营养，改善机体营养不良状态。

（3）患者因伤口渗出丢失水分较多，鼓励患者多喝水、果汁、菜汤、鱼汤、肉汤等以补充水分。

（4）进食富含锌的食物，如深海鱼和紫菜等海产品、牛肉、猪肝、猪肾、核桃、花生，以及豆类食品如黄豆、蚕豆等。这些食物

表 1　患者护理流程

时间	伤口评估	护理措施	效果评价
2017.8.23 第一次出诊探访（护士示范换药，家属协助并观察流程）	患者右侧腋下皮肤破溃有一个 3 cm×3 cm 疮面，伤口基底有黄色分泌物，有异味，周围皮肤红肿，呈深红色	1. 物品准备：换药前准备 20 ml 注射器 2 个，2% 利多卡因 1 支，生理盐水 250 ml 1 瓶，甲硝唑 1 瓶，换药包 1 个 2. 局部止痛：将 2% 的利多卡因 1 支抽到 20 ml 注射器中，在距离伤口 3 cm 的上方将表面麻醉剂滴在伤口上，等待 15 min 后开始清洁伤口 3. 清洁伤口：用甲硝唑 6 片加入生理盐水 250 ml，用镊子钳夹棉球轻轻清除伤口黄色分泌物 4. 伤口清洁后有少量出血，洒上云南白药，用凡士林纱布覆盖伤口，再使用甲硝唑盐水纱布湿敷后用干纱布覆盖包扎 5. 遵医嘱口服青霉素或头孢类抗生素抗感染治疗 6. 建议换药后保持空气流通开窗通风，嘱家属按相同的操作程序，每日换药一次及时反馈信息	2017.8.25 电话回访，家属每日按指导流程换药，伤口分泌的脓液较前减少，伤口疼痛及异味减轻，患者舒适度增加，患者和家属对伤口的困惑和恐惧有所减轻
2017.10.12 第二次出诊探访（护士指导家属操作）	发现腋下伤口面积增大为约 5 cm×6 cm。右乳外上侧出现 3 cm×4 cm 伤口，脓性分泌物多，有臭味，无腐肉，有扩大的趋势	1. 物品准备：换药前准备 20 ml 注射器 2 个，2% 利多卡因 2 支，生理盐水 250 ml 2 瓶，庆大霉素 3 支，0.1% 的乳酸依沙吖啶溶液 250 ml 1 瓶，换药包 1 个 2. 局部止痛：将 2% 的利多卡因 1 支抽到 20 ml 注射器中，在距离伤口 3 cm 的上方将表面麻醉剂滴在伤口上，等待 15 min 后开始清洁伤口 3. 清洁伤口：用生理盐水 500 ml 加入庆大霉素 3 支，用镊子钳夹棉球轻轻清洗伤口，清除坏死组织及脓液 4. 用凡士林纱布覆盖伤口后，再用庆大霉素盐水溶液或 0.1%	2017.10.15 电话回访，家属坚持每日 2 次换药，伤口的脓液较前明显减少，伤口清洁无腐肉，臭味减轻。叮嘱家属使用甲硝唑溶液和庆大霉素溶液湿敷伤口，观察效果反馈信息

（续表）

时间	伤口评估	护理措施	效果评价
		的乳酸依沙吖啶湿纱布湿敷在上面 5. 遵医嘱口服抗生素消炎 6. 嘱家属按相同的操作程序每日换药 2 次 7. 随时电话了解伤口情况，和家属探讨换药方法	
2017.11.27 第三次出诊探访（护士口头指导家属换药）	伤口面积增大，腋下和右乳连成一片，右上肢肿胀明显重量增加，活动受限，伤口脓性分泌物明显减少，无腐肉、臭味明显减轻，但渗液较多，伤口局部疼痛明显	1. 清洁伤口：用甲硝唑 6 片加入生理盐水 250 ml，盐酸吗啡片 30 mg 用无菌液溶化成液体抽入 20 ml 注射器中冲洗伤口 2. 伤口清洁后用凡士林纱布覆盖，再用甲硝唑溶液纱布湿敷。然后外层用干纱布覆盖 3. 建议家属按相同的操作程序，每日换药 2 次 4. 注意观察伤口敷料，潮湿后及时更换，保护伤口周围皮肤	伤口使用吗啡后疼痛减轻，流血、异味减轻，舒适度稍有增加。后期患者全身衰竭、卧床，伤口敷料清洁面在 60% 以上

有利于表皮细胞的分裂生长，加快伤口新生肉芽组织的形成，以利伤口愈合。

5. 保持大便通畅

（1）镇痛药引起的便秘将伴随用药的全过程，再加上患者活动少、果蔬摄入不足等原因，便秘在所难免，引导患者及家属要坚持不懈地调理。

（2）给患者讲解粗纤维食品与预防便秘的关系，鼓励多喝水吃新鲜蔬菜水果。

（3）指导患者每日晨空腹喝一杯蜂蜜水润肠通便以促进肠蠕动，并养成清晨定时如厕排便的习惯。

（4）每日早、中、晚顺时针按摩腹部各 30 次并做收腹鼓肚练习，以促进肠蠕动，缓解便秘，促进大便的排出。

（5）后期指导患者使用适量番泻叶开水泡服待水变温后加蜂蜜早晨服用。

6. 社会、心理、灵性照护

（1）利用一次次出诊探访、电话回访和患者交流，建立平等、信任的关系，倾听患者表达内心的不适感受，同理患者的感受及痛苦。

（2）引导患者接受事实勇敢面对自己对肿瘤伤口的感受，得病和伤口是生命过程中正常的事，鼓励患者改变认知，接纳现状，以平常心面对每天的生活，缓解愤怒和焦虑情绪。

（3）给患者和家属讲解有关伤口换药的知识，实施伤口换药，和家属一起探讨患者的伤口情况，指导家属伤口换药方法，以减轻家属对恶性伤口的担忧和恐惧。

（4）向患者及家属保证宁养院会持续提供免费止痛药，并给患者送上换药包。同时与家属一起探讨选择高效低价换药的药物和敷料，一定程度上减轻了患者及家庭的经济压力。

（5）引导家属表达对患者的不舍和爱，感谢患者对家庭的贡献，使患者改变被嫌弃的认知，克服自卑内疚心理，可以和亲人朋友正常交流。

（6）指导患者的小儿子在后期做病情告知，引导患者及家属把人的出生到死亡看成一个正常的生命过程，每一个人都会面临死亡，我们不能改变生命的长短，但我们可以充实每天的生活，藐视疾病、注重生活细节，珍惜现在和家人相处的每一天。

（7）安排患者的小儿子和儿媳参加宁养院社工举办的团体支持活动，调整其身心、纾缓其精神压力。

（8）在患者生命的最后一段时间引导患者和家属相互道爱、道谢、道歉、道别，在患者去世后评估小儿子哀伤程度，引导其表达宣泄哀伤情绪。

（四）成效

通过实施疼痛护理措施，患者用药规范，在出现疼痛加重及暴发痛时及时反馈，我们协调医生调整用药，患者的疼痛控制满意，NRS 评分在 3 分以下。患者睡眠改善，KPS 评分从 50 分上升为 60 分，QoL 由 34 分上升为 47 分，生活质量明显提高。

教家属掌握了癌性伤口换药技术，每日坚持按我们指导的方法换药，患者伤口疼痛症状逐步控制，伤口渗出液、流血减少，异味明显减轻，舒适度增加，后期患者全身衰竭，卧床，伤口敷料清洁面保持在 60% 以上，使患者感受到被关爱和有尊严。

通过演示指导家属掌握了淋巴按摩技术，每日给患者做淋巴按摩，患者右上肢水肿逐渐减轻、活动度增加。

患者在疼痛控制后，饮食摄入丰富，食欲增加，进食的次数增多，补水次数和量也得到增加。但因病情的加重，患者每次进食量仍较少。

患者养成了清晨如厕、空腹吃水果、按摩腹部的习惯，每次排大便未超过两天，大便排出通畅不再干结。

后期患者逐渐接受患病的现实，对伤口不再恐惧，克服了内疚和自卑心理，也不再回避邻里和朋友的探望，在完全知道病情后和子女谈了后事的安排。患者的小儿子和儿媳由首次出诊时表现出的困惑、担忧、焦虑、恐惧及无助，逐渐变得从容和淡定，对母亲的病情和伤口不再害怕，母亲去世后逐渐走出悲伤，七七之后小儿子出去打工，生活恢复了常态，并表达了全家人对宁养院的感激之情。

（五）体会

研究显示乳腺癌癌性伤口患者的伤口疼痛达 81.8%，其中阵发性疼痛占 40.9%，疼痛是癌性伤口患者的主要症状。乳腺癌晚期，肿瘤细胞浸润到周围皮肤及血管与淋巴管，导致肿瘤组织缺氧而坏死，形成恶性伤口。恶性伤口是一种无法愈合的创面，直接摧残着患者造成身体及心灵的痛苦，直至患者死亡。癌性伤口的处理以减轻创面并发症为目的，从而使患者克服自卑恐惧心理，并可以正面对待病痛和死亡。在此个案中伤口护理是最重要关键的内容。在实施伤口换药的过程中，要不断观察伤口发展的情况，改变换药时冲洗创面的药液，根据效果及时调整方案。如我们与患者家属一起观察发现在换药过程中伤口局部使用即释吗啡片作为表面麻醉剂时比利多卡因的作用时间长，后期我们使用了液状盐酸吗啡片达到了很好的效果，在患者伤口脓性分泌物增多的情况下，将庆大霉素加入盐水中冲洗和湿敷伤口，效果优于甲硝唑，庆大霉素溶液和（或）甲硝唑溶液交替使用，减轻脓性分泌物。

通过这个案例我们深刻体会到，乳腺癌癌性伤口没有多么可怕，首先引导患者及家属改变认知接受伤口现状，教会家属掌握伤口换药技术，和患者家属潜下心来一起探索经济适用的居家伤口换药方法，跟进评估观察疗效、调整方案，可以有效控制患者伤口疼痛、感染、臭味、出血、渗液等症状，使患者感觉到被尊重关爱，生命质量得以提升。通过宁养院全体人员 287 天的服务，虽然没有让伤口愈合或缩小，但我们可以将癌性伤口保持清洁、无痛、无异味，使患者感受到了被关爱和有尊严，能平静度过生命的最后历程，达到生死两相安。这是我们宁养疗护工作中，在癌性伤口照护方面，一个身、心、灵全人照护比较成功的案例，但我们还需要不断积累癌性伤口护理经验，更好地为患者服务。

参考文献

[1] Tamai N，Mugita Y，Ikeda M，et al. The relationship between malignant wound status and pain in breast cancer patients [J]. European Journal of Oncology Nursing，2016，24：8-12.

[2] 刘春云，罗晓华，杨玉娜，等. 癌性伤口病人生活质量的质性研究 [J]. 全科护理，2017，15（10）：1235-1237.

难以诉说的苦
——阴茎癌术后腹股沟淋巴转移的居家护理

陕西省人民医院宁养院　脱淑云　袁迎春　闫娟

一、基本资料

1. 一般项目　刘先生，69岁，已婚，初中学历，农民，无烟酒史。

2. 宁养院开始服务时间　2018年1月15日

3. 家庭树

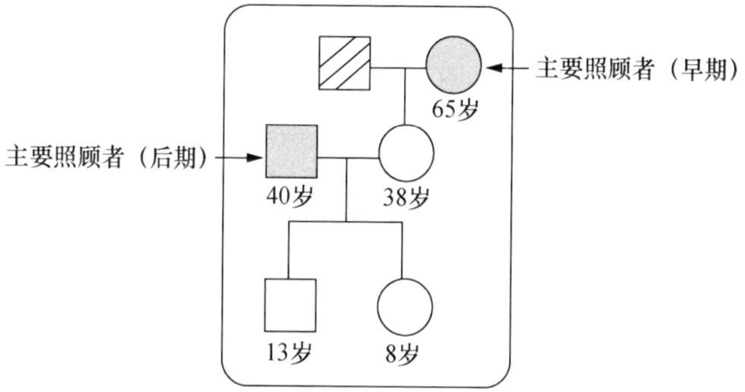

4. 病史摘要　患者两年前因阴茎癌行阴茎部分切除术，术后1年因双侧腹股沟淋巴结出现转移，再接受局部姑息性放化疗。3个月前患者右侧腹股沟淋巴结肿大并破溃，疼痛进行性加重，故来申请宁养服务。目前有食欲减退、恶心呕吐、便秘、排尿困难等症状。

5. 首次探访体格检查　体温36℃，脉搏82次/分，呼吸20次/分，血压135/76 mmHg。营养不良，贫血貌，强迫平卧位，表情忧虑、痛苦。心肺与腹部检查无异常。双侧腹股沟可触及多个肿大淋巴结，部分融合，边界不清，质地硬，无压痛，活动度差。右侧腹股沟可见 5 cm×3 cm 破溃创口，创面可见黄白色软组织附着，用卫生纸覆盖。阴囊未见水肿。双下肢凹性水肿，双下肢肌力Ⅳ级，活动能力欠佳。

6. 首次疼痛评估 疼痛主要为阴茎部烧灼样疼痛，呈持续性，活动后加重。患者自行服用羟考酮缓释片 20 mg 每 12 h 1 次后，疼痛控制一般，NRS 评分平均 4 分。KPS 评分 40 分，QoL 评估 31 分。

7. 患者和家属的心理压力 患者了解自己诊断和预后，总觉得“老天不公平，自己从来没有做过坏事，为人和善诚实。长年照顾哥哥去世后留下的瘫痪侄儿，待其像亲儿子一样，无怨无悔。为什么老天还让自己得癌？还是隐私部位的癌，有苦无法诉，无脸见人，现在连活动都不能行”，导致心理压力大。患者是普通农民家庭，看病花费很多，经济压力大。患者认为家庭需要他，害怕因为自己的疾病拖累家人，担忧自己死后妻子及无法自理的侄子无法生活，迫切希望自己的疾病能医治。

患者妻子系家庭妇女，不识字也从未独立外出过，生活完全依赖丈夫。患者生病后患者妻子觉得“天塌下来了”，做事六神无主，希望别人能帮帮她。夫妻俩有一独女。

患者女儿成年后招女婿上门，育有一子一女，在县城上中小学。患者女儿在县城租房住照顾孩子生活学习并打零工，假期携孩子回家帮助母亲照顾患者。其女儿感到经济压力大，生活忙碌。

患者女婿是家庭主要经济来源，曾在县城建筑工地打工。初中文化，沟通良好。2018 年 3 月后因患者病情日渐加重，岳母无力照顾，停止工作回家一起照顾患者，并兼顾干农活。家里上有老下有小，每天有许多事情要做，觉得精神压力很大。

8. 其他 患者侄子 32 岁，高位截瘫（胸 4 以下），生活不能自理。父母去世十余年，平时由患者夫妻照顾。侄子聪明好学，喜欢设计机械改装，常操纵改造后的四轮平车来探望患者及老伴，缓解患者心理压力。

9. 诊断 阴茎癌晚期，中度癌痛。

二、宁养服务及成效

（一）主要问题

1. 中度癌痛
2. 右腹股沟破溃形成创面
3. 排尿困难
4. 便秘
5. 阴囊水肿（宁养服务 2 个月后出现）
6. 心理灵性痛苦

（二）服务策略

1. 缓解疼痛
2. 指导腹股沟创口护理
3. 促进排尿
4. 缓解便秘
5. 减轻阴囊水肿
6. 提供心理和灵性照顾

（三）实施过程及成效

1. 镇痛治疗

遵照医嘱指导合理用药，减少药物对胃肠道的不良反应，家属做好监督，及时反馈，方便调整用药，达到满意效果。患者用药详见表 1。

表 1　患者用药详情

日期	用药名称	用药剂量及方法	用药后效果
2018.1.19	硫酸吗啡缓释片 氨酚羟考酮片	30 mg 每 12 h 1 次口服 5 mg/325 mg 必要时口服	NRS 评分 3 分，剂量末期提前
2018.2.2	硫酸吗啡缓释片 氨酚羟考酮片	60 mg 每 12 h 1 次口服 5 mg/325 mg 必要时口服	NRS 评分 1 分

（续表）

2018.2.26	硫酸吗啡缓释片 氨酚羟考酮片	90 mg 每 12 h 1 次口服 5 mg/325 mg 必要时口服	NRS 评分 1 分
2018.3.12	硫酸吗啡缓释片 盐酸吗啡片	120 mg 每 12 h 1 次口服 30 mg 必要时口服	NRS 评分 1 分
2018.4.23*	硫酸吗啡缓释片 盐酸吗啡片	120 mg 每 12 h 1 次口服 60 mg 必要时口服	NRS 评分 1 分

* 按此处方用药至患者离世

2. 指导腹股沟创口护理

（1）向家属明确创口护理的目的，得到家属和患者的支持配合，教会家属换药的流程和注意事项。

（2）冲洗创口前取舒适体位，尽量在无疼痛状态下进行，若有疼痛提前增加盐酸吗啡片控制暴发痛。去除敷料纱布前，先用生理盐水将其浸湿透后再去除，避免引起出血和疼痛。

（3）清洗创口：选用生理盐水为清洗溶液，若购买困难时可用凉白开水 1000 ml 加 1 ～ 5 个啤酒瓶盖食用盐溶解后代替（经过称量实验，一个啤酒瓶盖装满食盐的量是 6 g），使用注射器抽取溶液轻柔冲洗，并用无菌棉签清除表面分泌物，剪除附着坏死组织，直至基本清除干净。创口若有恶臭，建议使用 0.5% 甲硝唑溶液或绿茶水交替冲洗创口。冬季气温低时，建议家属换药前适当加温冲洗溶液，避免产生刺激。

（4）根据创口情况确定换药次数，天气寒冷时分泌物少，3 ～ 4 天冲洗创口一次；随着天气转暖，创口分泌物增多、异味加重，每天冲洗一次。

（5）早期探访时创口感染较轻，清洗后创口涂抹红霉素软膏。后来探访时发现创口增大变深，感染加重，指导清洗创口后用碘伏棉签消毒，用甲硝唑粉末喷洒，有发热时就近于卫生机构进行抗感染治疗。

（6）敷料选用：宁养院提供无菌纱布包扎固定，随着渗液增多使用女性卫生巾，以增强吸附渗液。2018 年 6 月后渗液更多，伴恶臭异味，指导家属用一次性泌尿造口袋收集渗液。

（7）减轻异味：创口盖的纱布间放置可吸附异味的绿茶包。增加创口冲洗次数，开窗通风。建议给患者房间安装排气扇，增加通风效果。在房间内放置煤炭或木炭以增加吸附能力。天气好时将患者推至院子休息。

服务成效：宁养院免费提供无菌纱布、消毒液、生理盐水、消毒棉签、甲硝唑溶液、注射器等，爱心人士捐赠绿茶包、一次性造口袋等分别送到患者家，解决了患者购买创口护理物品的难题。医务人员通过现场示范、电话、文字图片、微信视频等方式指导家属解决创口换药的问题，使家属掌握了创口护理的方法和注意事项。创面深部有厌氧菌感染，用药效果不佳，恶臭加重，渗液逐渐增加，改用卫生巾吸附、造口袋收集渗液的方法，减少了创口周围皮肤及衣服的污染，让患者感觉到舒适。

3. 促进排尿

（1）首先评估排尿困难发生原因。患者主要因手术后尿道狭窄、前列腺增生、阿片类药物使用、不习惯卧位排尿、阴囊水肿等多种原因，造成不同程度尿液排出受阻引起的系列症状。

（2）发生初期，指导患者排尿前用热水袋热敷或按摩小腹部，逐渐加压，促进排尿。

（3）身体移至床旁，双下肢下垂，取舒适坐位，再排尿。

（4）指导家属采用中医指压中极、气海、关元、膀胱、三阴交等穴位，每日 1 次按摩，通过刺激穴位起到使全身放松解除尿道括约肌痉挛的作用，促进排尿。

（5）2018 年 4 月 28 日排尿困难加重，到医院进行留置尿管，指导家属每日注意观察尿液颜色、尿量，保持管道的通畅在位。翻身时注意引流管安全，避免拉拽等动作，引流袋始终低于身体平面，预防尿液逆流，引起感染。每日用碘伏消毒尿道口，用温水清洗会阴部；病情允许时鼓励多喝水，增加排尿量，减少尿路感染和结石的发生。每 2 h 定时开放引流管，训练膀胱功能。定期更换引流袋及留置尿管。

服务成效：排尿困难经留置尿管后有效缓解，家属掌握尿管护理的注意事项，置管期间未发生脱管或感染。同时宁养院提供爱心人士捐赠的一次性引流袋，减少了患者家庭的经济压力。

4. 缓解便秘

（1）患者因长期卧床、饮食单一、活动少、服用阿片类药物等多种原因引起便秘。

（2）患者饮食以面食为主，建议适当增加粗纤维食物的摄入，少吃辛辣刺激性食物，病情稳定时可增加饮水量。护师示范顺时针腹部按摩方法，鼓励患者每日多次按摩，促进肠蠕动。

（3）3 天未排便时指导使用缓泻剂如番泻叶、酚酞片等。

服务成效：便秘缓解较明显，大约 1 ～ 2 天有排便。

5. 减轻阴囊水肿

（1）2018 年 3 月 20 日阴囊肿大，局部皮肤肿胀透亮，有轻度压痛。患者自觉阴囊部位胀痛，有下坠感。给患者进行相关知识宣教，劝慰其主动沟通病情，缓解患者紧张情绪。

（2）阴囊水肿发生的原因是患者阴茎癌术髂腹股沟淋巴清扫术后淋巴回流障碍，加上晚期肿瘤患者的低蛋白血症等因素。

（3）嘱患者平时取平卧位或半卧位，两腿自然分开，少活动，避免水肿的阴囊受到挤压与摩擦。肿胀有明显下坠感时，指导使用宽布带托起阴囊，缓解水肿。使用后发现因固定不方便，松紧度难掌握，改用垫托法。把毛巾或棉垫折叠起来，垫在阴囊下部，折叠毛巾的大小以阴囊水肿大小为准，高度以患者感觉舒适、无下坠感为宜。

（4）患者平时卧床，不穿裤子，指导家属要保持床单清洁，排尿后及时用温水清洗会阴部，减少尿液的刺激，保证阴囊皮肤清洁干燥。用不超过 40℃的温毛巾湿热敷，每次约 10 min。

（5）2018 年 6 月 4 日出现阴囊水肿部位皲裂渗液，指导家属暴露创面，少用敷料覆盖，尽量保持局部清洁干燥。皲裂处初期每天用温水清洗裂口，外涂碘伏，用电暖气烤灯照射 5 min，干燥后涂红霉素软膏保护创面，皲裂 2 周后愈合。

（6）指导患者饮食增加高蛋白、高维生素、高热量的食物，改善营养状态。

服务成效：经对症处理后患者自觉下坠感减轻。

6. 心理和灵性照顾

（1）探访时患者情绪低落，表情抑郁。经交流了解到患者认为自己患隐私部位的恶性肿瘤，有苦无法诉说，给家人丢人，无脸面见人，有巨大的心理压力。评估家庭和照顾者等情况，患者认为拖累家人，感觉孤独、焦虑、悲观。宁养团队同理患者的痛苦心情及心理压力，取得患者信任。

（2）患者创口感染严重，出现异味，宁养同仁探访时耐心听其倾诉，毫无嫌弃表情，认真指导换药，并通过电话回访、居家探访、微信等方式与患者和家属保持沟通。给予安慰、理解和支持，鼓励家人多陪伴，帮助患者得到家属的支持，降低患者的病耻感。

（3）宁养院联系爱心人士捐赠米面油、换药物品等所需物品，多次上门送给患者，缓解其经济压力，让其感受到有许多人在关心他、帮助他。

（4）2018 年 8 月 1 日家属到门诊退还剩余药品和敷料时告知患者于四天前离世，临终时神态安详无痛苦，对宁养院表示感谢。倾听家属诉说患者临终前情况，安慰其保重身体，办理好患者后事，嘱多陪伴患者妻子。

（四）体会

阴茎癌是发生于男性生殖器官的恶性肿瘤，该疾病涉及患者隐私部位，使一些患者羞于启齿，而发现病情时常常已经到了晚期。阴茎癌因其患病部位特殊，全部或部分阴茎切除术是最常用且有效的方法。患者患病过程中常伴随破溃、异味、疼痛及影响性生活等而产生羞愧、自卑心理，让患者有苦无法诉说，遮掩病情，导致延误治疗。有研究显示，行阴茎癌切除术的患者病耻感明显增高，患者不愿如实告知其他人，认为会拖累家人，往往得不到很好的照顾。宁养疗护的对象是家庭经济困难的癌症晚期疼痛患者及家属，患者除了身体的痛苦，同时还伴有心理、灵性和社会性的痛苦，更需要家人精心照顾。宁养院医护人员以有效控制患者癌痛和身体照护为基本出发点，在服务过程中鼓励患者敞开心扉，说出其难以诉说出口的苦楚，真正了解和同理他的痛苦，用真心和人性化的关爱，促进家属和社会其他成员的参与，使晚期癌症患者得到良好照顾，提高其生活质量，使其有尊严地离世。

参考文献

[1] 张惠芹，黄漫容，郑美春. 伤口造口失禁患者个案护理[M]. 北京：中国医药科技出版社，2017.

[2] 冯晓敏，马建君. 针灸配合穴位按摩治疗老年肛肠术后尿潴留的临床观察[J]. 上海针灸杂志，2014，33（05）：405-407.

[3] 张丽娟. 肾病综合征合并阴囊水肿患者的护理[J]. 世界最新医学信息文摘，2017，17（59）：234，239.

[4] 李嘉诚基金会「人间有情」全国宁养医疗服务计划办公室. 纾缓医学——晚期肿瘤的宁养疗护[M]. 北京：高等教育出版社，2014.

[5] 刘琴. 肾病综合征并发阴囊水肿的护理[J]. 当代护士（学术版），2011（01）：27.

[6] 薛碧岚. 阴茎癌术后患者的病耻感现状调查研究[J]. 世界最新医学信息文摘（连续型电子期刊），2020，20（22）：142，150.

[7] 赖晓菊，徐坪，田小平. 精细化护理对阴茎癌患者术后并发症的影响[J]. 临床医药文献电子杂志，2017，4（66）：12877-12878，12880.

[8] 张翠翠，杨文文，庄旭华. 自制阴囊水肿垫在肝硬化大量腹水并发阴囊水肿患者中的应用[J]. 齐鲁护理杂志，2017，23（22）：125-126.

[9] 李艳丽，李惠东，王月芹，等. 阴茎癌行腹股沟淋巴结清扫术后不愈合创面的回顾性分析[J]. 中国医科大学学报，2015，44（10）：938-940.

乳腺癌蕈状瘤的伤口护理

吉林大学第一医院宁养院　冷佳俐

一、基本资料

1. 一般项目　聂女士，41 岁，已婚，小学学历，自由职业，无烟酒史。

2. 宁养院开始服务时间　2019 年 3 月 8 日

3. 家庭树

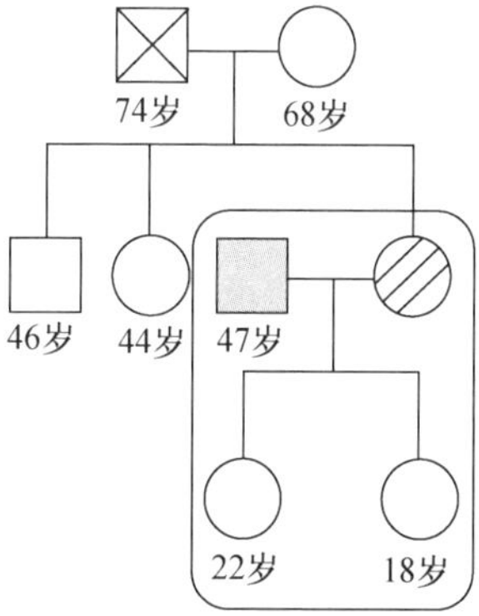

4. 病史摘要　患者于 2017 年 8 月发现患左侧乳腺癌，未手术，行化疗。2018 年 12 月出现左乳腺肿块破溃，伴疼痛，再次化疗。患者状态尚可，饮食一般，睡眠欠佳，无恶心、呕吐。无咳嗽、咳痰，无气促。患者便秘，排尿困难，体重减轻。用吗啡止痛药效果一般，因经济原因来宁养院申请服务。

5. 首次探访体格检查　体温 36.2 ℃，脉搏 90 次 / 分，呼吸 23 次 / 分，血压 135/80 mmHg。头颈部无异常，双侧锁骨上及腋下未触及淋巴结，心肺检查正常。左乳溃疡伤口上至左锁骨下 8 cm，左至左腋中线 8 cm，右至胸骨左缘 4 cm，面积为 10 cm×10 cm，无臭，无脓血性渗出液，表面无脓苔及坏死组织。右侧乳房正常。腹部触诊未见异常，双侧上肢无淋巴水肿，活动自如，肌力Ⅴ级。

6. 首次疼痛评估 左乳蕈状瘤伤口持续刀割样疼痛，NRS 评分 5 分，中度疼痛，影响患者的情绪、饮食及睡眠，考虑为原发灶所引起的躯体痛及神经痛。探访时患者使用住院期间开具的硫酸吗啡缓释片 70 mg 每 12 h 1 次口服，盐酸吗啡片 10 mg 必要时口服，止痛效果一般。

7. 患者和家属的心理压力 患者了解自己的病情及预后，因左乳蕈状瘤伤口破溃异味，患者形象的改变使其具有强烈的病耻感。自认为拖累家庭，有负疚感，不愿见人，情绪波动大。

8. 其他 患者的丈夫是主要照顾者，靠打工维持生活，自从妻子患病后专职在家照顾。有两个女儿，大女儿辍学打工，二女儿在念高中。两个孩子孝顺懂事，知道母亲患病后，刚开始无法接受，认为母亲还那么年轻就得这种病，后害怕失去她，经常陪伴母亲。患者母亲、姐姐，哥哥经常到患者家里帮忙照顾，家庭关系和谐。2019 年 3 月 8 日至 2019 年 7 月 7 日，因患者需要间断性住院进行化疗，在此期间，服用住院部的镇痛药，宁养院为患者提供心理纾缓服务。2019 年 7 月 8 日患者出院后，宁养院给予缓解疼痛、伤口后续护理、患者及家属心理解压等服务。

9. 诊断 乳腺癌，蕈状瘤伤口，中度癌痛。

二、宁养服务及成效

（一）主要问题

1. 中度癌痛
2. 蕈状瘤伤口
3. 患者及照顾者压力大

（二）服务策略

1. 缓解疼痛
2. 蕈状瘤伤口的护理

3. 缓解患者及照顾者的心理压力

（三）实施过程及成效

1. 疼痛治疗

2019 年 3 月起，患者左胸部刀割样疼痛，患者使用在院期间开具的硫酸吗啡缓释片 70 mg 每 12 h 1 次口服，盐酸吗啡片 10 mg 必要时口服，止痛效果一般。

2019 年 7 月 8 日，患者出院后，左胸部刀割样疼痛加重，申请到宁养院领取镇痛药。宁养院医生探访患者后给予硫酸吗啡缓释片 90 mg 每 12 h 1 次口服，盐酸吗啡片 20 mg 必要时口服，加辅助药加巴喷丁 0.3 g 每日 3 次口服。24 h 后回访止痛效果满意，NRS 评分 2 分，生活质量较前明显改善。

2019 年 11 月 18 日，患者出现暴发痛，服用盐酸吗啡片 20 mg 解救治疗，效果欠佳。给予盐酸吗啡片 30 mg 必要时口服，24 h 后回访镇痛效果满意，NRS 评分 2 分。其他用药同前。

2019 年 12 月 5 日，镇痛效果欠佳，NRS 评分 5 分。因患者反映加巴喷丁的副作用大，停用该药。给予硫酸吗啡缓释片 120 mg 每 12 h 1 次口服，盐酸吗啡片 25 mg 必要时口服，此次调药至 2020 年 2 月 4 日患者过世镇痛效果满意。

2. 蕈状瘤伤口的护理

该患者于 2019 年 3 月求助于宁养院，因伤口比较大，宁养院转介患者到本院伤口门诊换药治疗。由门诊护士帮助每日换药，宁养院护士同时经常到病房探望患者并对其进行心理纾缓，减轻患者的心理压力。出院后，与患者使用电话、微信、视频等方法跟进后续服务，与患者及家属保持密切联系。居家探访时为患者家属示范换药过程，家属掌握基本方法，方便自行护理。

（1）换药流程：①先清洁双手。②将伤口换药所需物品备齐并置患者身边。③使患者处于左侧卧位，身下垫一次性尿不湿。④揭去伤口敷料，若敷料粘贴于皮肤，不能用力撕去，应使用棉球蘸生理盐水轻轻湿润敷料，轻撕敷料使之与皮肤分开。⑤观察伤口情况后，使用机械清创的方法，用 20 ml 注射器多次抽满生理盐水后，分离针头，彻底冲洗创面，由上至下，冲洗干净为止。⑥必要时，使用一次性换药包内镊子钳夹无菌纱布将局部黄色、乳白色、棕褐色的腐肉去除掉，显露粉红色肉芽组织。⑦使用 2% 利多卡因溶液浸湿无菌纱布局部湿敷浸润麻醉 5 min。⑧使用普朗特液体敷料冲洗（或喷涂）创面。⑨再使用磺胺嘧啶银覆盖创面。⑩最后使用无菌纱布覆盖并固定。

（2）换药时注意事项：①换药处为隐私部位，应做好遮挡工作。②冲洗通常选用生理盐水，对人体组织没有刺激性，不可用过氧化氢、碘剂和刺激性的消毒剂等。

患者接受宁养服务，经过每天 1 次瘤体换药，2 ～ 3 天坏死组织清创，创面整洁，无异味，基本无脓苔及坏死组织，溃疡面呈肉粉色，无脓血性渗出液。

患者刚开始接受宁养服务时伤口表现：10 cm×10 cm，恶臭味，大量脓血性渗出液，表面脓苔伴坏死组织（图 1）。

2019 年 4 月伤口表现：10 cm×9 cm，恶臭味减轻，脓血性渗出液减少，脓苔及坏死组织减少。

2019 年 5 月伤口表现：10 cm×9 cm，恶臭味明显减轻，脓血性渗出液明显减少，脓苔及坏死组织减少。

2019 年 6 月伤口表现：10 cm×9 cm，基本无臭，基本无脓血性渗出液，基本无脓苔及坏死组织。

2019 年 7 月伤口表现：10 cm×9 cm，无臭，无脓血性渗出液，干燥基本无脓苔及坏死组织（图 2）。

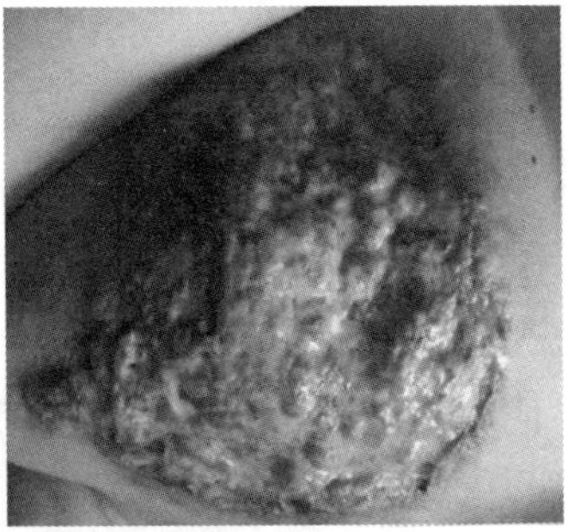

图 1 患者开始接受宁养服务时蕈状瘤伤口

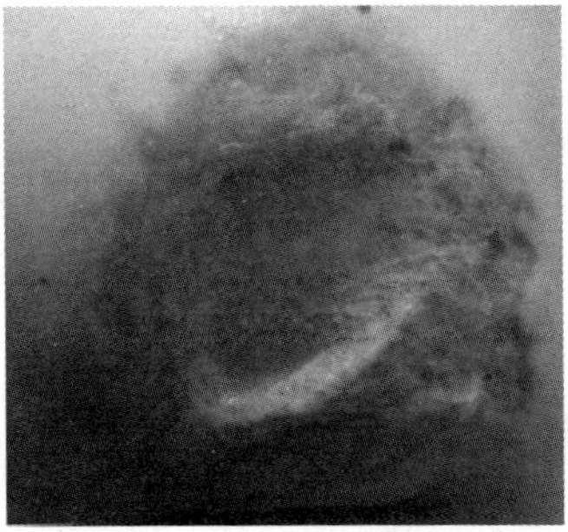

图 2 2019 年 7 月患者蕈状瘤伤口

自2019年7月至2020年2月4日患者离世，患者左乳溃疡性伤口，无臭，无脓性渗出液，干燥基本无脓苔及坏死组织。

3. 缓解患者及照顾者心理压力

对于患者母亲来说女儿的患病过程是她非常痛苦的经历，悲伤历程可能会持续终身。在患者生命的最后阶段，护士在居家探访、电话随访、家属取药等过程中，得知患者母亲经常偷偷哭泣。护士在探访时与其交流，倾听其“白发人即将送黑发人”的不舍与苦痛，患者母亲表示女儿还很年轻，应该享受美好生活，疾病带来的痛苦给了女儿很大的打击，很心疼女儿，看到女儿患病后女婿、外孙女无微不至的照顾，心里也感到安慰，表示会珍惜现在与女儿相处的每一天。与患者进行深入、细致的交流，让患者表达自己的感受及需要。患者表示自己生病给家里造成了很大的经济负担，孩子还小，爱人为了照顾自己辞去工作在家，感到很不安。放心不下母亲，没有尽到做女儿的责任，放心不下女儿，对女儿今后的生活担忧。患者的大女儿辍学打工，二女儿在上高中，还需要照顾。护士引导患者女儿与患者翻看以往的老照片，回忆过去共同度过的美好时光，参与到母亲的照顾当中。两个女儿与母亲聊天陪伴时表示，今后会与父亲好好面对生活，让母亲放心。大女儿表示会照顾好父亲和妹妹，让妈妈放心，二女儿表示会努力学习争取考个理想的大学，不让爸爸操心。患者表示很欣慰，并且非常满意丈夫对自己整个家庭的照顾和支持，对自己也很有信心，认为自己现在已经能够正确面对疾病及其对生活的影响，要开心生活，珍惜现在的每一天，不留遗憾。最终患者在亲人们的陪伴下平静地离开。患者离世后，宁养院送上“哀伤慰问卡”，肯定家属在照顾患者过程中的努力与付出，并鼓励家属在一个相对安全的环境举办小型的告别仪式，释放负性情绪，减轻思念带来的情绪压力，对未来的生活树立信心，让生活更有意义。

（四）体会

乳腺癌晚期治愈概率小，同时肿瘤伤口的异味、大量渗出液及外观的改变，造成患者社交隔离、焦虑、孤独、羞耻感；由于家人及亲友对肿瘤伤口的害怕造成疏离及遗弃，严重影响患者生活质量。普朗特液体敷料属于无菌溶液，含有甜菜碱和聚己双胍两种成分，具有优异的生物相容性和耐受性，可以隔离创面，抗菌消炎，防止细菌定植及感染伤口，促进创面愈合，去除伤口异味，防止组织粘连。磺胺嘧啶银具有磺胺嘧啶和银盐的双重作用，一旦与伤口渗液接触，水胶体颗粒（羧甲基纤维素钠）形成凝胶与凡士林相互作用，形成脂质水胶接触界面，创造出有益于伤口湿性愈合的环境，且具有收敛作用，可使创面干燥、结痂和早日愈合。该个案通过普朗特液体敷料和磺胺嘧啶银联合使用，有效清除创面，去除异味。对晚期癌症蕈状瘤患者进行有质量的照护，减轻患者不良情绪，使患者及其家属能获得最大限度的支持及心灵抚慰，患者在心理及躯体上得到了纾缓，充分维护患者生命尊严。个体化、躯体、心理联合治疗，在患者的整体化治疗中，起到重要作用。

参考文献

[1] 王飞燕，赖尉孚 . 2% 利多卡因湿敷减轻清创疼痛的观察［J］. 齐齐哈尔医学院学报，2010，31（24）：3979.

[2] 汤玲玲 . 一例乳腺癌Ⅳ期患者的安宁疗护［J］. 保健文汇，2019，9：79-80.

[3] 薛茗予 . 安宁疗护对乳腺癌晚期患者临终期心理应激及睡眠质量的影响［J］. 临床护理杂志，2020，19（01）：34-36.

[4] 高倩，陈懿 . 抗菌银离子敷料联合普朗特液体敷料治疗糖尿病足的临床效果［J］. 中国医药导报，2019，16（11）：130-133.

[5] 来玉民，刘岱，杨荣 . 磺胺嘧啶银脂质水胶敷料用于皮肤软组织损伤创面换药的效果［J］. 中华现代护理杂志，2012（02）：145-146.

[6] 叶继彬，张川，向平 . 关于 1 例蕈状瘤伴重度疼痛患者的姑息护理［J］. 医药前沿，2014，4（18）：325-326.

癌性伤口居家护理

包头市中心医院宁养院　曹彩芳

一、基本资料

1. 一般项目　沈女士，44 岁，已婚，高中学历，专业技术人员，无烟酒史。

2. 宁养院开始服务时间　2016 年 4 月 28 日

3. 家庭树

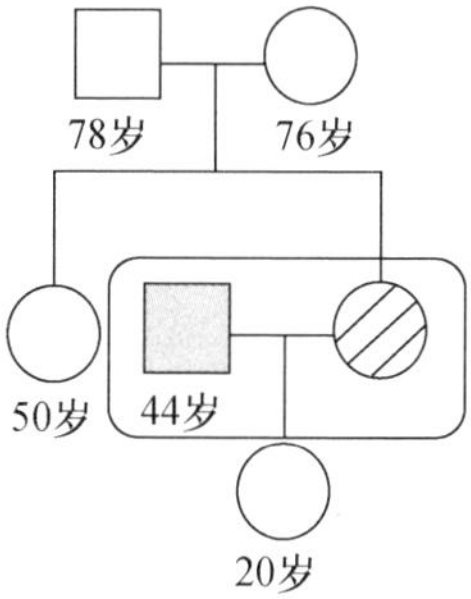

4. 病史摘要　患者 2005 年发现左侧下颌部肿物，2013 年肿物明显增大，手术切除后诊断为颌下腺鳞状细胞癌。2014 年原切口复发，行左颈部根治性淋巴结清扫术，术后行放化疗。2015 年 9 月淋巴结转移，患者再接受颈部淋巴结切除后行局部放疗及中医治疗。

5. 首次探访体格检查　体温 36.5℃，脉搏 80 次 / 分，呼吸 19 次 / 分，血压 120/70 mmHg。慢性病容，表情痛苦，皮肤黏膜无发绀。双侧瞳孔等大等圆，对光反应灵敏。左侧颌下可见长 8 cm 的陈旧瘢痕，左颈部可见多个约 2 cm×3 cm 的肿大淋巴结，质地硬，压痛阳性，有破溃及少量渗出液。颈软气管居中，心、肺及腹部检查均未发现异常。双下肢无水肿，活动自如。

6. 首次疼痛评估　重度疼痛，颈部呈刺痛，不规律服用自备曲马多 1 ～ 2 片 / 日，服后 NRS 评分 7 分。

7. 患者和家属的心理压力 患者了解自己的病情及预后，常感到命运不公，年轻的时候除工作外，一心在家里培育女儿。女儿学习成绩优秀，2016 年考入大学，夫妻两人感到十分欣慰。正感事业、家庭将满足时，患者自己却患了重病。丈夫经营小饭店担负家庭经济支出，也是患者的主要照顾者。患者起初的身体状况比较稳定，可以生活自理及自己换药。后期身体渐虚弱，丈夫上班期间由婆婆照顾患者日常生活，丈夫下班后为其换药。丈夫担负家庭生活及照顾患者的重任，压力较大。

8. 其他 患者父母年龄较大，身体状况不佳，患者也不愿意让父母知道自己的病情而担忧。患者姐姐也忙于自己的生活，照料年迈的父母，偶尔会探访患者。

9. 诊断 颌下腺癌伴淋巴结转移，重度癌痛，癌性伤口。

二、宁养服务及成效

（一）主要问题

1. 重度癌痛
2. 癌性伤口护理
3. 心理灵性的痛苦

（二）服务策略

1. 控制疼痛
2. 伤口护理
3. 纾缓心理灵性痛苦

（三）实施过程

1. 镇痛治疗

接诊时患者重度疼痛，NRS 评分 7 分，用硫酸吗啡缓释片 30 mg 每 12 h 1 次口服，暴发痛时用盐酸吗啡片 10 mg 必要时口服，疼痛得以控制。2016 年 12 月 8 日病情进展疼痛加重，NRS 评分 4 分，镇痛药调整为硫酸吗啡缓释片 60 mg 每 12 h 1 次口服和盐酸吗啡片

20 mg 必要时口服，患者睡眠得到改善。护士给予用药指导，教会患者疼痛的自我评估、用药情况记录及不良反应的处理。

2. 伤口护理

（1）首诊时，患者的伤口破溃小，有少量分泌物，指导患者用生理盐水棉球擦拭，外出时覆盖纱布保护即可。

（2）第二次家访时随患者病情进展，左颈部肿物逐渐增大，破溃局部结黑痂，有轻微异味。指导家属用生理盐水棉球擦拭清洗，也可采用 0.5% ～ 1.0% 的甲硝唑溶液清洗，减小伤口异味，及时清理伤口周围的分泌物，保持皮肤清洁干燥。选择开口、领子大的衣物，防止衣领摩擦伤口。

（3）随着疾病进展，伤口出现反复破溃结痂、流血，特请本院的专科伤口护理师上门为患者进行伤口评估及换药示范。当时患者伤口创面达 10 cm×8 cm，表面破溃，触之出血，有窦道形成，有少量淡黄色渗出物，换药后 1 ～ 2 h 伤口处会有紧绷感。指导家属用盐水棉球擦拭后，用盐水纱布覆盖后再覆盖一层凡士林纱布，缓解紧绷感。指导家属给患者用此方法换药后，患者伤口紧绷感减轻，舒适感较前提高。同时提醒家属，如换药过程中出现出血，可用纱布压迫 10 ～ 15 min 和冰敷，这也是常用的止血方法。换药的次数依据渗出物的情况决定。患者睡眠时，可在枕头上铺置一次性护理单，颈部周围垫棉垫或深色毛巾，便于吸收渗出液。衣服卧具等污染后及时清洗更换，减少患者因伤口血性渗出物流出而产生的心理恐惧感。同时开窗通风，在床头等处悬挂一些竹炭包吸收异味。

（4）后期家属一直按此方法为患者进行换药处理，同时向家属交代伤口的进展容易造成颈部动、静脉大出血，让家属准备云南白药、棉垫及深色的大毛巾以备紧急状况时使用。一旦出现出血，可将云南白药撒在伤口上面覆盖棉垫和毛巾直接压迫止血。同时拨打 120 到医院进行手术止血处理。

3. 纾缓心理灵性的痛苦

（1）对女儿的担忧：患者在交流中流露出对女儿的思念和不放心。交谈中不时落泪，觉得女儿才刚上大学，想多陪伴女儿几年，同时盼望女儿放假回家。宁养同仁轻抚其肩耐心倾听患者的诉说并陪伴，以“同理心”的心态理解患者此刻的感受让其充分释放。建议其书写“生命旅行笔记”手册，把对女儿的爱和思念写出来，对于自己是一种回忆，对于女儿也是一份珍贵礼物。丈夫工作之余与患者谈论女儿的成长情况，让她感受到女儿的成长，女儿已长大，对未来能够面对及担当。丈夫的性格开朗也善于交流，流露出女儿是他的骄傲及奋斗的动力，也会督促女儿常常与母亲通电话，让女儿在当年的中秋节回家陪伴母亲过最后一个团圆节。

（2）对病情进展的恐惧：随着病情进展，患者感觉活得没有盼望，太辛苦了，也不想与人交流。丈夫外出工作时婆婆只是照顾其吃喝，婆媳间缺乏沟通交流。宁养同仁引导患者对其婆婆敞开心扉吐露心声，让家人了解自己的需求，释放内心压力达到彼此理解。

（四）成效

（1）疼痛治疗：规范用药，患者服务过程中止痛效果平稳。对出现的便秘、恶心呕吐症状及时进行了对症治疗和护理，提高了患者的生命质量。

（2）伤口护理：对患者的癌性伤口进行全面的评估，教会家属居家护理的换药方法，通过日常换药处理减少渗出与异味，控制感染，以患者舒适为目的的护理方法，避免盲目治疗，减轻医疗经济负担。

（3）心灵疏导：在本个案中，社工也及时介入了解患者的心理状况，多次带义工陪伴患者并及时了解到患者每一次的心理变化，便于我们及时跟进，很大程度上纾缓了患者的负面情绪，协调患者与家人之间的关系，家庭氛围比接受宁养疗护之前更和谐融洽，彼此可换位思考及体谅。在我们的引导下家属将患者的身后事早早安排妥当，彼此间没有遗憾，做到了“生死两相安”。

（五）体会

随着癌症发病率的增加，将姑息性治疗理念运用于居家照护中。癌性伤口是不可能治愈的，护理的目的是主要是控制气味、疼痛、渗出物、出血和感染等。通过护士的换药处理，改善并发症、防止创面恶化，以患者舒适为目的，提高患者生命质量。但在居家护理操作时，因为家中的条件毕竟有限，面对患者的伤口，护理人员时常感到“害怕”；随着病情的进展，癌性伤口会越来越扩大，越来越恶化，后期累及大血管有发生大出血的风险。宁养院护士单独在居家服务中进行伤口护理，在没有安全保障的前提下，面对突发状况有很大的担忧及困扰。

参考文献

[1] 吴燕.癌性伤口护理及进展[J].全科护理，2014，12(22)：2020-2023.
[2] 李嘉诚基金会「人间有情」全国宁养医疗服务计划办公室.纾缓医学——晚期肿瘤的宁养疗护[M].北京：高等教育出版社，2014.
[3] 姚泽欣，付小兵，程飚.慢性创面愈合新理念：姑息性创面治疗的研究进展[J].中华烧伤杂志，2020，36(08)：754-757.

肺癌伴有糖尿病足患者的居家护理

哈尔滨医科大学附属肿瘤医院宁养院　李凤琴

一、基本资料

1. 一般项目　张先生，59 岁，已婚，初中学历，无业，无烟酒史。

2. 宁养院开始服务时间　2017 年 11 月 1 日

3. 家庭树

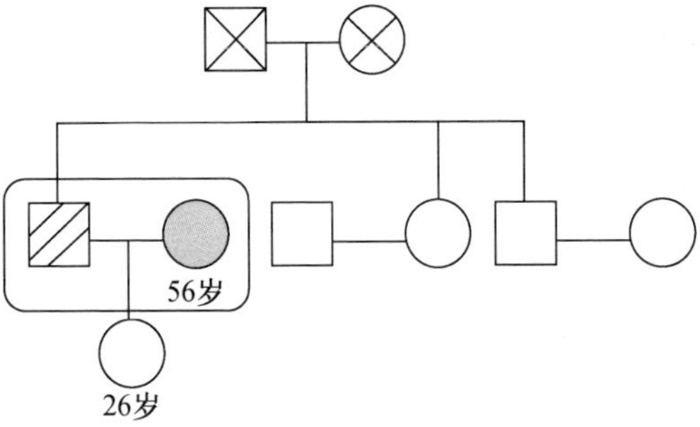

4. 病史摘要　2016 年 3 月患者确诊右侧肺癌后，因家庭生活困难，未行手术及放化疗。患者有糖尿病病史 8 年，一直口服降血糖药治疗，血糖控制在正常范围。因胸背部疼痛，影响睡眠，前来申请宁养疗护。

5. 首次探访体格检查　体温 36.3 ℃，脉搏 86 次 / 分，呼吸 26 次 / 分，血压 110/76 mmHg。意识清楚，表情痛苦，颈部双侧可触及多个 1.0 cm×1.0 cm 大小的淋巴结，质硬、固定，有压痛。皮肤较干燥，弹性差。右肺呼吸音减弱，未闻及湿啰音，左肺呼吸音清晰。心律齐，无杂音。腹部平软，全腹无压痛及反跳痛，肝脾未触及，肠鸣音正常。右下肢足背至小腿有溃烂创面，有渗液流出，溃疡面积约 30 cm×30 cm。

6. 首次疼痛评估 患者右侧胸背部阵发性钝痛，右下肢持续性钝痛，口服曲马多止痛效果差，严重影响日常生活及夜间睡眠，NRS 评分 6 分。

7. 患者和家属的心理压力 患者情绪焦虑，了解疾病诊断但不清楚预后。患病多年，担心自己拖累爱人及女儿，感到很内疚。因患糖尿病多年，一直靠药物维持，患肺部恶性肿瘤后更是雪上加霜。患者无业，妻子下岗，女儿靠在附近饭店工作每月收入 1900 元维持生活。现在患者重病卧床，需要家人照顾，妻子又不能外出找工作，感到很无奈。

8. 诊断 右侧肺癌中度疼痛，糖尿病，右下肢糖尿病足。

二、宁养服务及成效

（一）主要问题

1. 中度疼痛
2. 右下肢糖尿病足创面出血及感染
3. 心理灵性痛苦

（二）服务策略

1. 控制疼痛
2. 指导右下肢创面疗护
3. 心理灵性疏导与支持

（三）实施过程

1. 镇痛治疗

指导患者规律口服镇痛药，向患者及家属讲解药物的使用方法及注意事项，预防性使用镇吐药物，镇痛药宜饭后服用。

（1）给予盐酸吗啡缓释片 30 mg 每 12 h 1 次口服。

（2）患者接受宁养疗护 2 个多月后，随着病情加重，止痛效果渐差，NRS 评分 4 分，影响睡眠，用药调整为盐酸吗啡缓释片 60 mg 每 12 h 1 次口服。

（3）饭前 30 min 用甲氧氯普胺 10 mg 每日 3 次口服，预防恶心、呕吐。

2. 指导右下肢创面换药方法及注意事项

（1）给家属示范换药的方法、步骤及注意事项。揭除旧的纱布敷料动作要轻柔，先用 0.9% 生理盐水湿润后再揭，以避免或减少出血。纱布揭除后清创，先用 0.9% 生理盐水冲洗，把感染、溃烂的组织剥离掉，直接露出正常的组织。

（2）清创之后用温和的 0.5% 甲硝唑溶液湿敷创面，目的是提高创面免疫力和抵抗力，改善创面微环境，控制感染。

（3）最后外敷中药祛腐生肌膏（全蝎膏），清洁创面及周围的皮肤，用祛腐生肌药物外敷创面，覆盖消毒纱布，并做好包扎和固定。

（4）视创面和患者的情况，合理安排下一次换药时间。

（5）指导家属及患者保持房间空气新鲜、流通，保持房间安静、舒适，衣服干净柔软。

（6）指导家属调理患者饮食。给予高蛋白、高热量、高维生素、低糖低盐饮食。

（7）观察皮肤色泽、温湿度及有无水肿、疼痛、感觉异常，做好腿部及足部其他部位的皮肤护理。

（8）注意右下肢体及足部的运动锻炼。

（9）引导患者分散注意力，如看电视、听音乐、读报、与家人聊天等，以缓解患者心理压力。

3. 社会心理灵性层面的照顾

（1）倾听患者及家属的诉说，引导释放不良情绪，纾缓患者及家属的压力，在基于同理同感的基础上，给予更多的心理支持和安慰。

（2）根据患者家里的实际困难，建议家属与民政机构联系共同实施救助。但患者及家属认为能得到宁养院的帮助感到非常满意，不需要社会救治。

（3）宁养院带领大学生义工定期分批到患者家中协助家属进行基础生活护理。如：协助家属给患者洗头、洗脚、洗衣服、更换床单等。

（四）成效

疼痛控制好，NRS 评分 1 ～ 2 分，未出现不能耐受的不良反应。患者止痛效果好，无恶心、呕吐、便秘等症状。家属学会了换药方法，右下肢创面溃疡面由深变浅，渗液流出少量，溃疡面积约 20 cm×20 cm。患者睡眠改善，睡眠质量良好。患者基本需求得到满足，家属掌握糖尿病饮食方法。患者接受宁养疗护 9 个月后安详离世。

（五）体会

糖尿病患者因末梢神经病变，下肢动脉供血不足以及细菌感染等多种因素，引起局部疼痛，皮肤深度溃疡、肢端坏死等病变，发展为糖尿病足，患者自理能力不佳也是导致糖尿病足发生及发展至关重要的因素。我们采取的护理对策是提高患者及家属对糖尿病相关知识的了解，让患者清楚糖尿病足的主要治疗方法和如何防治，使患者从理论上对糖尿病足有所认识，从而能积极配合治疗和护理，主动参与自我护理活动中，自觉地调整情绪。同时患者及家属也能及时了解病情，获得有效信息，寻求适当的医护帮助，获得正确护理措施。只有患者情绪稳定，休息得当，机体抗应激能力增强，并积极配合治疗，病情才能好转，否则病足会持续恶化，最后只能截肢，会给患者带来极大的心理压力，形成恶性循环。

此患者通过宁养团队细致的临床护理指导，加强饮食的调配，及时监测血糖，使疾病得到了良好的控制，延缓了糖尿病足的继续发展，提高了患者的生活质量。

参考文献

［1］李嘉诚基金会「人间有情」全国宁养医疗服务计划办公室 . 纾缓医学——晚期肿瘤的宁养疗护［M］. 北京：高等教育出版社，2014.
［2］张玉英，丁继琴 . 肿瘤伤口的护理［J］. 中国现代药物应用，2011，5（02）：202.

[3] 林琼玲．恶性肿瘤蕈状溃疡伤口之护理［J］．荣总护理，2001，18（4）：351-357.
[4] 李小寒．基础护理学［M］．北京：人民卫生出版社，2006.
[5] 孙燕，顾慰萍．癌症三阶梯止痛指导原则［M］．2 版．北京：北京大学医学出版社，2002.

直肠癌患者造瘘口的居家护理

青海大学附属医院宁养院　沙莉

一、基本资料

1. 一般项目　伦女士，77岁，已婚，中专学历，已退休，无烟酒史。

2. 宁养院开始服务时间　2016年8月9日

3. 家庭树

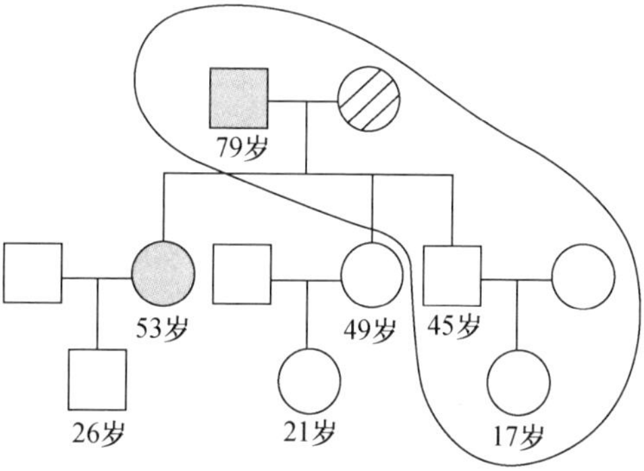

4. 病史摘要　患者于2015年7月确诊为直肠癌，未行手术及放化疗。随着病情进展，患者出现会阴部疼痛，当地医院给予芬太尼透皮贴剂外贴镇痛。因经济困难，于2016年8月9日开始接受宁养疗护。在2017年10月10日患者出现腹部胀痛，诊断为肠梗阻，行乙状结肠造瘘术。

5. 首次探访体格检查　体温36.2℃，脉搏72次/分，呼吸20次/分，血压100/60 mmHg。神志清楚，营养不良，自主体位，慢性面容，表情忧虑。双肺呼吸音清，未闻及啰音。心律齐，心音正常，无杂音。腹部无压痛，无肿块，肝脾肋下未触及。双下肢无水肿。

6. 首次疼痛评估 为会阴部持续性灼烧痛，芬太尼透皮贴剂16.8 mg每72 h更换1次，在躯干或上臂未受刺激及未受辐射的平整皮肤表面上贴用，用药后疼痛评估NRS评分为2分。

7. 患者和家属的心理压力 患者对疾病及其预后完全知情，但患者在接受乙状结肠造瘘术后，刚开始看到外露的肠管，表现极为自卑、自我厌恶和情绪低落，交流沟通困难。患者经常独自沉默，不愿意倾诉，更是厌恶外人到访。

8. 其他 患者与丈夫感情甚好，均已退休，经济来源主要是退休工资。育有两个女儿一个儿子，都已成家。大女儿从事服装行业，个体经营，时间较为自由，又和老人在同一小区居住。二女儿在企业上班，工作较忙。患者夫妇和儿子一家一起居住。儿子、儿媳忙于工作，无暇照顾，主要照顾者为丈夫和大女儿。

9. 诊断 直肠癌转移，轻度疼痛（用药后），乙状结肠造瘘（服务期间）。

二、宁养服务及成效

（一）主要问题

1. 轻度疼痛
2. 造瘘口周围皮肤轻微糜烂，造瘘口狭窄并凹陷
3. 营养不良
4. 心理灵性痛苦

（二）服务策略

1. 镇痛治疗
2. 造瘘口居家护理
3. 营养支持
4. 减轻心理灵性痛苦

（三）实施过程及成效

1. 镇痛治疗

宁养服务中的用药过程及癌痛效果评价见表1。

表 1　患者用药详情

时间	药物、剂量、用法	辅助药物、剂量、用法	疼痛评估 NRS 评分
2016.8.9	芬太尼透皮贴剂 16.8 mg 每 72 h 更换 1 次，贴皮	无	首次用药后 NRS 评分 2 分 2016.9.9 探访 NRS 评分 1 分
2016.10.12	芬太尼透皮贴剂 21.0 mg 每 72 h 更换 1 次，贴皮	无	2016.10.12 门诊 NRS 评分 5 分 2016.11.5 探访 NRS 评分 1 分
2016.12.28	芬太尼透皮贴剂 25.2 mg 每 72 h 更换 1 次，贴皮	加巴喷丁 0.3 g 每日 3 次口服	2016.12.28 门诊 NRS 评分 6 分 2016.12.30 电话随访 NRS 评分 2 分
2017.1.4	芬太尼透皮贴剂 25.2 mg 每 72 h 更换 1 次，贴皮	加巴喷丁 0.6 g 每日 3 次口服	2017.1.4 门诊 NRS 评分 4 分 2017.1.10 探访 NRS 评分 1 分
2017.5.10	芬太尼透皮贴剂 33.6 mg 每 72 h 更换 1 次，贴皮	加巴喷丁 0.6 g 每日 3 次口服	2017.5.10 门诊 NRS 评分 5 分 2017.6.27 探访 NRS 评分 1 分
2017.8.2*	芬太尼透皮贴剂 42.0 mg 每 72 h 更换 1 次，贴皮	加巴喷丁 0.6 g 每日 3 次口服	2017.8.2 门诊 NRS 评分 5 分 2017.9.4 探访 NRS 评分 0 ～ 1 分 病情平稳直至病故

* 按此处方用药至患者离世

2. 造瘘口居家护理

（1）乙状结肠造瘘口周围皮肤轻微糜烂（图 1）

1）2017 年 12 月 19 日探访患者，家属告知自患者出院以来造瘘口一直由患者大女儿和丈夫给予换药，近日造瘘口周围皮肤出现湿疹

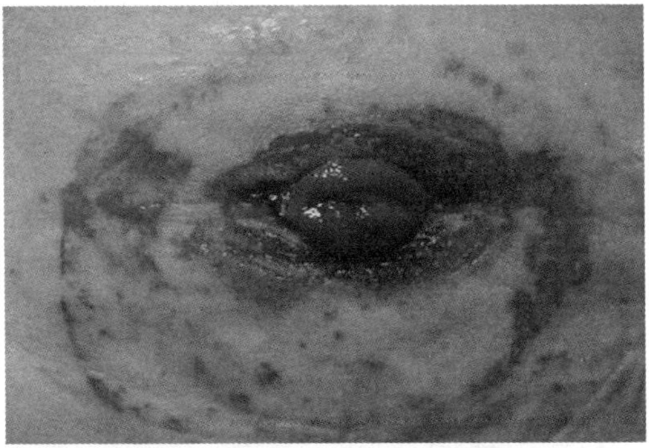

图 1　乙状结肠造瘘口周围皮肤轻微糜烂

和轻微糜烂。咨询我院胃肠科造口治疗师，这种情况主要是排泄物及碱性肠液污染造瘘口周围皮肤，引起接触性皮炎，又称造口周围皮炎。

2）造口周围皮炎护理措施：指导家属每天用温开水清洗造瘘口周围皮肤，并保持造瘘口周围皮肤清洁干燥。用凡士林纱布或氧化锌软膏敷于造瘘口周围，每次排便后用清水擦洗后再重新更换，必要时喷洒溃疡粉（双料喉风散），重点喷在糜烂处，吸收 5 ～ 10 min。湿疹可能是患者对造口袋过敏引起，可酌情使用，待粪便形成及养成定时排便的习惯后，患者就可以在每天排便后用棉垫将造瘘口盖好，用绷带固定即可。

3）效果评价：2018 年 1 月 10 日门诊服务时，患者家属告知自使用溃疡粉（双料喉风散）以来，糜烂处已经基本愈合，湿疹好转，粪便成形，未用造口袋，只用纱布覆盖造瘘口。

（2）造瘘口狭窄并凹陷（图 2）

1）2018 年 1 月 19 日探访患者，患者造瘘口周围皮肤清洁干燥，发红，造瘘口狭窄并凹陷，咨询我院胃肠科造口治疗师，造瘘口狭窄应对家属进行扩肛指导，皮肤发红可涂抹马应龙龙珠软膏。

2）扩肛指导：造瘘口狭窄可以使用手指扩张瘘口，动作要轻柔，不可用力过猛，以免造成肠黏膜损伤，扩张时可以戴手套，并以石蜡油等润滑指套，先以最细的小指扩张，停留 2 ～ 5 min，每天 1 次；小指进入顺利后，可换其他手指扩张，逐步使用 2 个手指

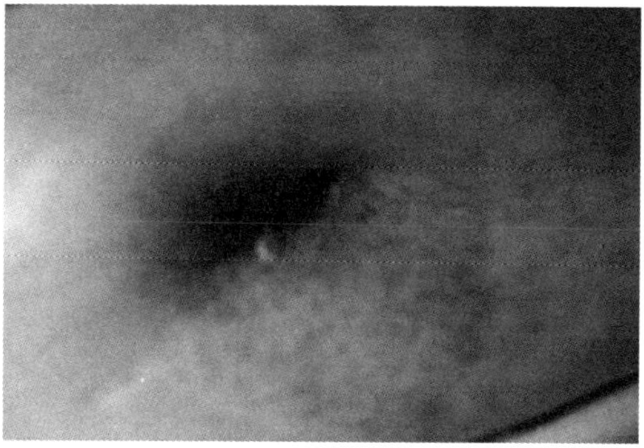

图 2 造瘘口狭窄并凹陷

同时扩张，直至造瘘口恢复正常。

3）效果评价：2018 年 1 月 31 日门诊服务患者家属来取药时告知每天由丈夫及大女儿给予扩肛操作，皮肤发红处经涂抹马应龙龙珠软膏后，已经明显好转。

（3）造瘘口护理操作流程：揭开造瘘口处纱布→暴露造瘘口→见成形粪便，用湿棉签轻轻抠出造瘘口中的粪便→用温开水清洗造瘘口周围皮肤→涂抹野生沙棘籽油（可起到润肠通便和保护造瘘口周围皮肤的作用）→喷洒双料喉风散或涂抹马应龙龙珠软膏（根据大便情况而定）→覆盖纱布→胶布固定。

3. 营养支持

（1）营养不良是恶性肿瘤患者常见的临床营养问题，宁养服务的对象是贫困的晚期癌症患者，大多数都在偏远山区，因缺乏对营养的认知，加上这类患者能量消耗大于摄入，所以导致患者出现营养不良。

（2）营养支持的饮食指导

1）对于贫困的晚期癌症患者的营养支持，首先要对患者及家属进行健康教育指导，让患者了解营养支持的重要性，使其更加积极地配合，改善营养状态，防止体重下降。晚期癌症患者的营养支持原则，最重要的是提高其进食能力，提高其免疫功能，增加抵抗力，达到延长生存期和提高生活质量的目的。给予合理的膳食结构，选择食物要新鲜、多样化，每餐的食物都应包括三大类：首先是提供能量的谷类、薯类；然后是提供蛋白质的鱼、肉、蛋、奶、大豆及其制品；最后是提供维生素、矿物质及天然抗氧化剂的蔬菜水果类。注意饮食应清淡、易消化，提高患者的食欲，根据患者的实际消化能力调整饮食，保证营养供应。

2）对造瘘患者的饮食指导没有严格的限制，最主要的是均衡饮食。在尝试新食谱的时候，应当限制每次一种，一次不能吃得太多。如果没有出现不适，可以逐渐加量。在进食时，尽量做到干湿分开，以使粪便成形。同时可增加饮用酸奶以调节菌群，起到调节肠功能的作用。尽量避免食用不易消化、产气较多或有刺激性的食物，如洋葱、红薯、大蒜、芹菜、豆类、啤酒等。

4. 减轻心理灵性痛苦

患者由于肠管外露，表现极为自卑、自我厌恶和情绪低落。医护人员转介社工跟进服务，患者对社工服务也较为抵触，交流沟通困难。在医、护、社多次合作给予用药指导、造瘘口护理与心灵跟进后，患者逐渐开始倾诉内心痛苦的情绪；同时也发现经过正确造瘘口护理后，之前出现的粪液外漏、异味等问题逐一改善，患者逐渐接受自己目前的状态。社工在跟进的过程中告知家属如有需要可以申请宁养义工为患者和家属服务。这不但缓解了照顾者的疲惫感，也让患者体会到宁养同仁的关爱，整个跟进服务成效满意，家属对宁养疗护予以肯定。

（四）体会

患者行乙状结肠造瘘术后，形成凹陷形造瘘口，造口袋不好固定，容易造成粪便漏出，刺激周围皮肤，并且这位患者对造口袋过敏，日常护理问题较多，使患者的居家护理更加困难。我们通过收集资料、咨询专家，应用价格便宜、市场上容易买到的又有效果的中药制剂和纯植物制剂，指导家属正确使用，经过反复试验总结出一种有效的护理方法。

（1）双料喉风散易取、价廉、易操作、起效时间快、止痛效果迅速、缩短愈合时间，使患者疼痛减少，有较好较稳定的治疗效果。我们改变了双料喉风散只能治喉部疾患的观念，在家庭和基层卫生院用双料喉风散来护理皮肤黏膜损伤、伤口愈合不良等。

（2）马应龙龙珠软膏中的人工麝香具有消肿止痛、疏通经络的作用；人工牛黄具有清热解毒、抗感染的作用；珍珠具有镇静安神、清热祛痰、解毒生肌的作用；琥珀具有镇惊安神，散瘀止血的疗效，多用于治疗痈疽疮毒；硼砂具有清热消痰，解毒防腐的功效；冰片主治郁火烦心，具有消肿止痛的功效；炉甘石具有抗菌的作用，抑制局部葡萄球菌的生长，能够少量吸收创面的分泌液，还具有收敛、保护的作用。

贺春萍的研究中提到马应龙龙珠软膏局部用药治疗及护理压疮，取得了较好的疗效，利于组织再生和创面愈合。同时采取暴露或纱布覆盖，干后不易与创面发生粘连，以减轻换药时的疼痛刺激。诸药合用，起到止血化瘀、温经通络、祛腐生肌、解毒散结消肿、软化瘢痕的作用。用于治疗压疮，马应龙龙珠软膏能改善患部血液循环，促进新陈代谢，增加组织营养，促进创面修复愈合。

（3）野生沙棘籽油是以青藏高原海拔 3800 米以上的野生沙棘为原料，富含沙棘总黄酮、花青素、维生素 E、维生素 B 族、类胡萝卜素、亚油酸、亚麻酸、5- 羟色胺、大量酯类物质等 160 多种对人体有益的营养活性物质成分，可促进机体新陈代谢，增强抗炎作用，以及明显促进组织再生、溃疡愈合。因此沙棘籽油在临床上对辐射损伤、烧伤、烫伤、皮炎、黏膜炎、口腔溃疡、子宫内膜炎和胃及十二指肠溃疡等有很好的疗效，对手术后伤口愈合、消除疼痛、减少不良反应，也有很好的作用。

总之，应用相关中药制剂和纯植物制剂护理造瘘口，既便宜又可以促进伤口愈合，疗效显著。

参考文献

［1］苏娟娟．马应龙龙珠软膏治疗复发性口腔溃疡的疗效［J］．现代诊断与治疗，2019，30（01）：30-32.

［2］尚海．晚期癌症患者的奇迹［J］．抗癌，2006，1：10003-10005.

［3］李玲．居家造口患者的护理方法及健康指导［J］．当代护士（综合版），

2012（01）：36-37，39.
［4］胡粤辉．双料喉风散在皮肤黏膜糜烂护理中的应用观察［J］．中国现代药物应用，2007（02）：29.
［5］贺春萍．中药马应龙龙珠软膏治疗压疮35例［J］．中国中医药科技，2009，16（01）：76.

癌痛合并下肢淋巴水肿的居家照顾

唐山市人民医院宁养院　冯敬霞　孙君君　鲁思思　于美

一、基本资料

1. 一般项目　边女士，28岁，已婚，初中学历，无业，无烟酒史。

2. 宁养院开始服务时间　2019年7月31日

3. 家庭树

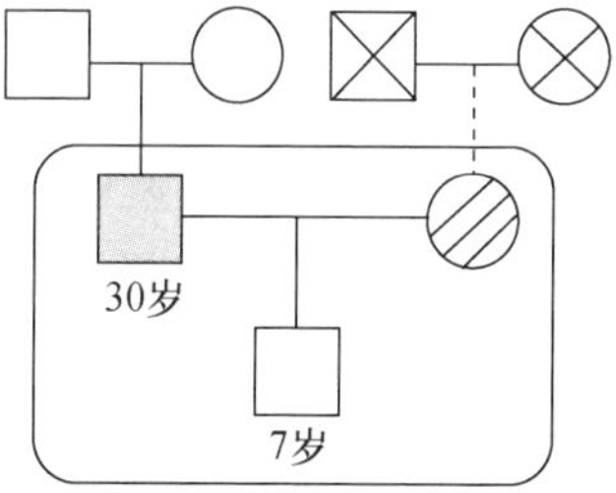

4. 病史摘要　患者于2018年12月7日盆腔恶性肿瘤确诊后行放化疗。2019年5月出现腰腿疼痛，开始服用盐酸羟考酮缓释片镇痛治疗，剂量为20 mg每12 h 1次口服，随着病情进展，药量逐渐增加。食欲一般，睡眠差，伴有恶心、呕吐、便秘，右大腿肿胀。

5. 首次探访体格检查　体温36.6℃，脉搏78次/分，呼吸20次/分，血压112/68 mmHg。神志清晰，自主体位，表情痛苦忧虑，对答切题。全身皮肤及巩膜无黄染，浅表淋巴结未触及。双侧瞳孔缩小，对光反射迟钝。头颈部及心肺查体未见明显异常。下腹部饱满，未触及明显肿物，无压痛，移动性浊音阴性，肠鸣音正常，阴道无渗血渗液。右下肢水肿，四肢肌力Ⅳ级。生理反射存在，病理反射未引出。KPS评分60分，QoL评分39分。

6. 首次疼痛评估　腰骶部呈持续性酸痛，右大腿持续性胀痛，口服盐酸羟考酮缓释片 120 mg 每 12 h 1 次，NRS 评分 4 分。

7. 患者和家属的心理压力 患者年轻，了解病情及预后。患者的养父母均已离世，与生活在农村的公婆关系疏离，儿子在读小学，丈夫为了方便白天照顾患者，夜间做保安。家庭经济状况较差，亲友关爱较少。患者求生求治欲望强。

8. 其他 患者曾经在商场做销售，与丈夫自由恋爱，夫妻感情较好。丈夫为人老实厚道，对妻子言听计从。患者患病后将养父母为其留下的房产变卖用于治病，靠丈夫打工维持生活。患者自诉因与公婆生活习惯差异较大，不愿与他们共同居住。患者儿子 7 岁，随着病情的加重，患者无力照顾儿子，其子由公婆带回老家寄养。

患者自诉多年前偶然从家中发现自己的领养证书，经过向其养父询问得知，养父母四十多岁时仍没有生育子女，养母弟弟知道有一生活困难家庭想把女儿送人抚养，征得养父母同意后，将其抱回家中。因需要上户口，所以为其办理了正式领养手续。养父母对患者视如己出，但在患者尚年幼时，养母因病离世，患者与养父相依为命。患者回忆了很多因年少叛逆，后悔不已的事情，曾经跟养父吵架，离家出走。年迈的养父四处寻找，急到报警。养父在患者成家生子后，也因病离世。宁养团队询问患者是否想寻找亲生父母，是否需要宁养院工作人员的帮助，患者表示养父曾经也问过此类问题，她表示从未想过要去寻找，因为不想相认，内心早已经把养父母当做亲生父母看待。

患者担心儿子的未来，亲手制作了回忆册，厚厚的本子按照时间排序，每张照片上都配有患者写给儿子的嘱咐，希望儿子不要忘记自己和外公。在家庭财产方面已经做好了安排，对于丈夫的未来，未提及任何担心及顾虑。

9. 诊断 盆腔恶性肿瘤，重度癌痛，右下肢淋巴水肿。

二、宁养服务及成效

（一）主要问题

1. 重度疼痛

2. 右下肢淋巴水肿

3. 恶心、呕吐及便秘

4. 社会与灵性问题

（二）服务策略

1. 缓解疼痛

2. 淋巴水肿的护理

3. 控制恶心、呕吐及便秘等症状

4. 社、心、灵整体照顾

（三）实施过程及成效

1. 镇痛治疗

（1）2019 年 8 月 2 日：给予硫酸吗啡缓释片 180 mg 每 12 h 1 次口服，盐酸吗啡片 60 mg 必要时口服，以应对暴发痛，并联合加巴喷丁 0.2 g 每日 3 次口服，布洛芬 0.2 g 每日 2 次口服，NRS 评分 2 分。

（2）2019 年 8 月 30 日：硫酸吗啡缓释片 300 mg 每 12 h 1 次口服，加巴喷丁 0.3 g 每日 3 次口服，布洛芬 0.2 g 每日 3 次口服。

（3）2019 年 10 月 21 日：右大腿肿胀加重，疼痛加重，硫酸吗啡缓释片 480 mg 每 12 h 1 次口服，奥氮平 5 mg 每晚口服，加巴喷丁 0.3 g 每日 3 次口服，布洛芬 0.2 g 每日 2 次口服，NRS 评分 2 分。

（4）2019 年 11 月 1 日：因患者大腿疼痛难以控制，宁养院链接医院麻醉科，成功开展唐山市首例鞘内镇痛泵植入术，提高了患者的生活质量。

（5）2020 年 1 月 15 日：硫酸吗啡缓释片增加至 600 mg 每 12 h 1 次口服，其他止痛治疗不变，NRS 评分 2 分。

2. 淋巴性水肿的治疗与护理

下肢淋巴水肿的治疗在临床上素来困难和棘手，目前尚缺乏较好的治疗方法。评估肿胀程度：测量右下肢脚踝、小腿最大周径，髌骨上缘 10 cm，大腿根部周径，计算肿胀率。患肢肿胀率＝［（患肢周围径-健肢周围径）/ 健肢周围径］×100%。患肢肿胀率越大，说明病情越严重，治疗难度越大。该患者右大腿根部肿胀率为［（70 － 40）/40］×100% ＝ 75%，肿胀程度较重。

（1）药物处理：呋塞米 40 mg ＋螺内酯 100 mg ＋地塞米松 4.5 mg 每日 1 次口服，连用 5 天后逐渐减少地塞米松用量。症状减轻后停药。水肿加重时可再次用以上药物重复治疗。

（2）指导患者丈夫每天给患者按摩，行淋巴引流治疗，每次 30 ～ 45 min。利用手掌或手指加压缓慢或旋转式地在皮肤上擦动；以两手的拇指、食指握住肢体，拧挤加压。按照以下步骤进行：①尽量取舒适卧位，首先检查被按摩部位的皮肤是否完整，按摩者清洁双手及需按摩部位涂擦润肤油；②前处理：按摩前引导患者缓慢深呼吸 3 次，按摩健侧腹股沟淋巴结区域时向外向上按摩；从健侧开始向心性按摩下腹部；从近心端开始按摩腰臀部；③患肢按摩，将大腿外展，先按摩腹股沟淋巴结区域，然后按摩患侧腿部各部位，大腿及小腿各分为三段进行按摩，从大腿上段开始，各部位往上按摩，依序按摩大腿中段、大腿下段、小腿上段、小腿中段、小腿下段，腘窝有丰富淋巴结，也要按摩，反复多次，约 30 min；④后处理：从患侧腹股沟开始，按摩腹部及腰臀部，至健侧腹股沟。以促进患侧淋巴液通过淋巴通路回流，达到减轻和消除患肢水肿的作用。按摩完毕使用弹力绷带。

皮肤护理：建议患者将右下肢置于垫高的软枕上，避免长时间坐位导致右下肢受压，保持床铺清洁，定期沐浴，穿宽松柔软的棉质衣服。

3. 症状控制

（1）恶心呕吐：昂丹司琼片 4 mg 每 12 h 1 次口服，甲地孕酮片 160 mg 每日 1 次口服。告知患者应低盐清淡饮食，减少氯化钠摄入。应以富含维生素及粗纤维的食物为主，少吃多餐。

（2）便秘：建议每日饮用蜂蜜水，给予乳果糖口服液 15 ml 每日 1 次口服，甘油灌肠剂 100 ml 必要时纳肛。

4. 社、心、灵整体照顾

依据社会支持理论的观点，一个人所拥有的社会支持网络越强大，就能够越好地应对各种来自环境的挑战。宁养社工想方设法去扩大患者及其家庭的社会网络资源，以提高利用社会网络的能力。

（1）个人资源：主要是对其身体及心理的支持。患者年轻，亲友较少，聆听患者倾诉被收养的身世，与患者交流孩子的教育和照顾问题，减轻了患者心理灵性的压力。我们曾与唐山市抗癌乐园建立联系，给患者提供朋辈群体的支持。

（2）社会资源：宁养院组织了爱心募捐，募集善款 800 元。宁养义工在 8 个月的宁养服务期间也上门探访 3 次；协助向唐山市红十字会提出申请，以帮助患者获得米、面、油等生活物资。

患者家属得到护理指导及心理支持，不再恐慌无助，从容应对各种困难。2020 年 3 月 5 日患者去世。1 个月后家属来宁养院，向宁养医护人员深鞠一躬，表达对宁养服务的由衷感谢。

（四）体会

晚期癌症的淋巴水肿是淋巴管引流功能障碍导致的组织肿胀，是淋巴管系统流入流出之间失去平衡所致。接受盆腔肿瘤手术及术后放疗的患者中，有 40% 出现淋巴水肿。淋巴水肿是护理人员在安宁病房中处理末期癌症患者时常见的困难症状。淋巴水肿的护理包括皮肤护理、手法引流和加压及运动护理。

皮肤护理：淋巴水肿患者易并发皮肤感染，保护皮肤完整性并及时发现和处理皮肤问题能最大限度地减少感染，防止皮肤病变。建议患者抬高右下肢置于垫高的软枕上，避免长时间坐位导致右下肢受压，保持床铺清洁，定期沐浴，使用中性沐浴露，保持皮肤湿润，穿宽松柔软的棉质衣服。

手法引流综合消肿治疗（complete decongestion therapy，CDT）包括手法淋巴引流配合弹性绷带包扎、功能训练等，是近年临床使用广、疗效较好的淋巴水肿治疗方法。

手法引流护理：每天行手法淋巴引流治疗，每侧每次 30 ～ 45 min。治疗前嘱患者排空膀胱，协助患者取平卧位，腹部放松，双下肢自然外展，脚稍垫高，并在身体承重部位放置软垫，以减轻不适。参照 Foldi 等手法淋巴引流操作方法，治疗顺序一般为先健侧后患侧，先躯干后肢体，先对区域淋巴结（锁骨上窝、腋窝及腹股沟）进行按压，再按其引流区域的淋巴管走向作引流，以促进患侧淋巴液通过淋巴通路回流，达到减轻和消除患肢水肿的作用。按摩完毕使用弹力绷带协同治疗。

功能锻炼：在绷带压力包扎时及腹式深呼吸的配合下，对患者行下肢功能锻炼。淋巴水肿功能锻炼无统一规则与方法，指导患者进行散步、爬楼梯等运动，滚球、踝部打圈、足趾点地等坐姿运动或空中行走等床上运动，遵循灵活、适度、循序渐进的原则，必须在使用压力绷带或穿戴淋巴水肿压力袜的基础上进行，建议每天1 h，分多次进行。

通常淋巴水肿属于慢性及无法治愈的合并症，亦因此对患者的躯体及心理健康产生极大的困扰。多种方法联合，间断、反复应用，尽力减轻患者各种不适症状，正是癌末患者居家护理的目的和意义。

参考文献

[1] 全国社会工作者职业水平考试教材编写组. 社会工作实务［M］. 北京：中国社会出版社. 2019.

[2] 汪立，陈佳佳，于子优，等. 手法淋巴引流综合消肿疗法治疗盆腔恶性肿瘤根治术后下肢淋巴水肿［J］. 组织工程与重建外科杂志，2016，12（3）：186-188.

[3] 刘高明，胡进，刘媛媛，等. 宫颈癌治疗后继发性双下肢淋巴水肿患者的护理［J］. 护理学杂志，2019，34（9）：37-39.

[4] Foldi M，Strobenreuther R. Foundations of Manual Lymph Drainage［M］. Sydney：Elsevier Mosby，2005.

[5] 鞠伶伟，陈雷，刘兆喆，等. 手法淋巴引流综合消肿疗法治疗双下肢淋巴水肿1例［J］. 创伤与急危重病医学，2017，5（2）：88-90.

[6] 刘宁飞. 淋巴水肿——诊断与治疗［M］. 北京：科学出版社，2014.

[7] 张智容，王英伟. 淋巴水肿护理［J］. 慈济医学杂志，2006，18（4-S）：25-29.

晚期舌癌鼻胃管的居家护理

河北医科大学第四医院宁养院　包素婷　叶晓英

一、基本资料

1. 一般项目　李女士，70 岁，初中学历，退休，无烟酒史。

2. 宁养院开始服务时间　2019 年 11 月 15 日

3. 家庭树

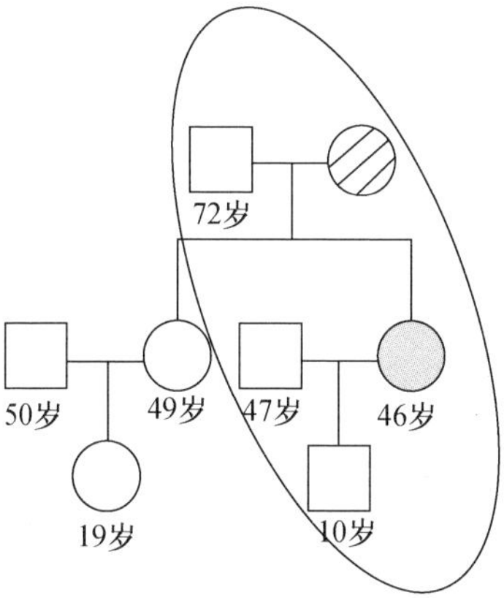

4. 病史摘要　患者 6 年前接受舌腺样囊性癌手术治疗，1 年前右舌底肿物增大，右颌面部疼痛伴右颞部疼痛，应用氨酚羟考酮片 1 片必要时口服止痛治疗，疼痛控制尚可。2019 年 10 月 2 日患者因咀嚼及吞咽困难置鼻胃管。后因疼痛和经济原因申请宁养服务。

5. 首次探访体格检查　体温 36℃，脉搏 92 次 / 分，呼吸 23 次 / 分，血压 120/80 mmHg。中度贫血貌，消瘦，皮下脂肪少，皮肤弹性差。可见留置鼻胃管。右舌根可见 2 cm×2 cm 肿物，无破溃出血，呼吸顺畅，气道无压迫。颌下可见长约 10 cm 陈旧性手术瘢痕。

心、肺和腹部检查无异常。KPS 评分：50 分，QoL 评估：37 分。

6. 首次疼痛评估 颌面部伴右颞部疼痛，呈持续性刺痛，NRS 评分 8 分。

7. 患者和家属的心理压力 患者了解自己的诊断和预后，疼痛时情绪低落，进食少时心理压力较大，营养不足。老伴和小女儿在家照护患者，担心病情持续恶化。

8. 其他 患者小女儿辞去之前房地产销售工作，协同父亲一起照护母亲。

9. 诊断 舌癌晚期，重度癌痛。

二、宁养服务及成效

（一）主要问题

1. 重度疼痛
2. 营养不良
3. 失眠
4. 便秘
5. 情绪低落

（二）服务策略

1. 减轻疼痛
2. 增加营养
3. 改善睡眠
4. 缓解便秘
5. 心灵照顾

（三）实施过程

1. 减轻疼痛

2019 年 11 月 18 日，氨酚羟考酮片，1 次 1 片，每 6 h 1 次鼻胃管注入。

2019 年 11 月 21 日，止痛药改为芬太尼贴剂 2.1 mg 每 72 h 更换 1 次，在躯干或上臂未受刺激及未受辐射的平整皮肤表面上贴用，24 h 后 NRS 评分 1 ～ 2 分。

2019 年 12 月 12 日，芬太尼贴剂 2.1 mg 每 72 h 更换 1 次。有暴发痛，给予盐酸吗啡片，1 次 20 mg，必要时鼻胃管注入，NRS 评分 2 分。

2020 年 1 月 6 日至 2020 年 7 月 20 日，患者只需盐酸吗啡片止痛，1 次 20 mg，必要时鼻胃管注入。NRS 评分 1 分。

后因病程进展，疼痛加重，2020 年 7 月 26 日开始，重新启用芬太尼贴剂 4.2 mg 每 72 h 更换 1 次。之后，随着疼痛加剧，芬太尼贴剂剂量逐渐增加到每 72 h 8.4 mg，后再到 12.6 mg，直到 11 月 26 日患者在医院安详离世。

2. 增加营养

2019 年 11 月 15 日宁养院接诊时鼻胃管保留通畅。

（1）宁养院护理人员指导照顾者（患者丈夫）正确固定鼻胃管，避免打折扭曲，定时更换固定敷料，注入食物后脉冲式冲管，防止食物发酵或管路堵塞。

（2）患者置鼻胃管后每天注入肠内营养剂、奶、米汤等流食。考虑流食热量低、消耗快，患者消化功能正常，护理人员教会家属制作匀浆膳。根据患者热量和蛋白质的需求，选择肉、蛋、面包、豆制品及水果、蔬菜等经加工混合而制成的糊状饮食，营养成分全面，接近正常饮食。根据患者每天的实际情况，循序渐进增加此营养制剂的摄入。

（3）鼻饲饮食现用现配，温度控制在 38 ～ 40℃，量由少逐步增多，宁养服务期间一般患者每天注入匀浆膳 3 ～ 5 次，每次 250 ～ 300 ml，肠内营养剂、奶、米汤等流食每天注入 2 ～ 3 次，每次 200 ml。镇痛药研碎后溶于水中，与食物间隔半小时后注入。鼻饲饮食尽可能减少夜间次数，保证患者和家属的睡眠。

（4）护士演示指导家属口腔护理的方法，叮嘱家属做口腔护理每日 1 ～ 2 次，保持口腔清洁。

3. 改善睡眠

积极有效地控制疼痛，提高身体舒适度。保持环境安静，睡前泡脚。

4. 缓解便秘

指导家属根据患者消化情况制作营养餐时增加蔬菜、水果，并教会家属和患者按顺时针方向按摩腹部，促进肠蠕动，若 3 天仍未排便，要给患者应用开塞露或甘油灌肠液灌肠治疗。

5. 心理灵性照顾

耐心倾听，鼓励患者表达真实想法，家属多给予陪伴关爱，照顾者的付出通过肢体语言给予传达，使患者和照顾者的情感互相传递。现家属和患者能够敞开心扉及时道爱、道谢而不畏惧道别。

（四）成效

疼痛控制满意，NRS 评分 1 分，未出现不良反应。

根据患者实际情况配制营养餐，几个月后患者体重增加了 6 kg，面色红润，体力较前恢复，可于室内外轻度活动。

有效控制疼痛，睡前泡脚以及提供安静环境后，现睡眠正常。

便秘缓解，每 1 ～ 2 日排大便 1 次。

经过半年的居家服务、电话咨询，患者的疼痛得到了控制，情绪逐渐稳定，能接受现实，较多时候能同家属一起研究自己的营养餐，对今后的生活重拾信心。老伴生活较前有规律，夜间睡眠好。小女儿采购食物多样化，学会了根据母亲的适应情况合理搭配饮食，使患者体重增加，女儿心理压力得以缓解，与家人相处和睦。

（五）体会

本案颌面部肿瘤局部症状较重，无呼吸道压迫，只要营养摄入充足，患者的生存期和生活质量均会有提高，经过宁养团队与患者和家属的交流沟通、悉心指导，患者逐渐接受了现实并树立信心，活在当下，努力增加生命的宽度。宁养团队的支持使居家遇到临时护理问题的患者有了心理依托，是没有专业知识的家属的教科书。本案患者生活质量提高、心态改善，让我们在以后的工作中对尽心尽力帮助每一位患者减轻病痛有了更大的信心。

参考文献

[1] 李嘉诚基金会「人间有情」全国宁养医疗服务计划办公室 . 纾缓医学——晚期肿瘤的宁养疗护 [M]. 北京：高等教育出版社，2014.

[2] 张爱珍 . 医学营养学 [M]. 3 版 . 北京：人民卫生出版社，2009.

[3] 姜安丽 . 新编护理学基础 [M]. 北京：人民卫生出版社，2006.

[4] 顾景范，杜寿玢，查良锭，等 . 现代临床营养学 [M]. 北京：科学出版社，2003.

[5] 陈敏钧 . 癌症治疗护理学 [M]. 北京：人民军医出版社，2006.

[6] 宁宁，成翼娟，李继坪 . 肿瘤科护理手册 [M]. 北京：科学出版社，2011.

[7] 闻曲，刘义兰，喻姣花 . 新编肿瘤护理学 [M]. 北京：人民卫生出版社，2011.

[8] 刘均娥，范旻 . 临床营养护理学 [M]. 北京：北京大学医学出版社，2009.

上腔静脉综合征的宁养疗护

上海交通大学附属新华医院崇明分院宁养院　陈柳　施丽霞

一、基本资料

1. 一般项目　陈先生，52 岁，初中学历，农民，无烟酒史。

2. 宁养院开始服务时间　2019 年 8 月 20 日

3. 家庭树

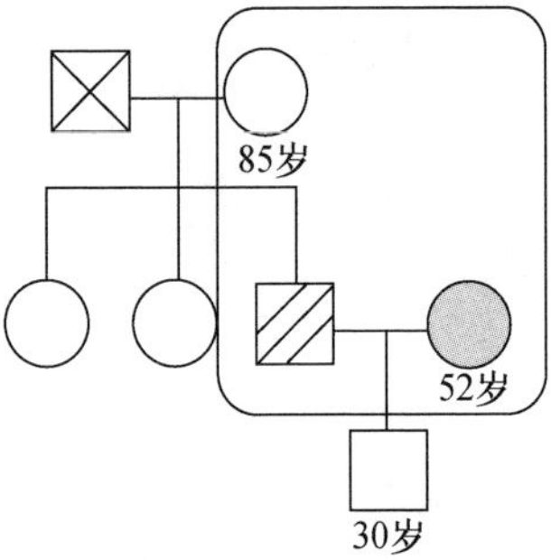

4. 病史摘要　患者于 2008 年 5 月因上纵隔神经内分泌癌和胰腺癌接受手术后，行化疗及胸部放疗。后病情进展，2017 年 5 月 4 日出现肺和胸椎转移，伴胸背部间歇性闷痛，开始接受宁养疗护，后因住院治疗多次暂停宁养服务。2019 年 8 月又因胸背部间歇性胀痛加剧再次恢复宁养服务，当时有刺激性咳嗽、咳痰、乏力。饮食欠佳，大小便正常，睡眠欠佳。

5. 首次探访体格检查　体温 37℃，脉搏 86 次 / 分，呼吸 22 次 / 分，血压 130/90 mmHg。意识清晰，营养不良，自主体位，慢性面容。颜面部轻度水肿，双侧颈部淋巴结肿大，可见右侧 2 cm×3 cm 肿大淋巴结，左侧有融合成片的淋巴结，表面静脉显现。双肺呼吸音清晰，未闻及明显啰音。心律齐，未闻及杂音。腹部平坦，全腹软，肝脾未触及，移动性浊音阴性。腹部见 10 cm 纵形陈旧性手术瘢痕，愈合佳。双下肢无水肿。

6. 疼痛评估 疼痛主要位于胸背部，间歇性闷痛，偶有头部间歇性胀痛。患者自己不规律使用芬太尼贴剂 4.2 mg 外贴，平均 NRS 评分 3 ～ 5 分。

7. 患者和家属的心理压力 患者对疾病及其预后完全知情。生病后长期在家休养，靠妻子工作来维持家用，对妻子感到愧疚。儿子在上海工作，尚未成家，患者对因病致贫可能影响到儿子的婚姻感到不安。患者母亲知情，年老体弱，与患者同住，平时生活尚可自理。患者对不能给母亲更好的照顾，反让母亲担忧，今后自己的离世更会导致母亲伤心感到深深的自责。一年多来断断续续使用镇痛药的经历给患者带来了较大的心理压力，担心成瘾，试图减少用药量，但疼痛一直未能得到更好的控制，更加重了他的心理负担。患者妻子因长期照顾患者，收入来源不稳定，经济压力较大。对丈夫病情的迅速进展及变化，不知如何应对，惶恐不安。对未来的生活方向感到迷茫与担忧。

8. 其他 患者长期在家休养无收入，经济困难。夫妻关系和谐，妻子做过保育员、承包蟹塘养殖业等，因照顾患者而辞掉工作，目前是长期护理险的专业护理员。患者两个姐姐不定期来探望。

9. 诊断 上纵隔肿瘤伴肺、胸椎、心脏转移，中度癌痛。

二、宁养服务及成效

（一）主要问题

1. 中度癌痛
2. 上腔静脉综合征——刺激性咳嗽伴气急，家属护理知识缺乏
3. 患者及家属焦虑

（二）服务策略

1. 控制疼痛
2. 对家属进行护理知识和技能宣讲及指导

3. 减轻患者及家属的焦虑

（三）实施过程

1. 疼痛控制

全面评估患者疼痛，指导其按医嘱规律用药。芬太尼贴剂 4.2 mg 每 72 h 更换 1 次外贴，吗啡 5 mg 必要时口服。居家探访中经常发现患者并未按医嘱规范用药，故止痛效果不稳定，NRS 评分波动在 3 ～ 5 分。我们多次进行居家探访、电话询诊及门诊随访，控制疼痛护理指导及宣教内容如下：

（1）耐心向患者及家属解释，如果按医嘱规律用药是不会产生耐药的道理，并发放止痛药使用相关宣传册；教会家属评估诱发及加重疼痛的因素，做好评估及记录；向患者及家属解释保持环境安静舒适的重要性，采取音乐疗法转移或分散患者注意力，教其使用热敷等物理治疗；向家属解释镇痛药不可逆的副作用为便秘，可通过日常的饮食调整、腹部被动按摩、服用缓泻剂等缓解。

（2）现场示范芬太尼的使用方法及粘贴部位。选择胸部、上臂、大腿内侧等皮肤光滑平整部位，避开有破损、炎症或脂肪较薄的部位。指导家属做好疼痛评估及用药记录。向家属提供使用芬太尼记录手册，指导记录芬太尼更换时间及暴发痛次数。

（3）家属取药时，再次播放芬太尼使用视频让其观看，让患者妻子复述芬太尼使用方法。

2. 上腔静脉综合征照护

耐心向家属提供居家护理知识和技能宣教，解释相关护理的方法，并现场示范，内容如下：

（1）明确告知家属患者宜取半坐卧位或高枕卧位，利于头颈部血液回流，减轻皮肤黏膜水肿。指导使用自制小桌板放床上，可加放靠枕以备患者靠卧，保持舒适体位。

（2）提供安静舒适、空气洁净的环境，适宜的温度和湿度。减少患者活动量，以减轻缺氧情况。注意保暖，防止受凉。

（3）建议家属开启空调、开窗或开电风扇保持室内空气流通（但注意气流不要直接吹向患者面部），也可使用微型电风扇直接将风吹到患者脸上，使患者感到舒适。家中有自备制氧机，按患者需要给予吸氧治疗，指导吸氧的注意事项及安全事宜，长时间吸氧浓度宜控制在每分钟 1 ～ 2 L。每日更换湿化瓶，使用冷却开水或矿泉水，水平面高度不宜超过三分之二，保持鼻导管的通畅。家中已购有血氧饱和度测定仪，定时测量。了解缺氧情况，注意观察血氧饱和度，如果血氧饱和度低于 95%，指导短时间内将氧流量调至每分钟 6 ～ 7 L，待血氧饱和度升至 95% 以上后将氧流量调至每分钟 1 ～ 2 L；如果血氧饱和度低于 90%，建议送医院救治。

（4）向家属解释保持皮肤完整的重要性。因淋巴结肿胀造成局部皮肤瘙痒，建议剪短手指甲，修整指甲使之平滑，夜间戴棉质手套入睡。避免患者穿紧身衣物和盖厚重被子，以减轻胸部压迫感；及时清理呼吸道分泌物，教会家属背部叩击排痰的方法，促进有效排痰。可尝试使用热开水放置于桌上，利用热气吸入，以利痰液湿化，利于咳出。

3. 缓解患者及家属的焦虑及压力

患者夜间睡眠差，来自对疾病预后的担忧、对妻子放弃工作不离不弃照顾的愧疚、对母亲和儿子的日后照顾问题的忧虑，需口服助眠药物协助入睡。针对这些问题的实施方案是：

（1）耐心倾听患者对疾病进展的担忧，告知其宁养团队将提供专业的服务。

（2）嘱家属常陪伴患者身边，告诉家属避免谈及引起患者情绪波动的事情，使其保持情绪稳定，减轻焦虑及恐惧。

（3）建议患者听音乐、看电视等放松心情；可以痛哭一场，或用纸笔记录心中的不畅，释放内心压力及不愉快。

（4）在居家探访时宁养团队会分享一些宁养服务中其他患者的真实个案，给患者以精神方面的支持，使其保持良好的心态，利于提高其机体免疫力和生活质量。

（5）指导患者白天减少睡眠。晚上睡前喝牛奶或热水泡脚；必要时指导按医嘱服用药物。

（6）患者姐姐来门诊取药时，医护人员及时并耐心地与其沟通，对其告知患者对母亲今后生活的忧虑，引导其探望时承诺对母亲的照顾及善后事宜。家访患者时谈及儿子的婚姻和生活，引导患者表达及接受儿子的将来由其自己掌握，减轻患者忧虑。

（7）通过各种方式缓解妻子的压力，带动积极向上的家庭氛围。邀请其参加各种小组活动，通过家属之间的支持给予力量。给予患者妻子各种形式的纸质材料，让其和患者共同学习，增强其居家护理知识。多次居家探访，并带去活动的小礼物和志愿者赠送的靠枕，让其家庭感受社会关爱的力量。

（8）指导患者妻子应用专业知识及敏锐的观察力，教会其发现患者疾病的突发症状，及时送医，缓解患者危象。2020 年 5 月中旬，患者夜间出现胸闷气急症状加重，妻子及时发现危象送医抢救，将患者又一次从鬼门关抢救回来。妻子的果断处理也得到了专科医生的赞许和认同。

（四）成效

患者疼痛得到控制，平均 NRS 评分 2 ～ 3 分。妻子熟练掌握了各种居家护理知识，能很好地应对各种护理问题，使得全家的压力得到缓解。妻子顺利地通过招聘考试成为一名长期护理险的专业护理人员，收入缓解了家庭的经济困难，提升了家庭的生活水平。同时因为工作就在当地村子，因此也能兼顾对患者的照顾。妻子参加了宁养院的各种活动，留下了珍贵的回忆和照片、视频资料，对未来更有信心。后来儿子开始在和一名女孩交往，患者对儿子的牵挂减轻。几年来病情虽有进展，但在各方面努力下都得到了很好的控制及缓解，化险为夷，让全家能够接受现状，很好地活在当下享受生活，更好地度过好每一天。

（五）体会

上腔静脉压迫综合征起病急、病情发展迅速，往往伴有咳嗽、咳痰、呼吸困难、发绀、水肿等症状，家属缺乏护理经验，所以加强家属的专业护理技能的培养也是非常重要的。由于家中缺乏相应的医疗设备，所以在居家服务中指导家属善于观察及利用家中日常物品，针对患者具体情况进行个体化的护理指导并用来缓解患者的不适症状。在本个案的护理过程中，护理人员根据患者的具体情况利用家中小桌板指导其保持舒适体位，选择开启空调或电扇使室内空气流动，保持环境舒适，为患者更换宽松棉质衣物和手套保持皮肤完整性。

针对患者病情重、情绪低落，心理压力较大的问题，应经常与患者交流，讲解疾病与治疗的相关知识，取得患者的信任，使患者了解心理因素会加重病情，解除其思想顾虑。注意细心观察、耐心聆听、仔细分析患者的心理状况，评估患者的焦虑程度，鼓励其说出心中顾虑，给予患者及家属心理支持与疏导，才能加快症状缓解，提高患者的生存质量。

通过宁养服务，我们为患者及家属提供缓解性及支援性的全人照顾，协助他们提升生活质量；让患者及家属了解居家护理的重要性并一起参与其中，让家属更好地照顾患者的同时也回报社会，并得到相应的报酬，提升了自信。患者与家属积极面对疾病，对未来的生活更有信心。

参考文献

[1] 李嘉诚基金会「人间有情」全国宁养医疗服务计划办公室. 纾缓医学——晚期肿瘤的宁养疗护 [M]. 北京：高等教育出版社，2014.
[2] 林绮云，张菀珍，邱钰雯，等. 临终与生死关怀 [M]. 台北：华都文化事业有限公司，2010.
[3] 牛芳，杨希，沈佳琴，等. 胸部肿瘤患者合并上腔静脉压迫综合征的护理 [J]. 浙江医学，2020，42 (13)：1443-1450.
[4] 林维德，罗敏洁. 宁养的概论及实施 [J]. 医学与哲学，2014，5：7-11.

造瘘口出血的居家护理

哈尔滨医科大学附属肿瘤医院宁养院　于立娟

一、基本资料

1. 一般项目　郎女士，33 岁，离异，初中学历，无烟酒史。

2. 宁养院服务时间　2017 年 2 月 27 日

3. 家庭树

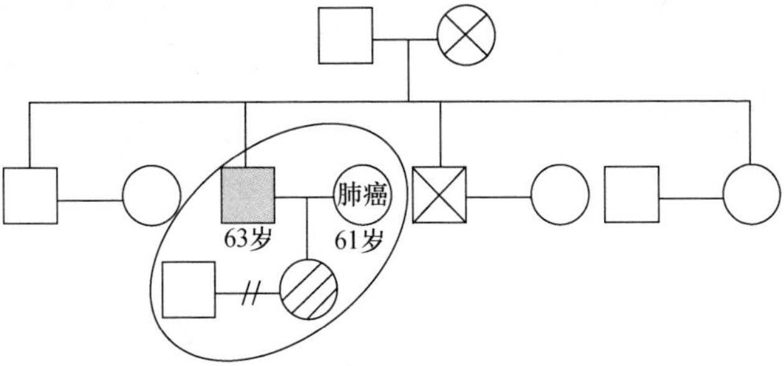

4. 病史摘要　患者于 3 年前接受结直肠癌扩大根治术与回肠造瘘术。2 年前再接受卵巢肿瘤细胞减灭术、粘连松解术、腹壁引流术，术后化疗 15 个周期。后期出现结直肠癌局部复发并有肝和腹腔内转移。半年前出现腰部疼痛，间断造瘘口出血 2 月余，因近期出血量多且症状急来申请宁养服务。

5. 首次探访体格检查　体温 36.5 ℃，脉搏 84 次 / 分，呼吸 22 次 / 分，血压 119/72 mmHg。精神及一般状态差，贫血貌，全身皮肤无黄染。双肺呼吸音清，心律齐，无杂音。右下腹部触压有包块，5 cm×5 cm，质硬，无压痛。右下腹壁造瘘口周围红肿，不规则突出于皮肤。KPS 评分 40 分，QoL 评分 30 分。

6. 首次疼痛评估　腰部疼痛，自备氨酚羟考酮，每 6 h 口服 1 片，NRS 评分 5 分。

7. 患者的心理压力 病情危重，知晓疾病诊断及预后。造瘘口出血，出血急且量大，不知如何处理而恐慌、疼痛，自行口服镇痛药，镇痛效果不理想。患者无法照顾患有肺癌的母亲，还要被母亲照顾，内心愧疚不安。

8. 其他 患者4年前离异，无子女，患病前后均无业，无固定收入。患者母亲吕女士，于2016年12月确诊为肺癌并伴肝及多发骨转移，左脚第三趾肿胀疼痛。因家庭经济困难，而不能得到及时的治疗和休养。平时不仅要照顾自己大部分生活，还要兼顾照顾患者。患者父亲经营一个小肉铺，白天在外忙碌，以维持家庭生活开支和母女二人的治疗费用，家庭生活负担重，经济压力大。

9. 诊断 结直肠癌复发转移，中度疼痛，回肠造瘘口出血。

二、宁养服务及成效

（一）主要问题

1. 中度疼痛
2. 造瘘口出血导致贫血
3. 焦虑及灵性困扰

（二）服务策略

1. 缓解疼痛
2. 减少造瘘口出血
3. 心理纾缓和灵性照顾

（三）实施过程

1. 镇痛治疗

宁养医师接诊时给予芬太尼透皮贴8.4 mg每72 h更换1次外贴，后因患者因体虚多汗，不方便使用贴剂。转为盐酸吗啡缓释剂60 mg每12 h 1次口服，观察止痛效果和不良反应，没有暴发痛。

2. 减少造瘘口出血

（1）指导患者少量出血时马上将造瘘口底盘取下，局部用棉球、纱布或湿巾轻轻压迫，可起到止血作用。

（2）频繁出血时可用止血剂，如 1% 肾上腺素溶液浸湿纱布压迫，用云南白药粉外敷，必要时需手术止血。

（3）黏膜破损出血，则用纱布压迫止血后外涂四环素软膏，再用凡士林纱布条保护。

（4）止血后温水清洗，局部暴露、干燥后使用造瘘口粉局部外用。

（5）用软纸巾轻轻抓持粪便，而不用硬纸巾擦粪便，以免损伤黏膜出血。

（6）指导患者适当多饮水，服用润肠缓泻剂，保持粪便软化。造瘘口出血量多时应绝对卧床休息。

（7）转介医院造口治疗师，给予专业的指导和护理。因患者活动不便，宁养院医护人员与造口治疗师共同居家探访，指导居家换药及护理方法。

（8）指导患者家人多陪伴，保持患者情绪稳定。

3. 心理纾缓和灵性照顾

（1）患者母亲吕女士肺癌骨转移，左脚第三趾胀痛，也纳入宁养医疗服务中，疼痛评估 NRS 评分 3 分，给予盐酸吗啡缓释片 10 mg 每 12 h 1 次口服，止痛效果满意，没有暴发痛。

（2）通过耐心倾听及陪伴患者，了解患者的经历及内心的真实想法，鼓励患者宣泄内心的痛苦和担忧，肯定患者本人曾经为家庭所付出的一切，认可其生命的意义，同理其感受，适时给予认可与理解。

（3）引导患者接受现实，活在当下。同时，引导患者家人接受现实，珍惜当下与患者相处的时光，使患者和家人能相互鼓励，相互支持，相互表达爱。让患者体会到家庭温暖带来的力量。

（4）教会患者和家属采取适宜的放松疗法，如热水浴、按摩、深呼吸、听音乐、看电视等放松心情。

（5）针对患者家庭的特殊情况，制订全人关护计划，组织大学生义工定期去探访患者，给予患者和家属更多的陪伴，协助他们做些简单的家务。组织院内党员义工捐钱捐物，给患者及其家庭送去温暖和关爱，使患者和家属充分感受到宁养团队给予这个家庭的支持和帮助，增强患者和家属面对生活困难的勇气和信心。

（四）成效

患者口服盐酸吗啡缓释剂 60 mg 每 12 h 1 次，止痛效果满意，NRS 评分 1 分，无明显不良反应。患者接受宁养服务 73 天后安详离世。

患者在接受宁养医疗服务前及服务期间出现多次造瘘口出血，宁养医疗服务介入后，评估重点问题，确定预期目标。通过有效的评估、干预、查找原因、护理指导、心理纾缓、灵性照护及造口治疗师的介入，患者对疼痛控制满意，造瘘口出血得到了有效的控制，减轻了患者焦虑、恐惧心理，提高了患者的生活质量。

患者母亲吕女士因肺癌多发骨转移，左脚第三趾肿胀、疼痛，无法正常穿鞋，活动受限，与患者同时纳入宁养医疗服务。镇痛效果非常理想，明显改善其生活质量，提高其自我照护能力。在患者离世后，患者母亲吕女士继续接受宁养医疗服务，通过身心灵护理、哀伤辅导，顺利度过哀伤期，吕女士积极配合医护人员，调整心态，情绪逐渐稳定。配合口服靶向治疗，病情得到控制且日趋稳定，疼痛也得到很好的控制。2018 年 11 月 22 日吕女士停止服用镇痛药并终止宁养服务，共计服务 633 天。近期宁养团队与吕女士通电话，得知其病情平稳，左脚趾肿胀减轻，继续坚持口服靶向药物治疗中，疼痛明显得到控制，能照顾自己的大部分生活，并可以适当参加社会活动，如时常可以帮助老伴照看肉铺生意，简单做些家务，晚上还可以与亲戚好友散步等等。

（五）体会

造瘘口出血居家护理属于治疗和护理急症，一旦出血，症状急，出血量大，严重时可危及生命，导致患者和家属在家中不知所措，心理极度恐慌。患者在接受宁养医疗服务后，被我们作为重点护理个案。宁养团队组织科室进行护理个案讨论，通过学习及查找相关文献，咨询相关科室老师及造口治疗师，认真评估重点护理问题，制订居家出血急症的处理方法，确定预期目标。及时应用止血药物，1% 肾上腺素溶液浸湿纱布压迫按压，温水清洗，云南白药粉外敷等一系列有效的护理指导，配合心理纾缓，灵性照护及造口治疗师的介入，使造瘘口出血得到及时有效的控制。当患者和家属居家过程中再次遇到出血症状，应对时不再无所适从。宁养团队提供了有效的护理指导，缓解了患者和家属焦虑、恐惧的心理，切实帮助患者及家属解决了一个棘手的护理问题，提高了患者生命末期的生活质量。

宁养医疗全人、全家、全程、全队、全社区服务模式，切实能为晚期癌症患者提供帮助，在镇痛治疗的同时给予患者症状护理、心理灵性的指导，不仅减轻了患者的不适症状，还减轻了患者的焦虑恐惧心理，使患者在人生的最后阶段能够获得身体、心理及心灵的平安，提高了患者和家属的生活质量，使患者及家属感受到了人间的温暖和社会的关爱。

参考文献

［1］李嘉诚基金会「人间有情」全国宁养医疗服务计划办公室．姑息医学：晚期癌症的宁养疗护［M］．汕头：汕头大学出版社，2008.

［2］李嘉诚基金会「人间有情」全国宁养医疗服务计划办公室．纾缓医学——晚期肿瘤的宁养疗护［M］．北京：高等教育出版社，2014.

［3］宋章法，黄学峰，王达，等．肠造口周围静脉曲张出血一例［J］．中华外科学杂志，2007，45（11）：792.

［4］陈锦．肠伤口周围皮炎的病因及护理对策［J］．大肠肛门病外科学杂志，2003，9（4）：275-276.

［5］刘泽敏．结肠直肠手术并发症的防治及护理［J］．进修杂志，1998，13（3）：33-34.

［6］孙学礼［M］．医学心理学．成都：四川大学出版社，2003.

直肠给药护理个案

云南省德宏州人民医院宁养院　章冰

一、基本资料

1. 一般项目　杨女士，88岁，丧偶，初中学历，退休工人，无烟酒史。

2. 宁养院开始服务时间　2019年5月7日

3. 家庭树

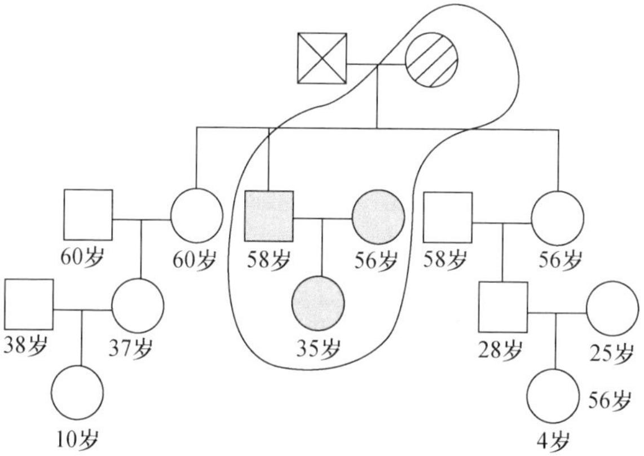

4. 病史摘要　患者2017年10月确诊为直肠癌，因年龄、病情及家庭经济原因，未行特殊治疗。半年来解黏液血便，每天10～20次，近十余天来出现下腹绞痛，肛门坠胀痛，伴有恶心、呕吐。

5. 首次探访体格检查　体温37℃，脉搏72次/分，呼吸18次/分，血压100/60 mmHg。神志清晰，精神尚可，查体合作。心肺检查无异常。腹部凹陷，肝脾未触及，下腹轻压痛，无反跳痛，未触及包块，肠鸣音正常，移动性浊音阴性，肛门未见异常。

6. 首次疼痛评估 患者诉下腹呈持续性绞痛，肛门坠胀痛，阵发性加剧，NRS 评分 5 分。疼痛时服用“肚痛健胃整肠丸”2 粒或洛芬待因片 2 片，偶用罂粟泡水后直肠注入（量不详）。KPS 评分 50 分，QoL 评分 32 分。

7. 患者和家属的心理压力 患者完全不了解自己疾病诊断和预后，子女担心告知后会加重患者心理负担，故不愿告知；患者由于大便次数多而不敢外出活动。

8. 其他 患者主要照顾者为儿子全家。儿子、儿媳均为企业退休工人，退休工资不高；孙女无正式工作，为了照顾奶奶在当地打工；大女儿居住外地；小女儿虽然居住在同一城市，但要照顾自己的孙女，偶来看望母亲；女儿、女婿们均是企业退休工人，家庭经济都不宽裕，在经济上无法提供帮助。

患者是一个有气质，有涵养，活泼开朗，能歌善舞的老年大学（合唱、舞蹈、葫芦丝班）学员，还是当地老年合唱团成员，患病前每天唱唱跳跳生活十分充实。近半年来由于肛门坠胀，大便次数多，离不开卫生间而未参加活动。

9. 诊断 直肠癌，中度疼痛。

二、宁养服务及成效

（一）主要问题

1. 中度癌痛
2. 直肠刺激症状
3. 心灵社会困扰

（二）服务策略

1. 缓解癌痛
2. 处理直肠刺激症状
3. 疏导心灵社会困扰

（三）实施过程及成效

1. 缓解癌痛具体用药和效果情况见表 1。

表 1　患者用药详情

日期	疼痛评估	药物	剂量	用法	不良反应	止痛效果与排便情况
2019.5.7	患者服用“肚痛健胃整肠丸”及洛芬待因片，NRS 评分 5 分，过去 24 h 暴发痛 6 次	硫酸吗啡栓 洛芬待因片	20 mg 1 片	每 12 h 1 次纳肛 每 8 h 1 次口服	头晕 嗜睡	NRS 评分 1 分，暴发痛 0 次（过去 24 h）；精神、睡眠有改善，未排大便，无肛门坠胀感
2019.5.8	NRS 评分 1 分，过去 24 h 暴发痛 0 次（因家属担心药物不良反应，更改医嘱）	硫酸吗啡栓	5 mg	每 4 h 1 次纳肛	无	NRS 评分 1 分，无暴发痛；黏液血便 2 ～ 3 次 / 天，无肛门坠胀感。提供义工服务，生活质量明显提高
2019.5.13	NRS 评分 1 分，无暴发痛（患者嫌用药次数多，影响外出活动，更改医嘱）	硫酸吗啡栓 硫酸吗啡栓 洛芬待因片	15 mg 10 mg 1 片	每晚睡前纳肛 必要时纳肛 每 8 h 1 次口服	无	NRS 评分 1 分，偶有暴发痛；黏液血便 2 ～ 3 次 / 天，无肛门坠胀感，能到户外与同龄人聊天
2019.5.15	疼痛加重，NRS 评分 3 分，更改医嘱	硫酸吗啡栓 硫酸吗啡栓 洛芬待因片	20 mg 10 mg 1 片	每 12 h 1 次纳肛 必要时纳肛 每 8 h 1 次口服	无	NRS 评分 1 分，无暴发痛；黏液血便 2 ～ 3 次 / 天，无肛门坠胀感。能到老年大学参加活动
2020.3.16	NRS 评分 1 分，无暴发痛（由于新型冠状肺炎疫情影响，硫酸吗啡栓断货，更改医嘱）	盐酸吗啡片 盐酸吗啡片 洛芬待因片	20 mg 10 mg 1 片	每 12 h 1 次纳肛 必要时纳肛 每 8 h 1 次口服	无	黏液血便 4 ～ 6 次 / 天，感乏力、肛门坠胀感明显

（续表）

日期	疼痛评估	药物	剂量	用法	不良反应	止痛效果与排便情况
2020.3.30	NRS 评分 1 分，无暴发痛（硫酸吗啡栓到货，更改医嘱）	硫酸吗啡栓 硫酸吗啡栓 洛芬待因片	20 mg 10 mg 1.5 片	每 12 h 1 次纳肛 必要时纳肛 每 8 h 1 次口服	无	NRS 评分 2 分，偶有暴发痛；大便 2 ～ 3 次 / 天，带有血丝，肛门坠胀感有所缓解
2021.4.19*	疼痛加重，NRS 评分 3 分，更改医嘱	硫酸吗啡栓 硫酸吗啡栓 洛芬待因片	20 mg 10 mg 1.5 片	每 8 h 1 次纳肛 必要时纳肛 每 8 h 1 次口服	无	NRS 评分 1 分，偶有暴发痛；精神好，感乏力，黏液血便 2 ～ 3 次 / 天，无肛门坠胀感。

* 按此处方用药至患者离世

指导患者疼痛自我管理，要遵医嘱用药，掌握正确使用吗啡栓剂护理技术（见下文）。学会疼痛评估（用睡眠评估轻、中、重度疼痛），注意诱发及加重疼痛的因素。给患者提供转移注意力的方法，如吹葫芦丝、唱歌等非药物疗法。

向患者和家属普及相关知识。讲解阿片类药物与毒品的区别，常见不良反应预防。消除"接受宁养服务是放弃治疗或安乐死""疼痛能忍就忍"的认知误区。

2. 处理直肠刺激症状（黏液血便 10 ～ 20 次 / 天）

（1）指导患者遵医嘱直肠用药的方法和注意事项。

（2）指导患者保持肛周皮肤的清洁、干燥，大便后及时用温水清洗，内裤应柔软宽松易穿脱。

（3）直肠给药方法：准备阶段：①物品准备：指套或薄膜手套，纸巾，遮光、25℃以下密封保存的硫酸吗啡栓。②环境准备：注意保护患者隐私，关门窗或拉隔帘。③患者及家属准备：用通俗易懂的语言向患者和家属讲解直肠给药的目的、利弊，解除患者及家属的顾虑，以便得到很好配合。④肠道准备：给药前，注意先排便后用药。

具体操作：患者取侧卧位或膝胸卧位（自己操作蹲位），戴上指套或手套→将栓剂取出→左手用纸巾分开臀裂→右手食指（石蜡油润滑）与拇指持栓剂轻轻插入肛门约 6 ～ 7 cm（嘱患者深呼吸，放松）→退出食指→用纸巾擦拭肛门→侧卧休息 15 min。

给药后指导要点：栓剂塞入直肠后，观察患者是否有不适或药物脱出，如果脱出应及时补充。

3. 疏导心灵社会困扰

（1）指导家属耐心倾听及陪伴，了解患者内心真实的想法，鼓励患者宣泄内心的痛苦和担忧（如哭、大声吼叫、撕报纸等）。

（2）肯定患者曾经为家庭所付出的一切，认可其生命的意义，同理其感受。

（3）引导患者、家人相互鼓励，相互支持，相互表达爱，尽量按患者心愿行事。如大女儿居住外地，建议多电话问候患者或视频通话。小女儿尽量抽时间来陪伴母亲。儿子全家照顾患者十分辛苦，尤其是儿媳不怕脏，不怕臭，天天帮助直肠给药，告诉患者要谢谢他们。

（4）向家属讲解患者了解自己病情的利弊，根据患者的实际情况及心理承受能力、意愿选择是否告知病情。家属始终没有明确告知患者病情，但患者到老年大学活动后，就有学员说宁养院是治疗癌症疼痛的，患者回家后问过儿媳，儿媳答复自己与宁养院的医生是好朋友，她们是疼痛专家，因为私人关系来看的。患者也就再没有过问。在后续的服务中，患者有怀疑，但大家始终没有正面谈论病情告知的话题，直至患者离世。

（5）尊重患者的合理需求，患者有权利参与自己疾病治疗和护理的全过程，不应采用“家属同意”的方式，应尽量按患者心愿行事。在宁养服务过程中，除病情告知外，家属几乎都按患者心愿行事。宁养服务期间患者孙女结婚，患者想在有生之年看到曾孙，曾孙出世后，患者看完曾孙视频便安详离世。

（6）留下宁养院爱心联系卡，方便患者及家属与宁养院联系。提供义工服务，患者与宁养义工相处融洽，经常给义工展示自己的才艺，实现了自我的价值。

（四）体会

直肠给药优缺点：

（1）优点：直肠内黏膜血管丰富，有利于药物在全身的循环，并能部分避免肝代谢导致的首过效应，提高了药物的生物利用度。直肠给药，药物混合于直肠分泌液中，不经过胃和小肠，避免了酸碱消化酶对药物的影响和破坏作用。直肠给药具有吸收快、操作简单（可以自己操作）、无创伤、患者容易接受的优点。也适用于吞咽困难者。

（2）缺点：药物用量过大或药物给在排便感受器上，而致患者不舒服，有便意。部位选择如过低，药物不能与直肠分泌液混合，吸收不完全，和粪便一起排出，而致剂量不足。硫酸吗啡栓价格偏高，20 mg×6 粒 / 盒，价格 143.89 元；而盐酸吗啡片 10 mg×20 片 / 袋，价格 23.42 元。盐酸吗啡片虽然在价格上占有优势，但等量的盐酸吗啡片纳肛效果不如硫酸吗啡栓好，患者黏液血便增加，肛门坠胀感明显。

患者接受宁养服务两年余，除半个月硫酸吗啡栓缺货外，几乎全程使用硫酸吗啡栓直肠给药。硫酸吗啡栓直肠给药后，直肠黏液量明显减少，从使用前解黏液血便 10 ～ 20 次 / 天，到使用后解黏液血便 2 ～ 3 次 / 天。使用前由于大便次数多影响尊严不敢外出活动，使用后又重拾尊严。使用前患者由于疼痛及身体的各种不适，造成全家生活质量明显下降，使用后疼痛缓解，身体不适症状减少，全家的生活质量得到提高。

本案例通过硫酸吗啡栓直肠给药，患者未发现有明显的直肠黏膜刺激反应，如便血、肛门疼痛、里急后重等。除首次给药出现头晕、嗜睡等吗啡副作用外，在以后的给药过程中一直没有出现不适。故硫酸吗啡栓直肠给药方式对于中重度晚期癌痛患者的镇痛效果确切，同时具有良好的安全性。

参考文献

[1] 董艳，倪美良，吕巧儿，等 . 硫酸吗啡控释片直肠给药治疗中晚期癌性疼痛临床疗效观察［J］. 中国药房，2008，19（029）：2283-2285.

[2] 王明丽，蒋军，王莉英 . 直肠给药新制剂的研究进展［J］. 药学与临床研究，2007，15（5）：344.

[3] 李珊珊，刘建芝，刘烈军，等 . 10 mg 硫酸吗啡栓治疗中重度慢性癌痛患者镇痛效果和不良反应的临床研究［J］. 第三军医大学学报 . 2010，9：963-966.

[4] 朱伶俐 . 浅谈硫酸吗啡栓的镇痛优势［J］. 医药 . 2018，2：181.

晚期癌症患者谵妄的疗护

粤北人民医院宁养院　胡明彩

一、基本资料

1. 一般项目　邱女士，62岁，丧偶，小学学历，无业，吸烟每天5支，无嗜酒。

2. 宁养院开始服务时间　2010年12月29日

3. 家庭树

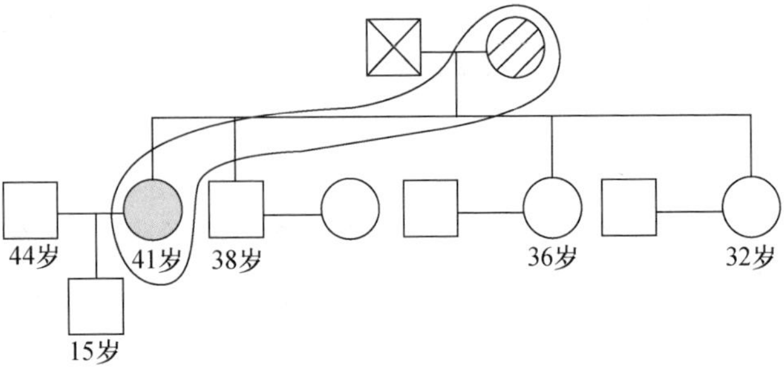

4. 病史摘要　患者于2010年10月确诊为晚期直肠癌伴肝转移，未行手术及放化疗。因下腹部及肛门烧灼痛，服布洛芬止痛效果欠佳，为求有效镇痛，于2010年12月29日申请宁养服务。患者发病以来食欲差、进食少，无恶心、呕吐，大小便正常。乏力卧床，生活需协助。患者有糖尿病史5年，口服降糖药治疗，血糖控制良好。

5. 首次探访体格检查　体温36.5℃，脉搏119次/分，呼吸20次/分，血压105/79 mmHg。患者神志清楚，对答顺畅，消瘦，面色灰暗，浅表淋巴结无肿大。双肺呼吸音清，心律齐，心音正常。右上腹稍胀，有压痛，肝脾肋下未触及。双下肢无水肿，四肢肌力Ⅳ级，肢端无麻木、刺痛感。足背动脉可触及正常搏动，皮肤完整。

6. 首次疼痛评估 下腹部及肛门烧灼痛，布洛芬片 0.1 ～ 0.2 g 每日 2 ～ 3 次口服后止痛效果欠佳，NRS 评分 7 分。

7. 患者和家属的心理压力 患者了解自己的诊断和预后，情绪稳定，家人照顾细心。患者无固定工作，丈夫因外伤瘫痪在床近 3 年，以前主要由患者照顾，现已于两年前去世。子女已各自成家，患者自丈夫去世后独居，子女常来探望。患直肠癌后，患者生活自理能力渐下降，为安全起见，患者大女儿搬来与患者同住。因需工作，女儿日间上班时，请一位保姆看护患者，晚上下班后承担照顾责任。大女儿的儿子已 15 岁，较懂事听话，丈夫可照顾儿子生活起居和学习。患者其他子女常轮流回家帮忙陪伴。家人对患者照顾周到、细致，共同承担其生活、治疗费用。

8. 诊断 直肠腺癌肝转移，重度癌痛，2 型糖尿病。

二、宁养服务及成效

（一）主要问题

1. 重度疼痛
2. 2011 年 5 月后出现意识障碍
3. 有受伤的危险，与意识障碍、躁动有关
4. 家属知识缺乏
5. 预期性悲哀

（二）服务策略

1. 缓解疼痛
2. 了解和处理意识障碍
3. 预防意外发生
4. 对家属进行健康教育
5. 纾缓家属情绪

（三）实施过程

1. 镇痛治疗

指导患者按医嘱服用盐酸曲马多缓释片 0.1 g 每 12 h 1 次，氨

酚曲马多片 1 片必要时口服。次日电话回访患者诉镇痛效果满意，有轻微头晕，无明显恶心、呕吐症状，夜间睡眠改善，NRS 评分 2 分，后维持 NRS 评分 1 分。

2011 年 3 月 10 日 NRS 评分 3 分，调整盐酸曲马多缓释片 0.2 g 每 12 h 1 次口服，盐酸吗啡片 20 mg 必要时口服，调整后 NRS 评分 1 分。

后因疼痛逐渐加重，2011 年 5 月 3 日 NRS 评分 4 分，调整为硫酸吗啡缓释片 30 mg 每 12 h 1 次口服，盐酸吗啡片 20 mg 必要时口服，疼痛控制满意，NRS 评分 2 分。患者病情逐渐加重，根据疼痛控制需要调整镇痛药物剂量，至 2011 年 7 月 10 日患者去世前用药为硫酸吗啡缓释片 90 mg 每 8 h 1 次口服，疼痛控制良好，NRS 评分维持在 1 ～ 3 分。

2. 意识障碍处理

详细询问家人了解到谵妄症状出现前几天，患者下腹及肛门疼痛控制欠佳，需盐酸吗啡片 30 mg 每 6 h 1 次口服，方可缓解疼痛，NRS 评分 3 分。夜间休息欠佳，饮食欠佳，晨起反酸、嗳气，大便正常，小便排出困难，伴尿痛、灼热感，情绪开始焦躁。2011 年 5 月 1 日晚患者出现乱语、幻觉、睡眠紊乱症状。随后几天症状逐渐加重，对人物、时间、地点不能准确判断，出现幻觉，诉“床边有杂草及虫子乱爬，会看到房间里有已经故去的亲友，且与之交谈”。日间睡眠增多，夜间醒觉，躁动，情况时轻时重。经评估患者出现谵妄为活动亢进型，嘱按医嘱睡前服用艾司唑仑 2 mg，观察效果，建议送医院行对症支持治疗。家人于 2011 年 5 月 6 日送患者住院，陌生环境会引起患者焦虑，嘱家属提供患者熟悉的事物如家中的床单或床旁物品及患者习惯使用的睡衣等来缓解患者的焦虑。夜间开灯，播放患者熟悉的音乐、电视节目或收音机等感官刺激有时会使患者较为安定，让患者接触到熟悉的面孔，使他有安全感。2011 年 5 月 13 日患者出院，住院期间经补充营养水分，调节水、电解质平衡，患者意识障碍逐渐减轻，幻觉、乱语现象减少，睡眠相对规律，情绪较稳定，家属表示已掌握护理要点，因经济负担沉重办理了出院手续接患者回家照顾。

3. 预防意外发生

指导家属当患者出现烦躁不安的情况时，以果决简单的字眼安抚其不安的情绪，并保护其安全，避免受伤。为躁动不安的患者提供安全舒适环境保护，如用棉被、毛毯盖住床栏，以免碰伤。尽可能不强迫约束患者。若患者要求下床，应考虑其安全性及体力状况，协助其走动或坐轮椅外出。

4. 对家属进行健康教育

向家属介绍谵妄的发生原因、症状表现与发展预后等。针对患者出现的幻觉、睡眠型态紊乱、乱语症状，指导家属加强陪伴，及时检查患者的膀胱是否充盈，是否有高热、疼痛等不适症状，及时排解。注意补充营养及水分，可通过医疗手段纠正可逆因素，如水、电解质紊乱，低血糖等。不要斥责患者的古怪言行，留意他的内在情绪。引导其指出正确的人物、时间、地点，可对轻微神智混乱的患者有帮助。帮助患者增强认知能力，帮助其辨认环境，如抬高床头、墙上挂时钟和日历、设置良好的光照环境以利于患者辨认时间与方向，最大限度地了解周围发生的事情。与家属共同制订疗护计划，指导家人实施照护，增加上门探视及电话巡诊频率，提供个人联系方式，以便及时为家属提供支持。

5. 纾缓家属情绪

经指导后家属明白谵妄的出现提示患者病情渐趋危重，对患者不能再享福感到伤心难过，表现出悲伤、不舍。引导其倾诉，分享母女间的生活经历，宁养团队耐心聆听，分担其恐惧和顾虑，帮助分析现有支持系统，共同讨论护理计划，提供义工协助。同时提醒家属注意自己的休息、睡眠和营养。家属心情沉重，情绪低落，护士向家属提供谵妄相关护理的书面资料，提供个人手机号码，嘱家属随时保持联系，密切观察病情变化。

（四）成效

患者疼痛控制满意，NRS 评分维持在 1 ～ 3 分。患者自谵妄症状出现后无坠床、摔倒意外受伤发生。家人了解谵妄的发生、预后与表现，掌握照护措施，经指导后恐惧担忧减轻。及时送患者入院补充营养，纠正可逆因素，使患者意识得到恢复。家属在与宁养院工作人员倾诉时宣泄悲伤情绪，释放心理压力，寻求到支持与鼓励。

（五）体会

谵妄是在意识模糊的情况下，一种高级神经中枢兴奋性增高且呈急性活动失调的状态。其病因与意识障碍基本相同。谵妄是以急性起病为特征的临床综合征，症状的发展是波动变化的。癌症患者中 25% ～ 40% 会出现谵妄，在晚期癌症患者中则上升至 75%。大约有 80% 的疾病晚期患者在临终前会出现谵妄。

发生谵妄的常见原因包括低氧血症、大脑低灌注、低血糖、高血压脑病、颅内出血、脑肿瘤、中枢神经系统感染及中毒所致精神错乱状态等。诊断谵妄依据美国精神医学会《精神障碍诊断与统计手册（第 4 版）》（DSM-4），国内诊断标准常为（CCMD-3）及中文版护理谵妄筛查量表（中文版 Nu-DESC）。

谵妄是一种生理现象的反应，而不是“疯了”，这种症状在一天中的波动大，但仍有清醒的时期，应该视为神智清楚者对待。必要时需给予镇静、安眠药物。要对家人做好解释、教育和指导工作，提供有力支持，缓解家人恐惧悲哀情绪。宁养院护师通过上门家访、门诊面谈、电话随访形式评估谵妄症状情况并记录，予以指导居家疗护，并与照顾者共同商讨制订照护计划，直至患者去世。

宁养服务治疗和护理主要集中于控制症状和为患者提供舒适服务，使患者平静而有尊严地离开人世。经用药处理及居家护理指导，患者无出现坠床受伤意外，睡眠型态及意识障碍得到一定程度的改善。家属经指导后能较好掌握观察辨别谵妄症状的能力与居家护理要点，接受使用镇静药物，其困惑、不了解、恐惧、焦虑等带来的心理压力得以消除，居家照顾能力得以提高，因而提高了患者生存质量，保持其尊严，减少家庭经济负担。

几个需注意的要点：

1. 尽可能去除或纠正引起谵妄的可逆因素

因为末期癌症患者的谵妄通常是多重因素引起的，部分无法找到原因；或者虽然可以找出确定病因（如肝衰竭或脑部多处转移灶），却是无法恢复的。因此诊断病因时医护人员会考虑患者的舒适性，避免侵袭性的检查（如脊髓抽吸等），尽力找出任何可以矫正的因素，使患者及早恢复正常。倘若病因不易治疗，则以症状处理为优先原则。

2. 加强对家属的哀伤辅导及支持

委婉告知家属患者的预后，家属一时可能会难以接受而伤心哭泣，应注意家属的悲伤反应，引导其表达内心的失落、哀伤、恐惧，分享其对患者的不舍。通过详细的居家护理指导减轻其焦虑及担忧，帮助寻求家中的支持系统与资源，提供有效的相关资讯及丧葬事宜的办理程序指导，并保持随时联系提供及时的支持。

3. 出现谵妄症状对估计患者生存时间的提示

谵妄出现提示多为临终前最后病程阶段，应及时告知家属患者预后及可能的生存期，指导家属加强 24 小时陪伴，及早通知远方亲人，使其有较充裕时间对患者的即将离世做好心理准备及事务准备，减轻死亡事件对家属的打击程度。

4. 末期镇静的应用符合医学伦理价值观

少数严重患者，在生命的最后几天或几小时，兴奋、错乱比较严重，烦躁不安、痛苦异常、呻吟不断，这种情形下需要“末期镇静”。若需“末期镇静”须事先详细告知家属用药后反应，有可能患者将不再有清醒对话的机会，直到平静离世，家属过后会感到遗憾，所以即使此举可让患者在最后时刻保持尊严，符合现代医学伦理价值观，也必须要得到家属的充分理解和接受后方可实施。

参考文献

[1] 李嘉诚基金会「人间有情」全国宁养医疗服务计划办公室. 姑息医学——晚期癌症的宁养疗护[M]. 汕头：汕头大学出版社，2008.

[2] 李嘉诚基金会「人间有情」全国宁养医疗服务计划办公室，译. 居家照护指南[M]. 北京：高等教育出版社，2010.

[3] 江会. 晚期癌症病人谵妄症状的观察及处理[J]. 国外医学（护理学分册），2003，22（12）：553-555.

[4] 马风杰，李秀艳，于建业，等. 精神科护理学[M]. 北京：中国医药科技

出版社，2002.
［5］梅伟，刘尚昆，张治国，等．中文版护理谵妄筛查量表的信度和效度研究［J］．中华护理杂志，2010，45（002）：101-104.
［6］廖光华．ICU 谵妄及护理［J］．当代护士（学术版）．2006（4）：7-9.
［7］陈振东，吴红洋．癌症患者谵妄的诊断和处理［J］．肿瘤研究与临床，2008，20（12）：793-795.

让患者释怀

重庆医科大学附属第一医院宁养院　巫如菊

一、基本资料

1. 一般项目　彭女士，62 岁，已婚，小学学历，农村进城务工人员，无烟酒史。

2. 宁养院开始服务时间　2012 年 9 月 14 日

3. 家庭树

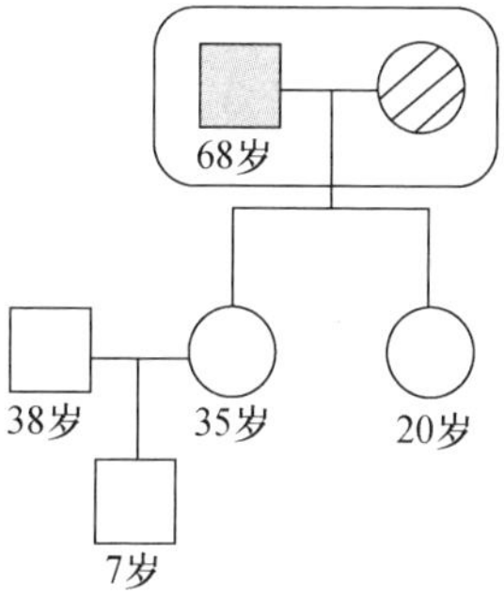

4. 病史摘要　患者于 5 年前因右乳房浸润性导管癌接受右乳腺癌改良根治术，术后放化疗。1 年前发现右乳腺癌术后复发，再次接受手术治疗。4 个月前出现右胸壁多发皮下结节，结节发红，局部破溃，有少许黄色分泌物流出，伴有异味。自感右侧胸壁疼痛并日见加重，自行不规律使用曲马多片止痛，效果差，食欲欠佳，消瘦明显，夜间睡眠差。大便干结，小便正常。

5. 首次探访体格检查　体温 36.4 ℃，脉搏 80 次 / 分，呼吸 20 次 / 分，血压 116/80 mmHg。神志清楚，卧位，消瘦，慢性病容，皮肤巩膜无黄染。右腋下可扪及一个大小约 1 cm×2 cm 的肿大淋巴结，质硬，活动度差，有压痛。右乳房缺失，右胸壁可见长约

20 cm 陈旧性手术瘢痕以及散发的多个大小不等的皮肤结节，有些融合成片，表面约 8 cm×10 cm 皮肤破溃，有少许淡黄色分泌物流出，伴有异味。双肺呼吸音清，无啰音。心律齐，无病理性杂音。腹部平软，无压痛，肝脾未触及，移动性浊音阴性。脊柱四肢无畸形，无压痛，活动正常。四肢肌力、肌张力正常，无水肿。

6. 首次疼痛评估 右胸壁疼痛，严重影响夜间睡眠，NRS 评分 7 分。

7. 患者和家属的心理压力 患者原本对生活抱有极大希望，乳腺癌复发对心理造成很大冲击，肿瘤破溃造成右胸壁溃烂，导致自我形象毁损。重度癌性疼痛，疼痛难忍，让她感到生不如死，对生命极为担忧与绝望。丈夫长期一个人照顾与陪伴，身心疲惫，同时担心失去妻子。小女儿也担心失去母亲。

8. 其他 患者和丈夫是进城务工人员，两个女儿年龄相差比较大。大女儿早年辍学，外出打工，远嫁异乡，已经结婚，并有一 7 岁儿子。小女儿学习优异，正在上大学。大女儿一直觉得父母偏心，固执地认为他们只喜欢妹妹，经常对父母出言不逊。在患者患病的五年间大女儿从未回家探望，这导致双方的积怨进一步地加深。患者一再表示，永远不能原谅大女儿的行为。即使后来大女儿曾有悔意，有一次打来电话问候，也没能取得患者的谅解。

9. 诊断 乳腺癌晚期，重度癌痛。

二、宁养服务及成效

（一）主要问题

1. 重度疼痛
2. 右胸壁溃烂
3. 患者与大女儿的积怨

（二） 服务策略

1. 缓解疼痛
2. 胸壁溃烂创面护理

3. 修补母女关系

（三）实施过程

1. 镇痛治疗

宁养院接诊后给予口服氨酚羟考酮镇痛加上阿米替林辅助药，镇痛效果满意。

2012 年 11 月 7 日，疼痛加重，镇痛药改为用盐酸吗啡缓释片 30 mg 每 12 h 1 次口服止痛治疗，同时甲氧氯普胺 10 mg 每日 2 次口服，以预防止痛药物可能引起的恶心呕吐。48 h 后再次评估，NRS 评分降为 2 分，疼痛得到有效控制，并且未出现恶心呕吐症状。

2013 年 5 月 22 日，患者白天疼痛加剧，盐酸吗啡缓释片调整为早上 60 mg 口服，晚上 30 mg 口服，疼痛缓解理想。

2013 年 8 月 14 日至 2013 年 8 月 27 日患者去世，患者病程加重，盐酸吗啡缓释片调整为 60 mg 每 12 h 1 次口服。疼痛缓解理想。

在整个宁养服务期间患者用药依从性好，疼痛控制好，偶尔出现暴发痛，及时加用盐酸吗啡片口服后，暴发痛也得到有效控制，对于阿片类药物引起的便秘，使用番泻叶及开塞露辅助排便，保持大便通畅。

2. 右胸壁溃烂

宁养院护师给患者的丈夫示范如何护理癌性创面。首先使用无菌生理盐水彻底清洗创面的坏死组织和分泌物，然后用甲硝唑注射溶液喷洒在创面上进行抗感染治疗，去除伤口异味，创面周围使用碘伏消毒正常皮肤。指导清洗创面的操作务必要轻柔，避免碰破肿瘤处的小血管，引起出血不止，最后使用无菌敷料覆盖。患者的丈夫学会了给患者换药的步骤，宁养团队叮嘱他每天帮患者清洗伤口及更换无菌敷料 1 次，如果分泌物多，敷料浸湿后应及时更换。

3. 化解母女间的积怨

我们宁养团队的医生、护士及社工多次上门探访，耐心陪伴患者。对于患者对自我形象毁损及自己终将要离去的不安、对家人的不舍，鼓励其倾诉，我们耐心倾听，同理同感，纾缓患者的负面情绪。在患者情绪平静时安抚她："孩子即使长大了，在父母眼里也始终是个孩子，总有不懂事的时候，现在她自己也成了母亲，会慢慢地体会到做父母的艰辛和不易。我们，该不该原谅自己的孩子呢？”

对于患者对大女儿的怨气，护士、社工通过丈夫提供的电话号码与患者大女儿取得联系，讲述了患者目前病重的情况，并且一再告诉其大女儿：“你妈妈其实一直都非常爱你，在生命的最后时光，特别希望自己的孩子能够回去看望她，陪伴她。”

（四）成效

宁养服务期间患者用药依从性好，疼痛得到很好的控制。右胸壁溃烂创面分泌物减少，异味消失，创面未继续扩大。有了医生、护士、社工的帮助，患者大女儿在母亲生命的最后三个月，带着孩子和丈夫一起返回老家看望与陪伴。在工作人员的积极引导下，她们相互倾诉，道爱，道歉，相拥哭泣。在生命末期，患者丈夫及两个女儿一直陪伴在患者身边，她们翻出以前的照片，一张张反复地看着，回忆过去的点点滴滴，诉说曾经的种种过往，她们时而哭，时而笑。患者生命的最后一段时光是快乐的，脸上经常露出满足的笑容。彭女士在接受宁养疗护整一年后安详地在家中有尊严无痛苦地离世。

（五）体会

照顾癌症末期患者，妥善处理好躯体方面的不适，如缓解疼痛、癌性伤口护理等固然重要。但为患者及时解决精神和心理方面的需求也同样重要，不能忽视或淡漠。本案例通过医护人员及社工的共同努力，患者大女儿专门抽出时间，带着儿子，回家看望罹患重病的母亲，并且承认自己多年来的不懂事及对父母和妹妹的误解，真诚地希望得到家人的原谅。患者看着眼前自己的女儿和外孙，眼泪一直流，张开双臂紧紧地抱住外孙。患者与大女儿之间多年的矛盾得到了充分化解。最后患者安详地离开，她的善终使全家人得以安心，真正做到生死两相安。宁养工作就在于实实在在、点点滴滴的陪伴与帮助，让患者和家属的心里感到温暖和慰藉。

参考文献

[1] 李嘉诚基金会「人间有情」全国宁养医疗服务计划办公室，译. 居家照护指南［M］. 北京：高等教育出版社，2010

[2] 李嘉诚基金会「人间有情」全国宁养医疗服务计划办公室. 纾缓医学——晚期肿瘤的宁养疗护［M］. 北京：高等教育出版社，2014.

社 工 篇

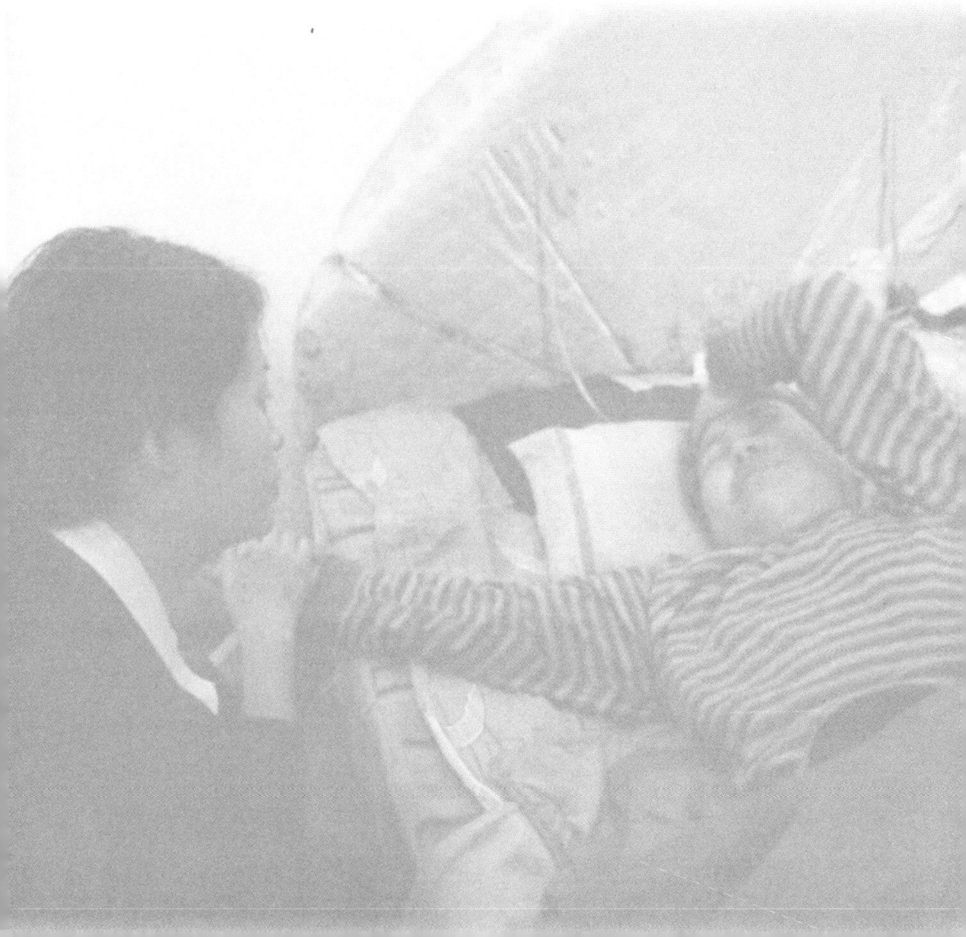

晚期癌痛患者愤懑情绪的疏导

深圳市人民医院宁养院　韩丽　翁惠敏

一、基本资料

1. 一般项目　刘女士，43 岁，未婚，高中学历，个体演艺人员，吸烟史 10 年，每日约 5 支。

2. 宁养院开始服务时间　2010 年 3 月 16 日

3. 家庭树

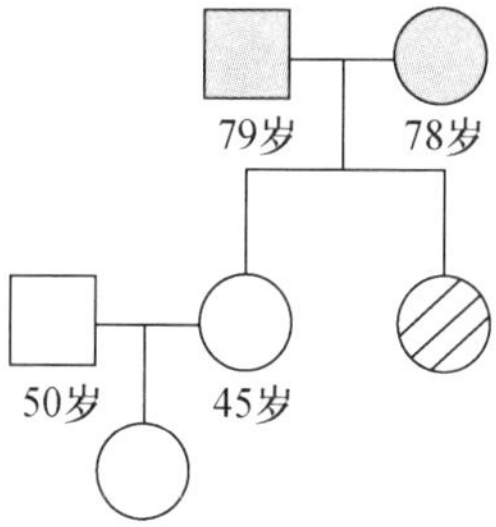

4. 病史摘要　患者于 2008 年 2 月确诊为直肠癌，曾接受姑息性手术，术后放化疗。但随着病情持续进展，腹痛、腹泻、呕吐逐渐加重。2010 年 3 月申请宁养服务。

5. 首次探访体格检查　体温 36.4 ℃，脉搏 80 次 / 分，呼吸 20 次 / 分，血压 113/78 mmHg。一般状态差，意识清楚，明显消瘦，心肺检查无异常。腹部膨隆，腹壁张力高，有压痛，无反跳痛，肝脏大，肋下 4 cm 局部可扪及边缘不清的肿块，有压痛。肠鸣音亢进，移动浊音阳性，下腹部可见一长约 12 cm 横行手术瘢痕，愈合良好。双下肢水肿，可勉强在床边活动。

6. 首次疼痛评估　腹部疼痛，影响睡眠，NRS 评分 7 分。

7. 患者和家属的心理压力　患者情绪差，愤懑、烦躁，易怒，对父母及社工仇视，几次交谈之后，社工能感觉出患者不良情绪背后所隐藏的无助和焦虑。

8. 其他 患者老家在安徽一小县城。患者在未满 20 岁时就离开家乡，外出打拼。刚开始在深圳做服装模特，之后在演艺场所做演员。因认为自己年轻不会得病，一直没有购买保险，患病后没有收入来源。一年前与男友因性格不合分手，现独居，以往的朋友在她患病后来探望一两次后，到目前再也没有联系。父母和姐姐一直在原籍居住，父母接近八十，均患有多种老年病，姐姐因脑梗死导致行走障碍。

9. 诊断 直肠癌多发转移，不完全性肠梗阻，重度疼痛。

二、宁养服务及成效

（一）主要问题

1. 重度癌痛
2. 情绪与家庭问题
3. 缺乏社会支持网络
4. 后续服务的需求

（二）服务策略

1. 控制癌痛
2. 纾缓情绪，化解家庭矛盾
3. 整合社会资源
4. 协助处理后事

（三）服务过程

1. 疼痛及症状处理

用芬太尼透皮贴剂 4.2 mg 每 72 h 更换 1 次外贴，盐酸吗啡片 40 mg 必要时口服，甲氧氯普胺止呕，艾司唑仑促进睡眠。经用药物对症治疗，并结合患者病情，合理调整药物种类和计量，短时间内，将疼痛由 NRS 评分 7 分降至 2 分，晚上能够较安静入睡。

患者放疗后腹泻，加用止泻药物，同时加强臀部皮肤护理，防止皮肤因腹泻而发生破损和感染。护师指导患者卧床休息，进食无刺激、易消化、蛋白质丰富、低盐的食物，少量多餐，补充营养。对双下肢水肿，护师家访时演示指导家属双下肢按摩技巧，要求家属每晚用热水给患者泡脚，由远心端向近心端进行按摩，以促进回流减轻水肿。

2. 建立关系，纾缓情绪，化解家庭矛盾

考虑到患者目前的情绪，宁养院社工为其建立个案服务，多次主动与患者沟通，引导宣泄，给予接纳和同理，运用专注与倾听，鼓励其倾诉和发泄愤怒及其他不良情绪。

在这个过程当中，社工曾三次被患者赶出房间。在初次接触时，社工还目睹患者用水杯砸年迈的父母，将母亲额头打伤，同时口中说着难听的话，其父母流着泪无助地站在房门外。同时，社工也观察到在她将父母赶出房间时，自己也在流泪，说明这个时候她的内心也是痛苦和矛盾的。社工对她所表现出来的愤怒和不安，以接纳、尊重和同理的态度对待，传递出“我理解你，并愿意尽力去帮助你，但一切将由你自己做出决定”的信息，而后结束此次探访。在第四次家访的时候，她的情绪已经平静了许多，在社工的引导下和鼓励下，她诉说了所面临的问题。社工运用支持性技巧，耐心倾听并同理她担心的问题。通过几次接触，患者与社工初步结成同盟，并建立起较好的个案关系。

在此阶段社工引导患者一起回顾其过往的辉煌经历和最难忘的时刻。她表示，自己在以前也经历了很多美好的时刻，但都没有注意和珍惜，自从患病后，就一直被各种痛苦折磨，寻找不到人生的意义和价值，对社会和家人都充满了不信任和偏见。我们通过支持、陪伴、同理、鼓励等技巧，逐步减少服务对象的偏见、焦虑和对死亡的恐惧。

患者对病情与预后了解，在取得患者的信任后，社工以友好和真诚的态度，站在对方的立场考虑问题，并给予她充分的接纳和同理。她也倾诉了内心的秘密，觉得自己正处于事业的巅峰期，却得了晚期癌症，老天对自己太不公平。年轻时因为缺乏风险意识，没有购买社保和医疗保险。当得病之后，积蓄已经用完，目前基本的生活都受到严重影响，但她又绝对不肯卖出这套房子，认为房子就是自己在深圳的立命之本，人在房在。患者从小就与家庭不睦，年轻时离家出走，本来以为凭借自己的打拼可以过上好日子，但是如今不堪的情况，都被父母看在眼里，觉得父母肯定会看不起自己，甚至怀疑他们这次到深圳“名义上是照顾我，实则是朝着我的房产来的”。病痛的折磨，更使她身心交瘁，痛不欲生。另外，社工通过与她父母的接触，了解到他们一方面心疼女儿，另一方面又觉得女儿太不通情理，两个老人家都体弱多病，既要照顾她，还要遭到她的责骂，心中非常难过和无助，身心俱疲。

宁养院主任主持召开家庭沟通会议，社工以组织者和协调者的角色，引导患者及其父母都让对方了解自己最真实的想法。通过家庭会议推心置腹地交流，患者明白了父母对自己的爱，不会因为她现在的处境而看不起，更不会去贪图她的房产。她的父母也知道了，女儿是怕父母年老体弱，同时不想让父母对现在的自己有太多的担心，所以才打骂父母。家庭会议当中，父母检讨了对女儿从小关爱不够，孩子成年后，又多年不管不问，对孩子感到愧疚。患者也对父母表示由于这些年没有尽孝而感到自责。通过沟通，双方都对彼此有了较深的了解。

3. 整合社会资源

随着患者病情越来越重，日常照顾问题突显。针对照顾者目前已经出现“身心耗竭综合征”的表现，宁养院提供“喘息照顾（respite care）”服务，让两位老人暂时放下照顾者的任务，回原籍看病和休整一段时间，待精力和体力恢复后，再回来照顾。

在这期间社工和宁养义工组长多次沟通，合理安排服务时间，虽然义工白天都在轮流排班照顾，但晚上缺少人员。鉴于此种情况，社工联系辖区社区工作站负责人，由社区巡逻值班员每晚两次去到患者家中巡视，提供照顾帮助。

在宁养义工服务的过程当中，不仅疏导患者的情绪，还帮助她擦身洗脚、端屎倒尿、打扫卫生，年龄大些的义工也会将煲好的汤送去，为其补充营养。

为缓解患者的生活困难，社工收集资料去社区工作站帮助申请深圳慈善会救助基金。

4. 协助处理身后事，给予家属哀伤辅导

患者癌症末期，身体多部位转移，随着病情加重，身后事的处理也迫在眉睫。在她的父母回老家调养阶段，社工始终与患者父母保持电话联系，不仅对两位老人给予情绪支持，同时也反馈患者最新情况。在患者病情加重时，及时通知她的父母再次回到深圳，使他们相互陪伴，引导互相道谢、道歉、道爱和道别。两天后，患者安然离世，宁养团队协助处理后事。虽然其父母与女儿很少相处，但是女儿的离世还是让两位老人难过和悲伤，通过哀伤辅导支持服务，缓解两位老人白发人送黑发人的痛苦。

（四）成效

经宁养院的止痛服务，患者 NRS 评分由 7 分降至 2 分；呕吐次数明显减少；夜晚能入睡；经护理服务后，腹泻由一天 6 次，改善到一天一次软便；膝关节以下水肿，改善到踝关节水肿；臀部皮肤完整；体重未进一步下降。患者的生活质量大幅提升。

通过多次访谈及陪伴疏导心中的愤怒、焦虑、无助、对死亡的恐惧等不良情绪，患者在接受宁养团队真诚的服务后，放下对死亡的恐惧和焦虑，对不多的时间有所规划，并诉说心愿，希望在离世后，可以将身体清洁干净，穿上自己喜欢的衣服，身后事委托社工帮助办理，房子赠予年迈的父母养老。家庭会议的沟通，双方诉说心中最真实的想法，消除了双方的自责愧疚感。

社工帮助两位老人订返回老家的车票，并送老人去车站，多次的探访和关心，减少他们的无助感。在患者的父母因身体原因回老家治疗期间，社工及宁养义工的陪伴和照顾，使患者在生命末期感受到不似亲人胜似亲人的温暖。社区夜晚的巡视和照顾，使我们随时了解患者的情况；深圳慈善会“寻找需要帮助的人”救助基金资助 2 万元，也缓解了患者生活上的实际困难。

在患者病故后，宁养院主任与社工为其擦拭身体更换衣服，并陪同其父母去殡仪馆办理后事。社工又帮助其父母去派出所及相关部门办理房产相关手续等。哀伤期间始终给予两位老人情感支持，缓解其失去女儿的悲痛。

两位老人看到女儿安详离世，又受到这么多不相识人的帮助，深受感动，表示："虽然女儿离世了，我们心中很难受，但我们没有什么遗憾，也会保护好自己身体，让她在天之灵放心，同时祝福每一个好人一生平安。"

（五）体会

在全人关怀的宁养服务当中，社会工作者可以充分发挥自身的专业优势，积极整合多种资源，使患者获得来自社会不同群体的关心和帮助，解决他们在身体、心理和灵性方面的困扰。

受世俗观念的影响，国人缺乏生死教育，使末期癌症患者在恐惧和绝望中，抱着未了的心愿，遗憾地离世。因此，我们在提供"五全"服务的同时，也在探索更多的途径，向社会宣扬正确的生死观，使更多的人了解安宁疗护的真正意义和价值。

我们常说"送人玫瑰，手留余香"。十余年的社工生涯，我们深感得到的绝不仅仅是"余香"，而是更加丰富多彩的人生。在服务和提供帮助的同时，也历练了我们的能力和勇气，提升了专业水平，并深深感受到社会的博爱、生命的珍贵与人生的美好。

但是，我们在工作中面对的问题常常不是单一的，而是多种问题的交集与融合，有些会涉及患者的个人隐私，所以社工往往不被患者和家属接纳和理解，我们也会因此而感到沮丧、受挫，在这个时候，除了宁养团队的支持和自己的信念之外，也呼吁政府及民众对社会工作给予更多的关注、支持、倡导和推动。

参考文献

［1］高万红 . 个案工作理论与实务［M］. 北京：中国劳动保障出版社，2008.
［2］李嘉诚基金会「人间有情」全国宁养医疗服务计划办公室 . 纾缓医学——晚期肿瘤的宁养疗护［M］. 北京：高等教育出版社，2014.

陪您前行

新疆医科大学附属肿瘤医院宁养院　卢建

一、基本资料

1. 一般项目　冯女士，43 岁，离异后再婚，初中学历，无烟酒史。

2. 宁养院开始服务时间　2017 年 9 月 7 日

3. 家庭树

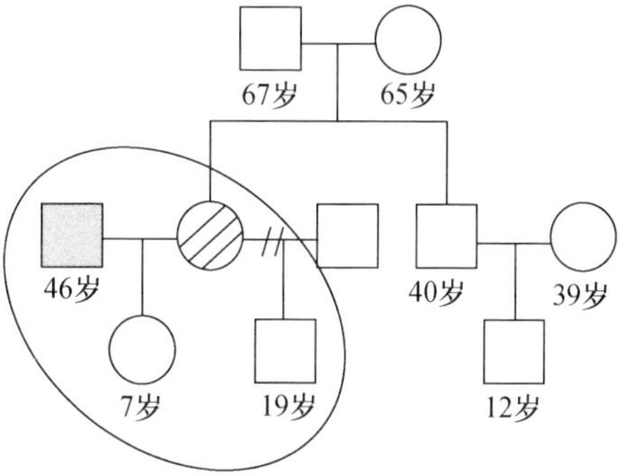

4. 病史摘要　2017 年 7 月患者因腰痛半年、血便 1 个月入院，诊断患腹腔肿瘤，后腹膜淋巴结转移。因病情晚期，失去手术及放化疗指征，放弃治疗，选择居家休养。期间有下腹部及右下肢胀痛伴便秘、恶心、呕吐等不适症状。卧床，需家人扶持如厕，家庭因病致贫，申请宁养服务。

5. 首次探访体格检查　体温 36.5 ℃，脉搏 84 次 / 分，呼吸 21 次 / 分，血压 110/88 mmHg。恶病质面容，自主体位，表情痛苦、忧虑，查体合作。全身皮肤黏膜未见明显异常，浅表淋巴结无肿大。呼吸运动正常，双肺呼吸音清，未闻及明显干湿啰音。心律齐，各瓣膜听诊区未闻及杂音。腹部平软，肝脾肋下未触及，腹部无压痛，肠鸣音减弱，移动性浊音阴性。脊柱四肢活动受限，四肢肌力Ⅳ级，双下肢无水肿，病理征阴性。

6. 首次疼痛评估 下腹部及右下肢持续性钝痛，活动后加重，疼痛影响睡眠及情绪，NRS 评分 8 分。患者接受宁养服务前用氨酚双氢可待因片 2 片每日 4 次口服，止痛时效 3 ～ 4 h。

7. 患者和家属的心理压力 患者充分了解病情及预后，年仅 43 岁，有病耻感、无意义感，担忧不舍，烦躁不安，恐惧死亡，心理痛苦。疼痛明显影响情绪，时常因疼痛而哭泣、发脾气、摔东西等，情绪波动明显。对儿女及父母牵挂不舍与担忧，使其身心痛苦，认为如此活着不仅自身受苦还拖累家人，表现为焦虑、抑郁状态。

患者病情不断进展，家属因患者痛苦而痛苦，不知如何应对，忧虑、内心压力大，家庭氛围沉重压抑。

患者夫妇重视家庭及亲情，日常关系亲密感情好。患者丈夫内心矛盾，一方面认为须接纳面对现实，另一方面又感到不甘与遗憾，希望有办法延长患者生命。随着患者病情进展，丈夫感到照顾压力、经济压力增加，压力无处释放，且与患者儿子之间日常沟通存在困难。

患者儿子认为患者十分不幸。经历了第一段婚姻的磨难，再婚后正一步步走向幸福，却罹患癌症且病至晚期，深感痛惜。自己身为男儿，在母亲最需要时，既无力提供经济上的支持，也没能给予陪伴和照顾，还要依靠继父微薄的收入满足求学需要，深感内疚，时常自责。加之被校方催缴学费，为保证患者用药及家庭生活开支，患者儿子决定退学打工，赚钱养家。

患者女儿知道患者的诊断，但不知预后，有猜测，小心翼翼。自患者居家休养以来，患者女儿不敢大声讲话，不敢说笑，也不敢问与患者疾病有关的话题。同时被告知患者需要静养，女儿与患者互动减少，常独处，感到孤独、恐慌。

患者父母痛惜女儿罹患绝症，担心患者生命末期遭受痛苦折磨，希望患者无痛、安宁。同时想到终有一天，将面临白发人送黑发人，感到无奈无助，内心忧虑。

随着患者病情不断进展，患者及其家人均感担忧与恐惧，避讳疾病与死亡议题，出现预期哀伤，家庭氛围压抑沉重。

8. 其他　患者父母未与儿女生活在一起，夫妇二人均有退休金。患者母亲患有心脏病，父亲健康，可照顾母亲。患者有一个弟弟，已婚，育有一子在读小学，弟弟与弟媳均为某企业普通职员，收入水平居中，生活较为稳定。患者病后，其弟弟一家三口每周末探望和陪伴父母。患者经历两次婚姻，第一次因感情不和离异，儿子现年 19 岁，就读于某大学二年级。患者离异后再婚，育有一个 7 岁女儿，在读小学一年级。目前患者及其丈夫、儿子、女儿居住在一起。患者丈夫是位环卫工人，为照顾妻子长期请假，月收入不足两千元。患者婆家及娘家虽可给予不定期照顾协助，但无力提供经济支持。患者虽未接受手术及放化疗，但每月服用中药价格不菲，为家庭重要开支。此外，患者儿子值开学之际，需缴纳年度学费、生活费，对患者家庭而言，属于一项重大开支，加重了经济压力。

患者家庭经济收入微薄，来源单一，家中积蓄见底，生活拮据。因患者心存病耻感，不允许家人向外界包括社区透露罹癌消息，未与社区建立联络，未办理低保及大病救助，因对社会资源及救助信息缺乏关注和了解，未申请任何社会福利及公益资源帮扶，支持系统薄弱。

9. 诊断　腹腔肿瘤、后腹膜淋巴结转移，重度疼痛。

二、宁养服务及成效

（一）主要问题

1. 重度癌痛
2. 心理灵性痛苦
3. 家庭经济困难，社会支持匮乏

（二）服务策略

1. 镇痛治疗
2. 心理疏导与支持

3. 链接社会资源，建立支持系统

（三）实施过程

1. 镇痛治疗及舒适护理

宁养医护人员先行倾听、同理患者不适感受，讲解宁养理念及服务内容，告知能够帮其缓解疼痛，并及时提供有效的镇痛治疗及舒适护理指导。

（1）在服务初期，根据患者疼痛性质及程度，制订个性化镇痛治疗方案，止痛药调整为硫酸吗啡缓释片 30 mg 每 12 h 1 次口服，需要时配合使用盐酸吗啡片治疗暴发痛，于 12 ～ 48 h 内随访患者，其疼痛缓解，NRS 评分由 8 分降至 2 分。

（2）患者病情进展，10 月 23 日疼痛加重，NRS 评分 7 分，及时调整止痛药物剂量，硫酸吗啡缓释片 60 mg 每 12 h 1 次口服，联合使用氨酚羟考酮与地塞米松，患者疼痛 NRS 评分始终小于 3 分，不影响正常生活。

（3）11 月 30 日，因疼痛加剧，硫酸吗啡缓释片剂量增加至 90 mg 每 12 h 1 次口服，辅助药不变。此药量一直维持到 2018 年 2 月患者去世，NRS 评分控制在 2 分以下。

（4）服务全程，医护人员跟进评估，及时进行规范用药宣教，消除误区，指导使用止吐药。依患者喜好调整饮食结构，缓解恶心、呕吐症状。指导食疗辅以药物预防及处理便秘。安抚患者，指导采取适宜体位，减少咳嗽，教会家属使用拍背法协助患者排痰。采用淡盐水、淡茶水漱口以保持口腔清洁，缓解咳嗽咯痰等不适反应。

2. 提供患者与家属心理疏导及支持

（1）陪伴患者回顾她曾付出的努力及对家庭和社会的贡献，看到不同生命阶段的价值和意义。讨论疾病及死亡议题、恐惧及哀伤感受，讨论亲情流露与灵性联结对患者末期生活的意义。倾听、同理，区别患者的不同感受并予以心理疏导及安抚，引导消除病耻感，探寻价值感及生命意义，维护尊严感。

（2）促进患者丈夫及儿子保持沟通，给家属介绍低保、大病救助、公益助学等社会资源信息以及告知家属申办流程。鼓励患者儿子参与资源申请及患者照顾。引导父子之间表达真实感受与想法，保持沟通、消除误解，相互支持理解，减轻压力。患者儿子对接受社会力量的帮助有顾虑，倾听、同理其想法，讨论分析当前患者及其家庭所面临的困境，联系他上大学的初衷、人生规划及可能获得的资源，引导重新评估其完成学业的可能性与重要性，认识和发现自身潜能，面对现实并树立希望。

（3）征得患者夫妇同意，与患者女儿谈病情及死亡，给予心理疏导与安抚，引导患者女儿认识、接纳生命自然规律，珍惜与患者共处时光，为患者做力所能及之事，恢复母女之间互动，鼓励母女之间尝试以多种方式建立联结。

（4）予患者父母预期性哀伤辅导，引导患者及家人适时“四道”。

（5）协助召开家庭会议，引导患者与丈夫及其他家人就家事、子女抚养、父母赡养、后事安排等议题进行沟通、达成一致，鼓励家庭成员面对困境，共同分担，陪伴患者走好最后旅程，避免遗憾。

3. 链接社会资源，建立支持系统

与社区、民政、公益慈善机构多方协调，协助申请低保、大病救助及助学资源。并教会患者家属与上述资源保持沟通与互动，学会使用及发掘内部与外部资源，建立起包括宁养医疗团队在内的有效的支持系统。

（四）成效

1. 躯体症状缓解

经规范化镇痛治疗及护理指导，患者下腹部及右下肢持续性闷痛症状缓解，NRS 评分少于 3 分。恶心、呕吐、便秘、咳嗽等其他不适症状均不同程度减轻。家属反馈自患者疼痛得到缓解后至临终前一周，均可规律地进食及睡眠，情绪基本稳定。

2. 协调资源，减轻压力，改善认知，心理纾缓

（1）经居家探访、电话随访、门诊沟通及邀请参与患者家属教育支持活动等多种形式交流互动，患者家属与宁养团队跨专业成员建立了联络，学会通过多种途径了解医疗、护理、心理辅导、社

会资源等相关资讯以帮助患者及其家庭。经多方协调，帮助患者家庭链接到慈善机构助学资源，该机构承诺支持患者儿子完成学业直至其参加工作，协调患者所在社区将患者纳入重点帮扶对象，为患者办理了大病救助，为其女儿办理了低保，减轻了患者家庭经济压力。协调患者儿子、父母、弟弟共同参与照顾，分担了患者丈夫的照顾压力。

（2）患者逐步改善认知，面对现实，珍惜与亲人相处时光，改变相处模式，对女儿说出彼此深藏已久的心里话，并鼓励女儿做回自己。患者向父母及其丈夫、儿女表达歉意、期望与不变的爱，并录制视频，为家人留下纪念。临终前清醒期间，与家人嘱托、道别，家人也陪伴在患者身边，随时给予回应和安慰，使患者安心。

患者儿子放弃杂念，恢复自信，表示能够把握当下并顺利完成学业。在与校方沟通后获得批准，增多了陪伴和照顾患者的时间。

患者丈夫与儿子、父母、弟弟，就患者照顾、后事安排及其他家事敞开沟通，达成一致。患者父母及弟弟亦参与照顾，分担了患者丈夫照顾压力，增进了理解和支持。患者丈夫与儿子消除误会，关系和解。

患者去世后，经跟进评估，了解到患者子女参与患者后事处理及民俗祭奠全过程，虽有伤心哭泣，但事务完毕，均可投入正常学习和生活。患者父母认为“终将会与女儿会面”，能够接纳女儿去世这一生命中的变故。患者丈夫已恢复工作，表示仍会继续孝敬患者的父母，并相信一家人能够顺应当下，他将与孩子们及其他家人一起，带着患者寄托的他们都能好好活着、创造幸福生活的愿望，投入新的生命旅程。

（五）体会

传统文化对于疾病与死亡的理解影响患者及其家人的认知，带来情绪困扰及家庭获取社会资源的能力，比如患者曾因病耻感不许家人向外界透露罹癌讯息，并对女儿隐瞒预后，家庭在死亡阴影笼罩下，气氛压抑。患者儿子曾认为被社会救助是无能的表现，而现实压力又使其自我评价降低，出现“过一天，算一天”的消极思想，自述做出退学决定时已对未来不抱期望。由于对家庭内部和外部资源认识不足，以及“男人要有担当”观念影响，患者丈夫曾一度处于独自承担压力，几近身心崩溃状态。因此，服务过程需要协助患者及其家人调整认知，增强家庭内聚力，发掘内部及外部资源，建立支持系统，以增权赋能。

此外，当与患者女儿讨论生死、疾病，以及分离与哀伤，发现孩子已在等待这些讨论和资讯。因此，期望尽早提倡和开展生命教育，并渗透于孩子们的日常生活和教育中。

回顾个案，有幸和宁养团队成员一道，全程与患者及其家人一路同行，陪伴与见证这个家庭在面临变故时，每位成员勇于面对，真情相伴，实现逝者善终、生者善别，仿佛生命中一次温暖的拥抱，弥足珍贵！我们期望并相信，患者子女能够借由支持系统、家人及他们自己在这段旅程中的表现，获得启发与滋养，在成长路上，不负自我、家庭、社会。

参考文献

[1] 苏彦捷，邹丹，译 . 发展心理学——人的毕生发展 [M] . 6 版 . 北京：世界图书出版公司，2013.

[2] 李文绮，译 . 最后的拥抱 [M] . 北京：华夏出版社，2013.

[3] 张文霞，朱冬亮 . 家庭社会工作 [M] . 北京：社会科学文献出版社，2005.

[4] 陶璇，唐谭，李毅飞，译 . 认知疗法：进阶与挑战 [M] . 北京：中国轻工业出版，2014.

[5] 唐丽丽，译 . 家庭居丧期关怀 [M] . 北京：北京大学医学出版社，2018.

[6] 曾丽芳，译 . 叙事疗法 [M] . 北京：中国轻工业出版社，2012.

[7] 刘梦，译 . 小组工作导论 [M] . 5 版 . 北京：中国人民大学出版社，2010.

[8] 欧文 · 亚隆 . 存在主义心理治疗 [M] . 北京：商务印书馆，2015.

[9] 李嘉诚基金会「人间有情」全国宁养医疗服务计划办公室 . 纾缓医学——晚期肿瘤的宁养疗护 [M] . 北京：高等教育出版社，2014.

[10] 全国社会工作者职业水平考试教材编写组 . 社会工作实务（中级）[M] . 中国社会出版社，2015.

[11] 唐丽丽，王建平 . 心理社会肿瘤学 [M] . 北京大学医学出版社 . 2012.

危机干预模式介入心理危机的癌痛患者

吉林大学第一医院宁养院　王文雅

一、基本资料

1. 一般情况　段先生，56 岁，离异，小学学历，无业，吸烟饮酒 30 年。

2. 宁养院开始服务时间　2019 年 10 月 8 日

3. 家庭树

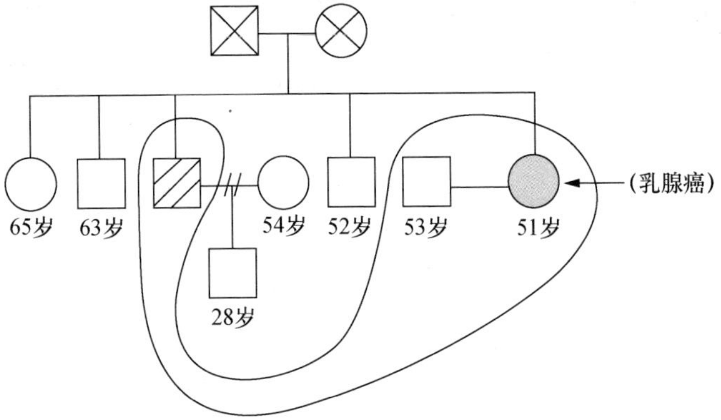

4. 病史摘要　患者于 2018 年 12 月确诊患前列腺癌，因经济困难未行抗肿瘤治疗。半年后相继出现下腹部和腰部疼痛，疼痛逐渐加重，影响睡眠。腰部活动受影响，行走困难。经检查确诊为腹腔淋巴结和腰椎骨转移。

5. 首次探访体格检查　体温 36.2 ℃，脉搏 90 次 / 分，呼吸 20 次 / 分，血压 136/80 mmHg。皮肤及巩膜无黄染。皮肤干燥，弹性可，全身浅表淋巴结未触及肿大。胸廓对称，双肺听诊呼吸音清，未闻及干湿啰音。心律齐，未闻及杂音。腹平软，无腹壁静脉曲张，无压痛，肝、脾肋下未触及，移动性浊音阴性，肠鸣音正常。腰椎压痛阳性，四肢肌力和肌张力正常，双下肢无水肿。平卧在床，能自主缓慢翻身，KPS 评分 40 分。

6. 疼痛评估 患者表现为腰部刺痛及下腹部钝痛为主，中度癌痛，为内脏、骨及神经病理性混合疼痛，用自备镇痛药后 NRS 评分 5 分。

7. 患者和家属的心理压力 患者了解病情及预后，非常担心身体疼痛问题，情绪焦虑，对生活失去信心。曾有过轻生的想法，告诉其妹妹忍受不了痛苦时想跳楼。其妹妹将家中的窗户都装上了铁护栏，防止意外发生。因患者妹妹是乳腺癌患者，患者认为自己拖累妹妹及妹夫，负罪感较重。

8. 其他 患者早年与妻子离异，儿子随前妻生活，离异后与妻子、儿子无联系。患病后与妹妹、妹夫共同居住，妹妹是患者身体和心理层面的主要照顾者。患者及妹妹信奉佛教，未在家中供奉，但有时会参与佛教放生等活动。患者妹妹处于乳腺癌术后恢复阶段，能够自主活动，并帮助患者取药。妹夫负责家中家务，靠打零工获取经济收入。患者与妹妹家庭经济各自独立。

9. 诊断 前列腺癌，腹腔淋巴和腰椎转移，中度癌痛。

二、宁养服务及成效

（一）主要问题

1. 中度癌痛
2. 潜在皮肤受损
3. 有自杀轻生的念头
4. 自觉拖累妹妹，负罪感重
5. 亲属照顾压力大

（二）服务策略

1. 缓解癌痛
2. 预防压疮
3. 进行危机干预，避免发生意外事件

4. 为患者及亲属提供心理支持，缓解患者及照顾者的心理压力

5. 协助处理患者家庭照顾问题

（三）实施过程

1. 镇痛治疗

给予盐酸吗啡即释片 180 mg 每 4 h 1 次口服，并联合用加巴喷丁 0.3 g 每日 3 次口服，地塞米松 3 mg 每日 2 次口服。24 h 后回访止痛效果满意，NRS 评分为 2 分，生活质量较前明显改善。该用药用量维持至 2019 年 12 月 16 日患者过世。

2. 护理指导，预防压疮

嘱咐患者日间每隔 2 h 翻身一次，嘱照顾者为其按摩受压部位，经常擦拭清洁皮肤，并保持床铺清洁、平整、干燥，衣物宽松舒适。

3. 危机干预

因患者患病后心态不稳定，曾有轻生念头，亲属比较担心。虽然做了防范措施，但仍然担心意外发生，故社工运用 James 和 Gilliland 提出的“危机干预六步法”制订干预计划，即确定问题、保证安全、给予支持、提出并验证可变通的对应方式、制订计划、得到承诺，对患者进行心理危机干预。

在危机干预过程中，社工及时接案与处理，确定问题，制订服务目标，了解到患者主要担心身体疼痛问题，表述“痛起来会大喊大叫，心想自己都不如窗外飞翔的小鸟，生命没有任何自由可言”。社工认真倾听、同理并回应，向其深入介绍了宁养项目的具体内容，告知要遵医嘱正确用药，如出现便秘、恶心、呕吐、排尿困难等症状，医生都会提前给予防治，不必过于担心。同时，告知患者社工也是医患沟通的桥梁，在信息对接方面也会给患者一定的支持与帮助。患者得知医护人员能够为其提供最佳的止痛方案之后，心里沉重的石头终于落下了，表述“轻生的念头也是迫不得已”。确定了困扰患者的首要问题之后，社工与患者妹妹沟通交流，告知要时刻关注患者的状态，包括语言、行为等方面，切勿将绳索或刀、剪子等锋利物品放在患者床边，保证患者的安全，患者身边要尽量

有人陪伴，了解患者需求，避免意外发生，预警危机状态。

4. 纾缓负性情绪

社工与患者交流，倾听患者诉说内心的想法。患者表示患病后觉得拖累家人，因为婚姻失败只能让兄弟姐妹费心照顾。但是每家都有各自的难处，最后照顾自己的重担就落在患有乳腺癌的妹妹身上。妹妹本身身体就不好，家中还有个孩子正在读高中，也是学习最艰难的时刻，还要两头跑照顾自己，到医院取药，到社区申请低保，忙家里的大小事务……社工给予同理并回应："您生病后认为给家人增加了很重的负担，非常内疚和自责，才会想通过这种方式减轻家人的负担。从这个角度来看，我感受到了您作为一个男人、一位哥哥的担当。"并鼓励患者接受患病的现实，引导患者认识到自己在家庭系统中的重要性，以增强生命的价值感与意义感。

在危机发生后，亲属也是危机干预的重要参与者。因此，关注患者妹妹的心理状态也成为社工服务的重要内容。社工倾听其诉说内心想法，对于其患病后仍全身心地照顾患病兄长的行为给予肯定，指导其适时做渐进式放松训练，放松身心思结，调整身心状态，纾缓精神压力。建议其多陪伴患者，兄妹之间道爱、道谢，表达、倾诉内心情感，实现心灵上的安适。

5. 提供社会支持，减轻照顾者压力

患者产生轻生念头的两个原因是身体疼痛和照顾压力。在身体方面，宁养院医生、护士为其制订了科学的镇痛方案。在照顾压力方面，社工则安排宁养义工为其家庭提供支持与服务。起初，社工与两名学生志愿者到患者家探访，经过了解与评估，认为学生志愿者能给患者带去一些正向的思想和对生活的信心，但在家庭照顾方面缺少一定的生活经验。因此，社工又安排一组社会义工参与服务，陪伴患者聊天，为患者做饭、收拾家务，缓解照顾者的压力。同时，有佛教信仰的义工还可以陪伴患者念佛经，讲佛理，帮助患者实现内心的平安。

另一方面，患者靠城市最低生活保障金维持生计，经济压力较大。为了满足患者的基本生活需求，社工链接社会资源，联系医院的爱心医护人员，为患者家庭募集大米、白面、豆油等生活用品，社会志愿者也利用自身的优势为患者带去水果、营养品等，使患者感受到社会的关爱与温暖。

（四）成效

患者疼痛得以控制，NRS 评分稳定在 2 分左右，未出现其他不良反应。

患者尽管长期卧床，但得到宁养团队的指导、亲属的尽心照顾，使其皮肤完整，未出现压疮。

患者重建对生活的信心，提升了塑造自我价值及爱与被爱的能力。

患者及照顾者情绪得到纾缓，学会运用放松训练释放负性压力。后期患者离世，家属也平顺地回归到正常生活当中，实现了生死两相安。

家庭经济及照顾压力得到缓解。患者为宁养院的医护人员送上锦旗，表达对宁养服务的感谢并表述："宁养服务不但节省了大量的止痛药费用，还安排义工到家中照顾，内心十分感恩。"

（五）体会

轻生是一个严重而复杂的公共卫生问题。目前国内外普遍将自杀划分为自杀意念、自杀未遂、自杀死亡，各种自杀形式的患者都是应当防范和保护的对象。有研究显示，癌症患者是自杀的高危群体，自杀死亡率为 1% ～ 25%，其自杀的危险度高普通人 1.3 ～ 2.8 倍。癌症患者在得知自己患上癌症后，会出现恐惧、失望等情绪，精神萎靡，致病情不断恶化、加重，以至采取了自杀行为。研究表明，积极有效的心理干预，能有效降低患者的抑郁、焦虑、恐惧及疼痛等不良反应和躯体症状，提高其生活质量。本文案主离异后，妻儿杳无音讯，长期缺少家庭支持。患病后只有靠患乳腺癌的妹妹照顾，拖累了妹妹，负罪感很重。长时间的负性情绪影响着患者的身心，导致患者看不到生活的意义和价值，甚至有轻生念头。孟长治等的研究中指出，心理危机干预六步法是一种操作性很强的方法，但具体应用时咨询师的头脑不能完全程式化。因此，社工将倾听核心技术与积极的应对方式相融合，在保证服务对象生命安全的基础上协助其做好医患沟通，缓解其身体的疼痛，给予同理和支持，帮助服务对象学会缓解和疏导，找到发泄的途径，释放内心的压抑，重获对生活的控制感和平衡状态。

张秀兰等研究发现，患者家庭经济收入与自杀行为的发生有明显相关性。收入越低的家庭发生自杀行为率越高。提示帮助患者得到多方面的社会支持和建立良好的社会支持体系至关重要。物质支持也是危机之中对患者最基本和实际的支持。宁养服务提倡“五全”照顾，关注的是患者的身体、心理、社会、灵性及全人服务等多方面的需求，在危机干预过程中，除了做好心理危机调适以外，还强化社会、经济层面的支持，即将服务对象的内部心理调整与外部资源链接整合在一起，满足临终患者及其家属的需求，实现资源利用最大化。在个案服务过程中，由医生、护士、社工、义工组成的跨学科团队积极链接社会资源，满足患者家庭的基本生活需求，使其感受到社会的温暖与关爱，提升了患者应对危机、处理危机的能力，能够更好地回归生活本身，活在当下。

面对疾病，每个人的应对模式是不同的，但任何一个生命都希望终点是不痛苦的、有尊严的。有些患者因身患绝症，对生活失去了信心，尤其是患病后缺乏良好的家庭与社会支持系统，使患者对自身继续存在的价值产生动摇，时常处于一种矛盾的心态，往往由此产生轻生的念头。更多的患者则是由于疾病对生理功能的影响所造成的心理困惑，或由此陷入失落、自卑或焦虑的负性情绪中郁郁而终。因此，宁养服务团队应对陷入慢性心理危机漩涡的患者提供预期性的心理危机干预，肯定其生命的价值与意义，实现动态平衡的统一，避免危机事件的发生。

参考文献

[1] 肖水源，周亮，译. 危机干预策略[M]. 7版. 北京：中国轻工业出版社，2017.

[2] 刘书婷，王礼桂. 综合医院住院患者自杀的流行病学特征分析[J]. 中国社会医学杂志，2015，32（4）：272-274.

[3] 黄丽，罗健. 肿瘤心理治疗[M]. 北京：人民卫生出版社，2000.

[4] 曾莉，胡德英，刘义兰，等 . 经历患者自杀事件护士的心理干预［J］. 护理学杂志，2014，29（15）：78-80.
[5] 吴平，谢华琴 . 肿瘤患者自杀原因分析及护理对策［J］. 现代中西医结合杂志，2010，19（12）：1541-1542.
[6] 白春芳 . 心理干预在乳腺癌患者康复中的效果评价［J］. 当代医学，2013，19（27）：131-132.
[7] 孟长治 . 心理危机干预六步法案例探析［J］. 北京劳动保障职业学院学报，2018，12（3）：46-49.
[8] 张秀兰，彭金莲，韦若梨，等 . 晚期癌症患者发生自杀未遂的相关因素调查与干预［J］. 护士进修杂志，2006，21（4）：324-325.
[9] 黄燕华，潘攀 . 1 例直肠癌自杀未遂患者的心理危机干预［J］. 护理学杂志，2019，34（17）：63-65.
[10] 张莉敏 . 癌症患者的心理危机干预研究［J］. 中国医药指南，2012，10（15）：223-225.

相伴三载诉衷情，妻女了无遗憾

福建省立医院宁养院　翁智超　吴红　陈珠英

一、基本资料

1. 一般项目　倪先生，54岁，已婚，小学学历，吸烟史近30年，约5支/日，无饮酒史。

2. 宁养院开始服务时间　2016年12月30日

3. 家庭树

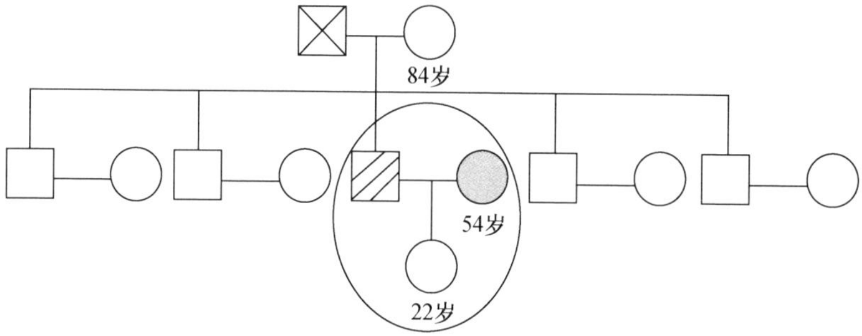

4. 病史摘要　患者于2016年8月接受右侧甲状腺占位手术后诊断为转移性肾透明细胞癌，正电子发射断层显像显示左肾癌、第六胸椎及右侧髂骨转移，因经济困难未做手术以及放化疗。后因右前胸肋痛约4个月，来宁养院接受服务。接受宁养服务一年后，因患者无法行走，长期卧床，出现压疮。接受宁养服务两年后因尿道口处流出脓性分泌物，专科医生给予膀胱造瘘术。

5. 首次探访体格检查　体温36.2℃，脉搏68次/分，呼吸16次/分，血压142/81 mmHg。颈前见甲状腺切除手术疤痕约4 cm，右前胸肋压痛，胸椎6，7，8椎体压痛。心、肺及腹部检查无异常。

6. 首次疼痛评估　接诊时前胸肋NRS评分3分，胸椎6、7、8椎体NRS评分2分。接诊前3个月已服盐酸羟考酮缓释片20 mg每

12 h 1 次和塞来昔布 200 mg 每 12 h 1 次止痛，NRS 评分 1 ～ 2 分。

7. 患者和家属的心理压力 患者完全了解自己的诊断和预后情况，对自己的病情接受程度尚可。患者生病前在码头做搬运工，生病后他和妻子无经济收入，女儿在读大学。妻子在照顾患者的过程中因无人帮忙，压力大且焦虑，患者认为一辈子都没有给妻子一个好的生活，觉得很愧疚。

8. 其他 患者母亲 84 岁，年事已高，需要子女照顾。患者与兄弟们较少来往，经济和生活不能够给予帮助。患者妻子朋友可以提供心理支持和少许经济帮助。患者女儿成绩好，有助学贷款和奖学金、助学金。

9. 诊断 肾透明细胞癌、甲状腺与骨转移，轻度疼痛。

二、宁养服务及成效

（一）主要问题

1. 轻度疼痛
2. 压疮及膀胱造瘘口护理问题
3. 社会支持网络薄弱
4. 心理及灵性问题
5. 哀伤问题

（二）服务策略

1. 控制疼痛
2. 护理指导和示教
3. 链接社会资源
4. 心理及灵性支持
5. 哀伤辅导

（三）实施过程

1. 镇痛治疗

继续给予盐酸羟考酮缓释片 20 mg 每 12 h 1 次口服、塞来昔布 200 mg 每 12 h 1 次口服，加用加巴喷丁 200 mg 每 8 h 1 次口服控制神经病理性疼痛，盐酸吗啡片每次 40 ～ 60 mg，必要时口服，以缓解暴发痛，疼痛缓解理想，NRS 评分大多在 0 ～ 2 分。后来患者精神和身体状态好转，还到厦门武夷山去旅游。

接受宁养服务 4 个月后因服用盐酸羟考酮缓释片 80 mg 每 12 h 1 次口服，盐酸吗啡片 40 mg 每 6 h 1 次口服。疼痛缓解不理想，改为硫酸吗啡缓释片 120 mg 每 12 h 1 次口服、盐酸吗啡片 50 mg 每 6 h 1 次口服、加巴喷丁 200 mg 每 8 h 1 次口服、布洛芬缓释胶囊 300 mg 每 12 h 1 次口服止痛。

2019 年 2 月患者病情逐渐加重，疼痛部位增加，出现左肩、腰部疼痛，排血尿等症状，并瘫痪在床，膀胱造瘘排尿，改用吗啡 130 mg 每 6 h 1 次化水口服，其他止痛药物停止服用，在卧床状态下 NRS 评分可达 0 ～ 2 分。

2. 护理指导

（1）指导家属做好患者的个人卫生，嘱为患者穿宽松棉质的衣物，保持床单的干净、平整无异味，定时开窗通风。患者在 2017 年 12 月起因无法行走，长期卧床，出现压疮，护师进行压疮护理指导。2018 年 1 月家访时患者骶尾部压疮已达 3 期，范围 2 cm×2.5 cm；左大腿处压疮 2 期，范围 1.5 cm×1.5 cm。宁养院团队指导其家属帮患者翻身的技巧并做示范，嘱家属要定时协助患者更换体位，并指导家属给患者局部减压采取的措施，例如翻身后骶尾部枕三角垫，保持患者舒适体位，压疮处每日给予换药。家属请患者原先老同事协助照顾，加强翻身和按摩。介绍社会资源，邀请一名有压疮专长的中医师免费上门，并赠送中药膏护理压疮，2018 年 7 月再次家访时候压疮已经愈合。

（2）2018 年 1 月无法行走，排尿困难，予以持续导尿，因经常感染血块堵塞，于 2018 年 8 月进行膀胱造瘘术，膀胱造瘘口妥善固定，保持引流通畅。造瘘口处定时换药，指导家人换药手法，注意无菌操作预防感染，平时多喝水，引流袋每周更换两次。

（3）饮食指导，建议食用易消化的半流质，可将鱼肉等食物混合用破壁机粉碎后给予喂食，餐后用淡盐水或绿茶水漱口，保持口腔清洁，可促进食欲。鼓励患者多进食，但不强迫，在胃口较好时多吃一点，以增强体质。

3. 链接社会资源，增强支持网络

为患者提供信息，协助办理低保。同时为患者和家属申请慈济义工的救助，有护士上门免费为患者换药，并提供生活用品和物资。了解患者身后事的相关程序及费用，联系福州市圆满生命关怀服务中心，与一条龙负责人沟通丧事及各个流程的费用，以及低保可以减免费用等。家属担心患者在生命最后见不到女儿，宁养团队召开家庭会议，告知患者临终前可能会出现的情况，让家属和女儿做好心理准备，同时联系患者女儿，做好随时请假回家的准备，送父亲最后一程。

4. 进行生命回顾，与妻女四道人生

将制作“旅行笔记”和整理相册作为给女儿的礼物作为切入点，多鼓励患者讲述过去，找到自己的优势，获得成就感，增强对生活的信心。通过缅怀往事疗法和生命回顾，增强患者对生活的信心，培养其积极的人生态度。利用老照片，妻子参与陪伴患者叙说过去经历，给予心理支持，通过回忆往事增强患者对生活的信心，引导患者更好地同妻子表达自己的感受。协助患者弥补对妻子的遗憾，赠送鲜花，为妻子制造惊喜，向妻子道爱、道谢、道歉、道别。制作生日礼物送给女儿。宁养团队和患者家属高质量的陪伴，缓解了患者及家属身心压力，给予心理支持。让患者给予家属反向关怀，进行道谢。陪伴家属一起观看送礼物的视频，患者及家属述说了对视频的感受。与患者沟通、鼓励，引导他趁此机会向妻子表达爱意与感激。患者表示心里很爱妻子和女儿，但总是说不出口。引导患者向妻子和女儿说出“我爱你”，家属顿时感动流泪。患者家属表示和我们聊天很愉悦开心，感觉心里的压力都减少，能够坦然面对生活和接下来会发生的事情，勇敢面对死亡。

5. 进行哀伤辅导，家属获得勇气与希望

2019 年 6 月 11 日社工得知患者病情恶化，在家中安详离世，紧急帮患者家属联系了殡葬服务一条龙。按抚患者家属的情绪，告知家属减免的费用及准备好低保证等相关证件，同时联系机构志愿者协助家属。社工陪伴家属回忆患者临终状态，回忆女儿的成长。

宁养社工肯定了女儿的成长和优秀，让家属尽情倾诉和宣泄。社工对患者家属一路以来的努力给予肯定，促进增能，家属称以后会反馈社会，有时间去做义工。社工拿出为患者制作的相册和旅行笔记，家属抚摸着相册不禁热泪盈眶，认真翻看了相册和旅行笔记，对社工说这是最最珍贵的礼物，感谢宁养院用心的付出，给予社工一个拥抱表示感谢。患者妻子称自己越来越有勇气去面对现在的一切，没有什么困难可以打倒。女儿感受到父亲在生命最后阶段的礼物和爱，没有遗憾和痛苦，并分享自己作为一名护理学生对未来的规划。家属分享参加慈济基金会的活动，向大家分享了患者生病以来自己的心路历程和得到的各方面的帮助。家属内心强大且拥有了更多的勇气。

（四）成效与体会

患者一家通过宁养团队的服务，疼痛得到控制，NRS 评分 1 ～ 2 分。身体不适症状得到缓解，心理得到疏导，妻子在照顾患者的过程中得到外人的帮助。患者基本需求得到满足，身体干爽舒适，肌肤无破损，营养状况良好，经过宁养院服务，患者止痛效果好并得到良好的护理，生活质量提高。

链接社会资源，帮助患者和家属渡过难关；处理患者临终事宜，让家属安心做完全部事项。通过沟通、面谈、协助缓解患者和家属紧张、焦虑、疲劳的情绪。化解患者对妻子和女儿的亏欠与歉疚，为患者制造惊喜，让患者表达对妻子的爱意，给妻子留下美好回忆。制作生命故事书、相册及旅行笔记留给女儿，让患者向妻子和女儿道爱、道谢、道歉、道别，减轻患者对死亡的恐惧，坦然面对接下来的生活。患者情绪稳定，找到生命的意义，同时与宁养医护人员建立良好的信赖关系。

患者与家人和睦相处，最后安详地离开了人世，女儿和妻子了无遗憾，女儿成为了一名护士，妻子成为了一名志愿者，以表达对李嘉诚基金会和宁养院的感谢。

“有时去治愈，常常去帮助，总是去安慰”，在宁养疗护中，我们需要关注的不仅仅是患者的疾病，还要关心患者的心理和精神，更需要关心患者的亲属。当疼痛得到缓解，身体的不适得到照护，患者可能会有更高的服务需求，宁养团队的介入，关注的不仅仅是疾病本身，更是处于生命幽谷的患者和其庭，给予患者及家属身、心、灵、社的支持，从而提高患者的生活质量和生存期。

家属承受的压力不比患者低，甚至高于患者，家属经历患者生命末期，会面临失落、无助、苦难等各种压力。家属对亲人生病死亡有无助感，还要面对亲人死亡后的孤独悲伤，而产生独自存活的悲恸，他人往往难以真正了解丧亲之痛。让家属在患者生命最后的历程中也得到支持，让患者与家属没有遗憾，生死两相安，让家庭走向正向和发展，是宁养服务的使命和期望。

参考文献

[1] 许丽英，翁智超，莫楠．论临终关怀社会工作核心能力的培养——基于实习与督导的反思[J]．中国医学伦理学，2019，32(09)：1183-1187.

[2] 李海燕．家庭抗逆力视角下晚期癌症患者社会工作实务研究[D]．贵阳：贵州大学，2019.

[3] 许丽英，童敏，翁智超．社会工作对临终患者主体性转换的伦理策略[J]．医学与哲学，2019，40(11)：21-25.

[4] 董清瑜．社会工作介入晚期癌症患者及家属临终关怀的实践研究——以老年人个案工作为例[J]．法制博览，2019(11)：291.

伴卿幽独，看繁花落尽，烛影芳华

汕头大学医学院第一附属医院宁养院　吴建烽

一、基本资料

1. 一般项目　洪女士，65 岁，汉族，已婚，高中学历，基层公务员退休，无烟酒史。

2. 宁养院开始服务时间　2018 年 12 月 5 日

3. 家庭树

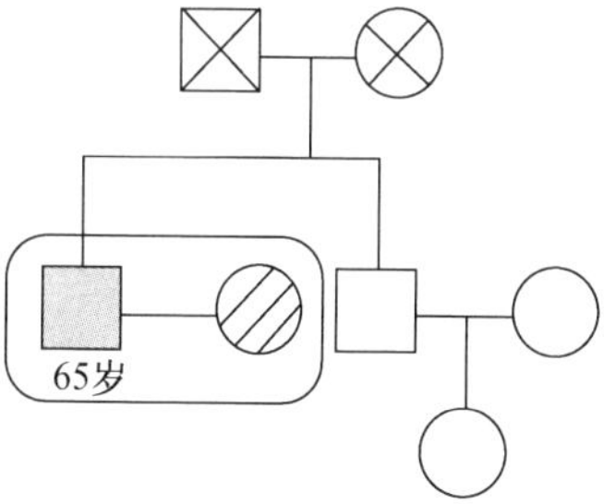

4. 病史摘要　2008 年患者确诊为头皮基底细胞样鳞状细胞癌，自行服用中药（具体药物不详）治疗。2017 年因肿物明显增大，伴溃疡，行手术切除，因肿物累及硬脑膜，无法达到根除标准，术后未行辅助放化疗。近半年多来，患者反复出现右下肢疼痛，进行性加重，严重影响睡眠。2018 年 6 月影像学检查提示双肺多发转移，右侧第 7 肋、第 9 胸椎及右髂骨转移，服用双氯芬酸片治疗，疼痛缓解不满意。出现明显饥饿感，间伴嗳气、反酸。无头痛，无咳嗽，无恶心呕吐。睡眠差。便秘，酚酞片 0.2 g 每晚 1 次口服可缓解。小便正常。有高血压、糖尿病和脑梗死病史，持续服药治疗。

5. 首次探访体格检查　体温 36.2 ℃，脉搏 81 次 / 分，呼吸

18 次 / 分，血压 175/104 mmHg。意识清晰，营养正常，表情痛苦、疲惫，强迫坐位，查体基本合作。头颅于顶部至后枕部见隆起包块，大小约 15 cm×12 cm，中央凹陷，后枕部见溃疡面，大小约 3 cm×3.5 cm，表面覆盖黄白苔，渗液多，恶臭。胸廓对称，呼吸平顺，双肺呼吸音清，未闻及干湿啰音。心律齐，未闻及杂音。腹平软，于脐线见水平瘢痕（取皮瓣移植），愈合良好。全腹无压痛及反跳痛，肝脾肋下未触及，肠鸣音正常。脊柱棘突无压痛。双上肢及左下肢肌力正常，右下肢肌力Ⅱ级。右下肢轻到中度非凹陷性水肿，以大腿部为明显，右大腿周径明显增大。

6. 首次疼痛评估 NRS 评分 7 分，持续性刺痛。双氯芬酸钠片 50 mg 每日 2 次口服，诉服药后需 5 h 疼痛减轻至 NRS 评分 4 ～ 5 分，维持约 4 h。疼痛明显影响睡眠。

7. 患者和家属的心理压力 患者夫妇结婚近 40 年，未生育子女。退休后，靠退休金维持生活。十年来，治疗花去了他们的全部积蓄，虽然没有造成债台高筑，但生活上已经十分拮据。首次探访时，患者的病情已经呈双肺及全身多处骨转移，强迫坐位，无法自主活动，右下肢疼痛剧烈，严重影响睡眠，需 24 h 持续照顾。患者目前由丈夫郑先生独自照顾。接受宁养服务时，患者已经连续数日无法入睡，表情疲惫，叹息不止。

8. 其他 患者父母及公婆均去世多年，其本人有一姐妹居住距离较远，偶尔能来探望，日常照顾由郑先生独自承担。郑先生有一弟弟，住得比较近，患者病重期间会定期过来探望并协助购买生活必需品。另有一远房侄子也偶有来探望。

患者原为街道办事处工作人员，14 年前退休，每月退休金近 2400 元。郑先生原为汕头市某国有企业工人，6 年前退休，每月退休金 1400 余元。月收入合计不足 4000 元。患者每月基本医药花费超 2600 元，如有住院，费用另计。因经济原因已经数月未到医院复诊，在药店自购止痛药及敷料治疗。十年来，所有积蓄已耗尽，并有少量欠款，生活拮据。夫妇俩相依为命，清平度日。

9. 诊断 头皮基底细胞样鳞状细胞癌，多处转移，重度疼痛。

二、宁养服务及成效

（一）主要问题

1. 重度疼痛
2. 头顶部癌性伤口
3. 右下肢水肿
4. 便秘
5. 患者情绪低落

（二）服务策略

1. 减轻疼痛
2. 指导伤口护理
3. 示范按摩水肿肢体
4. 缓解便秘
5. 提供心理灵性关怀

（三）实施过程

1. 疼痛控制

医生予盐酸吗啡片滴定，初始剂量 10 mg 每 12 h 1 次口服，后转换为硫酸吗啡缓释片 30 mg 每 12 h 1 次口服，并备用盐酸吗啡片 10 mg 必要时口服。停用双氯芬酸，并给予雷尼替丁。护士指导患者遵医嘱规范用药，及时反馈用药情况。指导家属为患者按摩，用各种形状的小软枕协助患者取舒适体位，鼓励患者看电视、听潮剧、聊天等转移患者对疼痛的注意力，减轻疼痛。

患者血压较高，建议定期监测并继续口服原剂量降压药，若血压持续增高应增加剂量或咨询专科医师。

2. 指导伤口护理

伤口换药使用生理盐水清洗，然后用甲硝唑注射液湿敷，再覆盖棉纱。恶臭味清除后改用生理盐水清洗伤口后用磺胺嘧啶银软膏外敷，然后覆盖棉纱。协助患者自我形象管理，亲友来访时戴上帽子遮挡头顶部伤口。

3. 示范按摩

指导家人为患者水肿肢体按摩的方法，适当抬高右下肢，穿宽松棉质裤子。

4. 缓解便秘

酚酞片有效，继续服用。同时指导患者顺时针按摩腹部，促进肠蠕动。调理饮食，进食新鲜蔬菜水果及花生芝麻等润肠食物，并指导酚酞片正常服用方法。

5. 提供心理灵性关怀

（1）晚期癌症患者在长期的癌痛折磨下通常会出现恐惧、烦躁、焦虑、沮丧和易激惹等情况。加上长期睡眠不足，患者对疼痛、声音、光线都更加敏感。多年来的治疗已经耗去了大部分心力，急剧加重的癌痛容易造成情绪失控等诸多问题。这十年来，患者基本上已经能够接纳疾病，眼下唯一不能接受的就是日益加剧的癌痛。身心俱疲，亟需心理支持，在适当引导下宣泄积压已久的负面情绪，使其内心得以回归平静和获得宽慰。

（2）患者原来在街道办事处工作，积极的工作态度和豁达的性格为她积攒了很多人缘。在她患病初期，一些老友和当年接待帮助过的普通群众都会来关心她。但是随着时间的推移，来往渐渐就少了，不能经常维护的社会支持逐渐解体。社会支持面临“全脱钩”和“零维护”双重困境，在生活中说得上话的人基本上只有郑先生。家庭支持系统方面，患者只有一个姐妹偶尔来探望，日夜照顾也只有郑先生一人，家庭支持系统薄弱，亟需提供系统外支持。

（3）患者的心理灵性需求来自长期疾病重压下的疏离关系，朋友间的、亲戚间的、外围的，以及最为核心的个人获得感的丧失。对患者的灵性照护主要集中在找回患者的存在感和获得感，满足其未了心愿等方面。

（4）社工询问患者及家属关于家庭和疾病的相关情况，了解患者的个人历史和当前状况，了解患者低落的情绪状态并及时给予同理和支持。当了解到患者当前只有丈夫一人照顾，他也极度疲惫，社工随即询问是否需要义工服务，患者及家属均表示欢迎。社工根据患者需求启动“欣灯计划”，由义工小组到患者家进行探访，提供陪伴和心理支持，并在必要时提供其他支持。

1）“欣灯计划”：点一盏心灯，照亮患者的心灵。由汕头大学医学院宁养义工队上门为患者提供临终关怀、心理纾缓、灵性陪伴。2018 年 12 月 16 日，派出一组义工上门探访，了解到患者使用吗啡后疼痛控制满意，但患者在 3 日前摔倒后行动完全受限，郑先生一个人照顾能力有限，患者已经几天没办法洗澡，家属迫切希望得到帮助。在 3 位女义工的帮忙下，众人艰难地把患者抬进浴室并帮助患者洗了澡，擦了身子，换好了衣服。当晚，郑先生发信息感谢义工同学，表示患者洗澡后自觉为多日来最舒服的一天。之后，义工们定期探访，与患者逐渐建立了情谊，除协助日常照顾外，还会时常一起聊天，从当下聊到了年轻时的工作、生活，并帮助患者整理过往的照片，回忆人生故事。

2）“天使梦想”：主要为晚期癌症患者实现未了的心愿，使他们在生命末期过得更无憾、更欣慰、更平静。

2018 年 12 月 20 日，医生和社工上门探访。社工了解到患者近期经济困难，询问是否需要链接社会资源提供资助，被患者及家属婉拒。社工与患者谈心，了解患者的人生经历和难忘故事，患者十分开心，表示已经很多年没有这么畅快地聊天了。患者还提起以前最喜欢的就是去中山公园和老友们喝茶聊天。回忆起往事时患者脸上洋溢着憧憬。社工随即询问是否愿意再见见过去的好友，重温过往温馨。患者及家属均表示十分欢迎和期待，社工着手联系街道办。

服务中，社工发现患者的生日就在 12 月 25 日。多年的治疗花去了他们的全部积蓄。十年来，他们不曾买过蛋糕，不曾过过生日。言语中，郑先生流露出愧疚的表情。社工随即与义工筹划了生日会，准备给患者制造一个惊喜。

12 月 25 日，医生、护士、社工和义工带着鲜花和蛋糕来到患者家里。患者和家属都感到非常惊喜。患者手握鲜花，社工点燃蜡烛，那一刻患者说她特别开心。郑先生拉着她的手，似乎比她还开心，甚至乐得自己鼓起了掌。点燃蜡烛，唱起歌，她在笑，而他的笑里含着泪。他们一起吹了蜡烛，切了蛋糕，也相互喂了一口。那一刻，他们和照片都告诉我们，她和他很幸福。

最后患者对郑先生说:“谢谢你陪了我这么久！”郑先生说:“是你陪着我，我很开心。”那一刻，在场的所有人都被感动了。

生日之后的几天，陆续有当年街道办的同事前来家中探望了患者。郑先生说，每次老同事探访，患者的精神都特别好。

2019 年 1 月 12 日，患者在家安然离世，在社工协助下，根据患者生前意愿寻求到佛教慈善团体举行丧葬仪式。事后，郑先生到宁养院退回剩余药品（根据《宁养院管理指引》，患者过世后，剩余麻醉药及空药盒需退回宁养院统一集中销毁），并再三感谢宁养院帮助，同时表示患者最后走得安详，后事圆满，对他来说是最大的安慰。

（四）成效

患者疼痛控制良好，无不可耐受和不良反应，睡眠较好。

伤口渗出少，无异味。身体形象改善，维持患者自尊。

夜间睡眠可平卧。舒适度明显改善。下肢水肿无进行性加重。

用药物和饮食调理，便秘得以解决。

通过生命意义回顾、为患者过最后一个生日等，达成人生圆满和“四道人生”。患者安详离世，患者丈夫基本能够接受患者离世的现实，积极面对未来生活。

（五）体会

“宁养医疗服务”是基于纾缓医学（palliative medicine）的理论和临床实践经验逐步建立起来的医学服务模式，旨在通过早期识别、积极评估、控制疼痛和治疗其他痛苦症状，包括躯体的、社会心理和灵性的困扰，来预防和缓解身心痛苦，从而改善面临威胁生命疾病的患者及其亲人的生活质量。宁养医疗服务的目标除了缓解晚期肿瘤患者的疼痛及其他躯体症状外，也提供心理、灵性、社会的全人照护，从而改善患者生命末期生活质量，同时也减轻患者家属失去亲人的痛苦，达到“生死两相安”。

在服务过程中，医生、护理师及社工师首先应针对各自专业对患者进行全面评估，然后针对患者的具体情况进行个体化服务。服务过程中，团队成员应紧密合作，及时了解患者状况并协助处理，同时利用适当的社会资源（义工服务、社区服务等），为患者提供恰当的服务。

指导患者家属做好伤口护理，并指导/协助患者洗头、沐浴等，不仅改善患者的身体舒适度，对于维护患者自身形象、维护自身尊严也是非常必要的。

创造适当的契机，引导患者和亲友道谢、道爱、道别，能使患者和亲人更好地面对分离，达到“善终、善别”和“生死两相安”。

参考文献

［1］李嘉诚基金会「人间有情」全国宁养医疗服务计划办公室．纾缓医学——晚期肿瘤的宁养疗护［M］．北京：高等教育出版社，2014.

为生命最后旅程搭建爱的桥梁

粤北人民医院宁养院　钱艳

一、基本资料

1. 一般项目　杜女士，64岁，小学学历，丧偶，农民，无烟酒史。

2. 宁养院开始服务时间　2019年1月22日

3. 家庭树

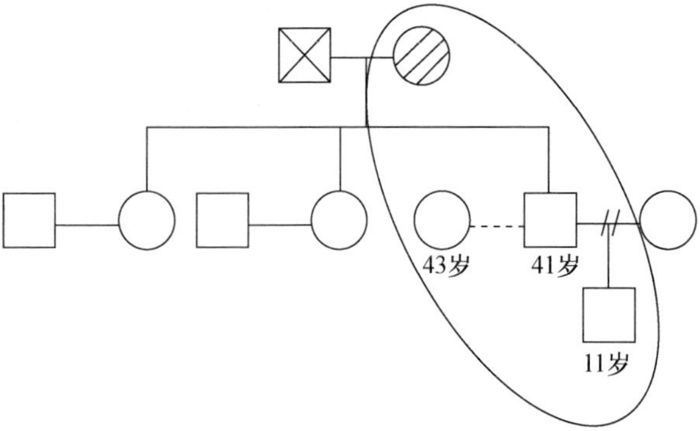

4. 病史摘要　患者于2018年2月确诊为多发性骨髓瘤，规范化疗。申请宁养疗护时自诉“双小腿疼痛不适6个月”，呈抽痛，渐行性加剧，并呈现行走障碍，服用盐酸羟考酮缓释片80 mg每12 h 1次。发病以来，精神渐差，消瘦乏力，饮食、睡眠欠佳，便秘4～5天/次，小便正常。

5. 首次探访体格检查　体温36.5℃，脉搏78次/分，呼吸20次/分，血压137/80 mmHg。患者神志清醒，言谈清晰流畅，皮肤巩膜无黄染，浅表淋巴结无肿大。胸廓对称，两肺呼吸音清，无啰音。心律齐，心音正常无杂音。腹部平软，肝脾肋下未触及，全腹无压痛反跳痛，无腹水征，肠鸣音正常。脊柱无侧弯，双上肢活动自如，双下肢无水肿，外观无异常。右下肢活动稍受限，双下肢肌力Ⅴ级，双下肢膝关节下方至踝关节部位按压痛明显，触痛觉正常，末梢循环正常。

6. 首次疼痛评估 双下肢呈抽痛，自备盐酸羟考酮缓释片 80 mg 每 12 h 1 次口服，NRS 评分 4 分。

7. 患者和家属的心理压力 患者充分了解病情及预后，平时缺乏亲人的陪伴，内心感觉孤独无奈。其次，患者文化低，对其孙子的期望高，经常与青春期的孙子发生语言冲突，让患者感觉无奈且不知所措。由于多发性骨髓瘤生存期较长，家人需要面对沉重的经济负担、长期的照顾等，会产生无奈、焦虑和恐惧等心理。在与患者一起抗癌的漫长过程中，家人褪去了初期支持者角色时的激情与理想化期待，所能付出的正能量不再充裕如初，偶尔会麻木、逃避。家人渴望得到其他支持来源，以修补自我，修补家庭。患者的孙子处于青春期阶段，家庭中母亲角色缺失，让患者代之管教。孙子既要承受患者得病后的负面情绪，又要承受患者对其在学习生活上的高期待，加之日常中与患者“指责型”的互动模式让其感觉压抑、孤独、无奈。

8. 其他 患者的丈夫于 8 年前病逝，后患者随儿子一同在韶关生活。患者以前务农，无社保和退休金，现生活来源依靠儿子列车乘务员工作维持。儿子需经常出差在外，按照上班 7 天休息 4 天的工作模式，常年来往于新疆或甘肃等地。二女儿也是列车乘务员，与儿子工作的模式一样，家离患者不远，休息时常过来帮忙。大女儿远嫁东莞。儿子的同居女友在本地打散工，帮忙照顾患者已有 4 年左右的时间，平时承担着取药的任务。当儿子回家时，她便回来一起居住，其他时间较少在家，与患者的孙子关系疏远。患者的孙子小伟今年 11 周岁，父母亲在其 1 岁时离异，从小就亲近、依赖奶奶，两人相濡以沫，感情深厚，现每晚与患者同床睡觉，目的是夜间协助照顾患者起床服药。

9. 诊断 多发性骨髓瘤，中度癌痛。

二、宁养服务及成效

（一）主要问题

1. 中度疼痛
2. 心理灵性痛苦

（二）服务策略

1. 控制疼痛
2. 减轻心理灵性痛苦

（三）实施过程

1. 镇痛治疗

2019 年 1 月 23 日用硫酸吗啡缓释片 120 mg 每 12 h 1 次口服，盐酸吗啡片 30 mg 必要时口服，服药后止痛效果良好，NRS 评分 2 分。

因病情进展，到 2019 年 6 月 10 日，疼痛控制较差，NRS 评分为 4 分，药量调整为硫酸吗啡缓释片 240 mg 每 12 h 1 次口服，盐酸吗啡片 60 mg 必要时口服，止痛效果良好，NRS 评分 2 分。该剂量一直维持到患者过世。

2. 心理灵性辅导

我们给患者和家人提供心理的纾缓与灵性的关怀是为了加强隔代亲子间的沟通能力，缓和亲子关系。宁养社工也协助改善了患者的家庭交往方式，促进家庭成员之间良性沟通。辅导工作分成五阶段，描述如下。

（1）第一阶段：取得信任，建立专业关系

1）主要目标是与患者及其家人建立专业关系，收集家庭的各类信息。了解患者的心理灵性需求及家庭沟通模式，对家庭职能进行简单评估。

2）服务内容包括运用尊重、关注、接纳和同理等技巧对患者进行心理疏导和情感支持，找到解决问题的突破口。从建立关系起逐步取得患者及家人的信任，从中与患者的二女儿、儿子、孙子进行沟通，主要客观分析患者与孙子产生问题的原因，引导家庭成员们意识到患者现在存在的问题与家庭成员的交往方式、家庭规则都有密切的联系，并邀请家庭成员的配合与协助。

（2）第二阶段：引导患者认知的改变，促进吸收新的理念

1）引导患者感知自己的价值，为建立良好家庭互动模式提供支持是这阶段的主要目标。

2）我们引导患者讲述生命故事，有系统地回顾人生，从现实生活和人际关系中找到更大的意义，感知自己存在的价值和对他人的重要性。宁养院社工通过多次会谈，引导患者回忆发生的亲子沟通冲突，把患者带入当时的情景中，并且通过重新的定义和解读，让她意识到目前方法的局限性，同时还通过学习相关的隔代亲子沟通方法以及青春期孩子的特点，促进患者模仿学习、提高自我效能。

（3）第三阶段：发挥子系统家庭成员功能，优化患者的外部环境

1）这阶段主要目标为改善不良的家庭交往方式，促进家庭成员之间良性沟通。

2）宁养社工通过几次与患者的孙子小伟访谈，了解他与患者交流和沟通情况，引导小伟对家庭关系进行反思，正确认识患者行为的原因，逐步消除对其的非理性看法。

让宁养义工与患者的孙子建立朋辈支持。通过提供信息、自我披露等专业手法引导小伟意识到游戏上瘾的危害，最终引导他感受和明白奶奶管教的良好初衷，只是方式有误。同时，宁养社工督导义工实施系统脱敏疗法，与其达成承诺，逐步脱离游戏上瘾。

以家庭为介入点，社工指导家庭成员面对问题，并采取实际行动。就小伟的学习生活、患者的身心等问题，定期与小伟父亲进行电话交流，引导其意识到在交往过程中沟通的重要性，不要吝啬耐心的倾听、鼓励。

此外，宁养社工多次充当家庭连接者，与患者的大女儿、二女儿电话交流，在平时的联系中给予母亲正面引导，提高她的抗逆力。

（4）第四阶段：激发临终反向关怀动力，促成“四道”

1）主要目的是激发患者反向关怀亲友的动力。

2）宁养社工运用家访、电话咨询等方式，引导和鼓励患者给予亲友临终反向关怀，指导家属与患者互动，协助患者表达自我。患者与家庭成员在一次聚餐中，分享自己患癌后的心路历程、对晚辈的期待，并在此过程中相互“四道”——道谢、道歉、道爱和道别。

患者精神状态较之前好转，以完成心愿为介入点，社工引导患者说出短期心愿——想在自己能够走动的时候，和家人完成一次外出游玩。在家人的促成下，患者与小伟在暑假期间到东莞游玩，圆满地达成了心愿。

一个月后，宁养社工上门探访，发现小伟与患者之间有了更多的话题，祖孙俩关系有所转变，一改之前紧张对立的状态。社工根据患者的描述，认为患者家庭关系趋向健康，经评估和双方协商，决定结案。

（5）第五阶段：跟踪回访，巩固效果

1）最后是加强和巩固家庭成员目前形成的良好的互动模式。

2）社工运用家访、电话咨询等方式予以跟踪，继续安排宁养义工定期上门探访，提供长期陪伴，并通过宁养义工关爱，促进小伟的健康成长和患者的良性互动。

（四）成效

1. 患者评价

患者表示，经过宁养院的服务，自己和孙子的关系有所转变，并且和她的儿女们进行了道谢、道歉、道爱和道别，家庭关系变得和谐，自己的内心平和了不少，也找到了自己想要的东西，非常感谢我们帮她把爱转递给家人，有了我们的同行，没有错过这重要的东西。

2. 家属评价

患者的儿子诉说母亲在患病后情绪化严重，难以平衡好工作和家庭。在这无所适从的时候，其获得了宁养院的支持，通过家庭会议，家人明白了她的期许和爱，一切都值得。

3. 社会工作评估

（1）患者疼痛的症状得以缓解，生活的品质有所提升。

（2）患者与家庭成员之间的误会逐步消除，关系较之前融洽，尽管偶尔还有些小摩擦，但已改善许多。

（3）患者的孙子学会站在家人的角度思考问题，学习成绩有所提高。

（五）体会

家人之间的互动与沟通构成家庭关系，家庭关系的好坏会在很大程度上对患者的心理与行为有决定性的影响作用。临终患者离不开家人与其共同分担生活的压力，也离不开家人的爱、陪伴和支持。宁养社工运用萨提亚治疗模式，将个人问题置于家庭中，并从系统的角度来看待家庭面临的各种危机，更有利于改善患者与家庭成员的关系，改善患者的家庭系统，进而缓解患者的负面情绪，使其生活质量得以提高。

在本个案中，患者的孙子手机游戏成瘾、言语顶撞似乎是引爆患者情绪的导火线，但实质上家庭问题的出现是个人问题的延伸和演变，而患者的个人问题是其本身缺乏自我认同的表现。当患者面对自身的疾病及家庭危机，感受不到自身的价值时，需要外界的支持才能找回自身的存在感和价值感。社工充当家庭连接者、支持者、使能者等角色介入，协助患者去发现其孙子和自己身上那些被自己定义为“不好”的部分，澄清认知误区，吸收新的互动理念，协助逐渐建立隔代亲子新观念，解开控制的爱，有助于患者的家属与患者共同分担生命最后一段时间造成的生理、心理和生活的压力，对癌症患者的身心起到积极作用。运用萨提亚家庭模式，并不是为了单纯解决现阶段出现的问题，解决问题不是最终的目的，而是培养应对问题的方式和方法，从而使患者能够得到自我价值的提高。

在宁养社工搭建家庭成员沟通的桥梁时，专注于患者和家庭成员的反应和变化，根据变化的状况调整策略、转变扮演的角色，特别是在双方情绪持续波动的阶段，需要社会工作者巧妙地传递语句的意思，促进家庭成员的有效互动，并且在特定时间段给予支持是相当重要的。

参考文献

[1] 聂晶，译. 萨提亚家庭治疗模式［M］. 2版. 北京：世界图书出版公司，2015.
[2] 康宗林，王京娥，黎莹，等. 临终反向关怀模式探析［J］. 医学与哲学，2015，36（6A）：21-24.

临终前的心理和灵性照护

中国医科大学附属盛京医院宁养院　张明慧　思维　雅格
杨云辉　赵双莉　石丽玲　宋桂娟　孙建纯　王莉　王庆善

一、基本资料

1. 一般项目　李女士，59 岁，已婚，中专学历，无业，无烟酒史。

2. 宁养院开始服务时间　2008 年 4 月 7 日

3. 家庭树

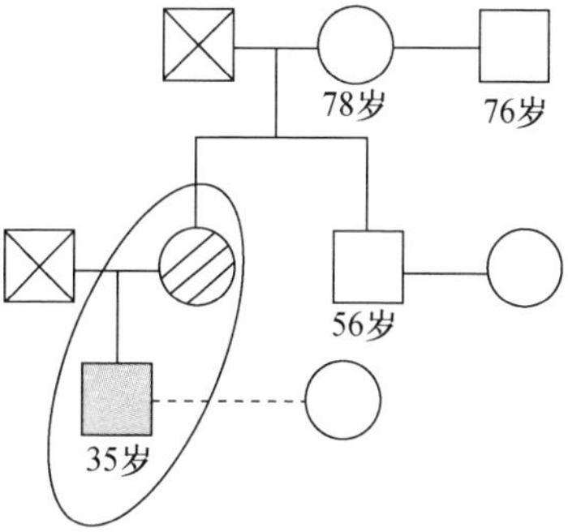

4. 病史摘要　三年前患右侧乳腺癌合并腋下淋巴结转移，因经济拮据等原因无力治疗而拖延至今。其间曾因前胸后背及腋下疼痛，自购口服镇痛药。接受宁养院服务前，曾服氨酚羟考酮片，止痛效果好，但因数量有限，无法连续用药。全身病情每况愈下，前胸后背剧痛日益加重。

5. 首次探访体格检查　体温 36.9 ℃，脉搏 90 次 / 分，呼吸 20 次 / 分，血压 112/70 mmHg。面容消瘦、苍白，步履蹒跚，意识和神志清晰，痛苦表情。全身皮肤和巩膜无黄染，右侧乳房皮肤表面肿胀且有局部橘皮样变和乳头凹陷。右侧腋下淋巴结肿大且已破溃，有脓液，伴恶臭。左侧腋下可扪及两个 2 cm×2 cm 大小的肿胀淋巴结，质硬且有触痛，活动度不良。心、肺、肝、脾未见明显异常，无胸腔积液、腹水征，双下肢胫前及足背有轻度凹陷性水肿。全身生理反射均正常，未引出病理性反射，双手握力较弱。

6. 首次疼痛评估 右侧前胸后背及腋下破溃的伤口处呈持续性胀痛及烧灼感，NRS 评分 7 分。平时在家除口服自购的非甾体抗炎药和病友馈赠的少量泰勒宁（盐酸羟考酮＋对乙酰氨基酚）外，未经系统、规范的止痛治疗。

7. 患者和家属的心理压力

（1）20 世纪 90 年代初期，患者曾因贩卖毒品获刑三年，在此期间其丈夫死于直肠癌，其独生子去南方打工。患者表述其内心充满对丈夫和儿子的亏欠与内疚。

（2）患者述其青年时期的理想。中专护理学校毕业，曾在一所大型综合性教学医院任主管护师多年，业绩辉煌。一失足成千古恨，获刑丧失自由和尊严，刑满释放后无业，跌入“草根阶层”。寄住在母亲和继父的家中，不受亲人待见，又遭继父嫌弃，无奈从母亲家搬出，暂住在远郊区农村的儿子家。此间，又患癌症无钱就医，贫病交困之际，受洗信奉天主教；其儿媳因境遇不佳而离家出走；家破人亡，看不到希望；患者与其唯一的弟弟因债务纷争埋下“心结”，其弟弟脑梗死卧床不起，自顾不暇，未曾有一句问候姐姐的话语；患者母亲爱莫能助，亲情疏远，系下了诸多心结……“富在高山有远亲，穷在路边无人问”成了患者的口头禅，心理创伤和灵性困扰一桩接一桩。患者曾服药自杀未遂，哀叹“为什么连死都不成？”一生中积淀了诸多的恩恩怨怨。

（3）患者想向原来服务过的单位求助，但又由于自己不光彩的过去而无颜再见“江东父老”，自卑、自泣、自叹、自怨……无穷无尽。

（4）患者心理灵性困扰主要为有自杀企图、罪恶感、内疚感、临终心愿。

（5）近期其儿子从南方辞职回家，成为患者身边的唯一照顾者。

8. 诊断 右侧乳腺癌合并双腋下淋巴结转移，重度癌痛。

二、宁养服务及成效

（一）主要问题

1. 重度疼痛
2. 右腋下癌性伤口
3. 心理灵性问题

（二）服务策略

1. 缓解疼痛
2. 伤口护理
3. 心理灵性辅导

（三）实施过程及成效

1. 镇痛治疗

宁养院初诊经疼痛评估后予硫酸吗啡缓释片 30 mg 每 12 h 1 次口服，暴发痛时加盐酸吗啡即释片 10 mg 必要时口服解救，NRS 评分＜ 2 分，精神情绪大有改善，嘱其按时按量用药。服务 9 天后患者暴发痛有时超过每日 3 次，故将吗啡即释片的剂量增加至 20 mg，NRS 可控制在 2 分以下。

2008 年 6 月 24 日其病情和疼痛有所加重，硫酸吗啡缓释片剂量增加至 60 mg 每 12 h 1 次口服，暴发痛时用吗啡即释片 10 mg 必要时口服解救，镇痛效果好，NRS 评分＜ 2 分。

2008 年 7 月 18 日患者疼痛又有加重，暴发痛变频繁，在硫酸吗啡缓释片口服剂量不变的前提下，暴发痛时用吗啡即释片 20 mg 必要时口服解救，直至患者过世，NRS 控制在 2 分以下。

2. 伤口护理

患者此前曾长期从事临床护理专业工作，对创口的消毒、换药及其护理常规掌握娴熟。宁养护士为她准备了足够的消毒棉球、纱布、棉棒、呋喃西林、凡士林纱布块以及医用酒精、碘伏、甲硝唑水溶液、绷带、纱布卷和胶布条等外用消毒敷料，嘱其每日按时对着镜子自行做创口清洁消毒和换药。接受宁养疗护期间，宁养团队的修女义工每周五都会按时上门服务，边做创口冲洗、消毒，边与她贴心交谈，沟通思绪，安抚心灵，犹如同胞姊妹。在此期间，癌性创口始终干爽清洁，周边皮肤虽略有红肿，但创面无续发感染或流脓，无异味恶臭，仅略有痛痒感但能耐受。

3. 提供心理灵性支持

（1）宁养院召开团队会议，专门讨论会商了患者的病情和宁养疗护工作重点与细节。宁养院团队在对患者进行为期三个半月的宁养疗护过程中，每次都不厌其烦地认真倾听其讲述，仔细发现其所遭受灵性困扰的问题，宁养团队与患者及家属间建立起彼此信任的正向关系。

（2）鉴于患者笃信天主教，宁养团队中的辽宁省天主教神学院两位义工修女思维和雅格，侧重对其实施灵性照顾。修女义工和教友们每周五定期按时到患者居住地为其实施灵性照护，并为其查看右侧腋下破溃的创面和创口消毒换药护理并祈祷。患者每每都是滔滔不绝地倾诉，两位修女义工则认真而耐心地倾听，耐心疏导其内心的困扰，让其哀怨、不平甚至愤怒的情绪得以宣泄，始终用“爱心”陪伴在她身边，让她经历“天父的慈爱与宽恕”，患者怨恨的情绪日渐消退。透过和好圣事、圣体圣事和患者傅油圣事，患者精神和灵性上得到了宽恕与治愈，逐渐走出灵性困扰，一点点减轻并摆脱心理和灵性上的阴影与重压，内心获得平静及安宁，情绪维持稳定。

（3）无论是患者自行来院，还是出诊到其家中，以及经常性的电话咨询，医护人员、社工和义工们用心聆听其对生命的回顾，引导其讲述自己在临床任护理师时的工作经验，以及既往工作中的成绩。医护人员在床边鼓励她说出自己喜欢的话题，故意向她请教相关的医学知识和护理技巧。这时她似乎忘却了痛苦，热情地讲述工作中的体验及服用吗啡后的身体反应，还向修女义工和教友们介绍了宁养院各位老师曾经与她是同事的往事，说了许多心里话，赞不绝口。

（4）针对患者对儿子疏于培养和关心、拖累儿子婚姻的内疚感和负罪感，一方面安慰患者相信儿子会有很强的独立生活能力，相信政府和邻里都会帮助其儿子再就业；另一方面鼓励其子主动向母亲表达真诚的感激之情，让母亲放心；并通过基督教友义工们为患者已离世的丈夫祈祷：若在天有知，请其宽恕患者“一时糊涂”和“太过看重钱财”所犯下的罪孽。

（5）患者儿子是其身边唯一的亲人和照顾者。因独自一人长期照顾母亲，身心疲惫。宁养院团队在倾听其孤独无助的感受后，安排修女义工在其生日和外出办事时，主动到患者家中陪伴和照顾患者，让家属有休息和放松的机会。

（6）针对患者渴望能与弟弟言归于好、离世后按天主教的礼仪殡葬的心愿，宁养院团队想方设法联络到其瘫卧在病床的弟弟，向其转达了姐姐的心愿。其后，患者的弟媳在修女义工的陪伴下前来探望患者，患者感动得流下眼泪，自言自语道：“解开了一生中的恩怨情结。”离世前一周，患者预感到自己来日无多，唯恐影响儿子以后的生活而不愿留在家中去世，要求住进附近的一所社区老年病医院，一周后（2008 年 7 月 29 日）平静离去。依照患者的遗愿，修女义工与教友们及家属一道按天主教的礼仪为其做了最后的告别，陪同其儿子将患者骨灰送到殡仪馆积骨寺安放，也了却了患者儿子此生中的一件大事。家人十分满意，并表达衷心感激！

（四）成效

本例患者通过一百多天的宁养疗护，最后取得无痛而终和坦然离世的理想效果，实际上是宁养团队忠实践行宁养理念的一个完整过程。团队成员在几次讨论、分享和追思这一案例时，大家都由衷地感谢和钦佩两位修女义工的默默奉献与踏实的工作，并对团队成员们在整个宁养疗护过程中能集思广益和统一思想认识及工作步调，都为此例患者宁养疗护成效的取得铺垫了很好的认知基础。

作为一名曾在 20 世纪 90 年代初期，因高价出售毒品而获刑后释放的人员，自行来到宁养院企盼接受居家服务，医务人员开始时在思想上还是有所顾忌的：曾经的同事，如今获释成了无业游民。

大家在团队会议上深入讨论这个案例后，一致认为：我们要像对待其他患者那样对待这名癌末患者，她不仅仅是因濒临癌痛终末期而来、时日无多的危重患者，更是一名贫穷民众中的更穷患者，一定要从情感上真正把她当成“人”去对待，为她贴心服务。我们的社工和义工们为她去社区办事处申办社会最低生活保障金，一次又一次去送递并办理相关繁杂的证件及手续，也使她感受到了被尊重、被关怀和被爱的快乐。

患者的人生经历复杂多变，家族中亲情疏离，恩恩怨怨的情结越理越乱。如何在这样繁杂的社会心理和人际关系中，梳理和识别出她的灵性困扰并加以纾解，最重要的就是要由衷地耐心倾听患者的倾诉，用同理心和同感心去面对患者。我们团队中的两位修女义工，她们曾在武汉医学院接受过正规的本科医学教育。毕业后就职于辽宁天主教会卫生所和修女院，并曾作为国际义工队成员到过非洲难民营和泰国等东南亚国家，为贫民窟的艾滋病患者服务，有着丰富的临终关怀实践经验。这次她们利用每周末的休息时间，风雨无阻地去为患者实施居家疗护，从教会卫生所带去消毒药品为患者破溃的创面消毒及更换敷料，极大地减轻和缓解了患者的痛苦。患者往生后，他们亲自动手为患者净身、更衣，一直陪同她到教堂完成所有的告别祈祷仪式。在我们的宁养团队成员中，思维和雅格两位修女义工在这些方面成为大家的学习榜样！

疼痛管理和症状控制是心理辅导及灵性照顾的基础和前提。在患者的宁养疗护全程中，团队精神使各项服务一环扣一环，不仅收到了较好的服务品质，而且使患者实现了在往生前获得有尊严、无痛苦的平安境界，平静地与亲人道歉、道谢、道爱和道别，无怨无悔地走完人生最后一程。我们的陪伴，也丰富了大家在宁养疗护的居家服务过程中，进行灵性照顾的临床经验。

（五）体会

俗话说：“人生如同演戏，社会就是一个大舞台。”在人生的戏剧舞台上，人人都在扮演着各自不同的角色。因此，每个人又都是一本书，翻开这本人生阅历的丛书，你可以看到丰富多彩的人生故事，并从中汲取到自身成长的养料。癌末患者也不例外，我们在为患者服务的过程中，不只是对患者单向的付出和帮助。患者同样也是我们的老师，她的生命故事同样教育着我们团队的每一个成员，大家从患者身上学习到了在课堂上和书本上学不到的许多知识。人可能会由于社会地位、经济条件等方面的不同处境而被人为地区分成高低贵贱，但在尊严面前却是人人平等的。患者的社会存在可以说是卑微的，但她在临终前却演绎出如此多彩和令人感怀的生命故事，使为她服务过的周围人群都感悟到：活在当下，就要珍惜生命、关爱生命、尊重生命和敬畏生命的深刻道理。这一认知升华为行动，无疑对我们宁养人今后走到哪里，去从事何种工作或生活，都会在人生灵性层面的提升上大有裨益！

如今整理和总结李女士的这份病历，时间虽然已过去十多年的光景，但当年我们为患者服务的经历和她的“人生故事”，都还历历在目，并且令人感触良多。

这些年来，我们服务过的数千例身为弱势群体的患者，不时会遇到具有特殊的社会经历及宗教信仰的个案（刑满释放人员、曾有吸毒史者、误入人生歧途的青壮年男女、艾滋病患者、同性恋者、有虔诚信仰的善男信女等普通民众等）。对于他（她）们，医患沟通与哀伤辅导及灵性照顾尤为重要，而且须因人而异，具体分析，区别对待。患者能够在闭目之前，真的放下既往心中的恩怨情仇，直面死亡，笑对当下，断然舍离，平安辞世，也使我们每个曾为她服务过的团队成员，再次体味到宁养疗护的理念是在平凡世界里生活和工作着的每个“宁养人”所必备和修炼的人生大智慧。摒弃世俗的偏见或歧视等不公正态度，才能充分体现宁养疗护的人本主义和人文关怀的人道与人性本质及精髓！正如修女义工在追思患者的座谈会上所言，宁养疗护是对爱的一种亲切呼唤，它告诉我们“生而为人”是一件多么有分量的事业和有意义的工作。只有这样的认知，宁养疗护理念才能在每个“宁养人”的心目中扎根，就自然如同“神”一般地存在着并永驻心头。

参考文献

[1] 李嘉诚基金会「人间有情」全国宁养医疗服务计划办公室 . 姑息医学——晚期癌症的宁养疗护 [M]. 汕头：汕头大学出版社，2008.
[2] 孙建纯 . 居家照顾是癌末患者的最佳选择——再论中国的宁养疗护需要什么？[J]. 中国医学伦理学杂志，2009，22（2）：59-60.
[3] 李嘉诚基金会「人间有情」全国宁养医疗服务计划办公室 . 纾缓医学——晚期肿瘤的宁养疗护 [M]. 北京：高等医学教育出版社，2014.

链接社会资源，支持癌患家庭

海南省人民医院宁养院　陈良玉　刘艳

一、基本资料

1. 一般项目　王先生，33 岁，已婚，初中学历，农民，无烟酒史。

2. 宁养院开始服务时间　2018 年 3 月 15 日

3. 家庭树

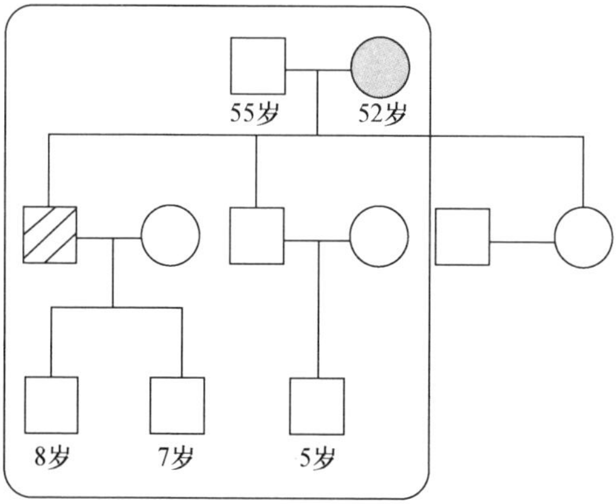

4. 病史摘要　患者于 2014 年 10 月因鼻咽癌接受放化疗。2017 年 6 月，出现口咽部疼痛，进食咀嚼时疼痛加重，CT 提示鼻咽癌复发，经姑息性放疗后疼痛减轻，因经济原因拒绝继续诊治。用盐酸羟考酮 30 mg 每 12 h 1 次口服镇痛治疗，疼痛控制欠佳，睡眠差。进食量少，有便秘，排尿尚可，体重明显减轻。

5. 首次探访体格检查　体温 36.0 ℃，脉搏 89 次 / 分，呼吸 20 次 / 分，血压 125/70 mmHg。体型消瘦，精神尚可，行走自如，皮肤及巩膜无黄染，双瞳孔等大等圆，对光反射正常。口腔卫生一般，口咽部未见异常，伸舌不灵敏，颈部浅表淋巴结无肿大。听诊双肺呼吸音清，未闻及啰音。心律齐，各瓣膜听诊区未闻及病理性杂音。腹部平软，肝脾肋下未触及，肠鸣音减弱。双下肢无水肿。四肢及脊柱未见异常，四肢肌力正常。

6. 首次疼痛评估 疼痛以口咽部阵发性烧灼痛为主，服药前NRS评分8分，使用盐酸羟考酮缓释片30 mg每12 h 1次口服。

7. 患者和家属的心理压力 患者家庭是典型的男主外女主内家庭，患者生病前和父亲、弟弟跑货运维持一家人生计，其妻子和母亲主要是家庭妇女，照料家事及带孩子。患者生病后花费较大，其父亲和弟弟继续跑货运养家，因为患者儿子在其妻子娘家上小学，所以患者妻子和孩子大多数时间住在娘家，不在患者身边，患者主要由其母亲照顾。患者母亲同时还要照顾小儿子的孩子，经济压力及心理压力均较大，身心俱疲，经常伤心落泪，患者情绪也受到影响。

8. 诊断 鼻咽癌治疗后复发，重度癌痛。

二、宁养服务计划及成效

（一）主要问题

1. 重度疼痛
2. 睡眠差
3. 进食量少，大便干结
4. 心理灵性社会问题

（二）服务策略

1. 缓解疼痛
2. 改善睡眠
3. 改善食欲及排便习惯
4. 对患者及家人心灵辅导，寻求社会资源帮助

（三）实施过程

1. 镇痛治疗

经过药物滴定后，给予加大止痛药药量，予盐酸羟考酮缓释片

40 mg 每 12 h 1 次口服，同时给予盐酸吗啡片每次 20 mg，暴发痛时口服。嘱家属记录每日服用盐酸吗啡片次数，进一步调整止痛治疗方案。宁养院以电话随访、门诊以及家访的形式动态评估患者疼痛控制效果。患者一直使用盐酸羟考酮缓释片 40 mg 每 12 h 1 次口服，1 ～ 2 天有暴发痛，每次口服盐酸吗啡片 20 ～ 30 mg 可缓解。

2. 改善睡眠

指导保持睡眠环境安静舒适，睡前用热水泡脚，可根据喜好听轻音乐，减少白天睡眠时间，必要时给予药物辅助睡眠。

3. 改善食欲及排便习惯

考虑患者为口咽部疼痛，指导进温凉、流质、无刺激性饮食，可选择食用火龙果汁、蔬菜汁等促进排便，饮食上可予粥类、鱼汤、奶类、蛋类、蛋白粉类食物，以患者喜爱的口味提供饮食，保持口腔清洁，指导患者用软毛牙刷刷牙，饭前用温开水或生理盐水漱口，如感口干可用麦冬、金银花、胖大海泡饮；指导患者以嚼口香糖等方式行张口训练；处方给予酚酞片 0.3 g 每日 3 次口服。鼓励患者可根据自身情况适当活动，并教会患者以顺时针方向按摩腹部，以促进肠蠕动。

4. 心理灵性社会照顾

（1）纾缓患者及家属情绪：探访患者及家属时，患者大多沉默无语，表情平淡，不主动沟通，但有问必答，说话含混不清。据家属描述和我们观察，患者是因为病情和身体原因造成，而不是其他原因。我们尝试让患者以写代说，但患者不愿意，所以沟通没有进展，很难深入。倒是患者母亲很愿意沟通，见到我们连声道谢，但说到儿子的情况就伤心落泪，为此我们一方面用心倾听、陪伴，同理她的辛苦不易，另一方面转移话题，待其情绪稳定后，慢慢引导其面对现实，坚强面对目前的困境，保重身体，以更好地照顾儿子。患者妻子是取药人，而且很健谈，每次来宁养院取药都诉说一番，我们一方面耐心倾听、陪伴，从中进一步了解患者及家庭情况同时，引导患者妻子应对情绪问题。见面沟通次数多了，医患彼此熟悉，信任感增强后，引导其多回家看看，尽妻子的义务和责任，和其他家人一起照顾患者至最终，她表示理解和赞同。宁养院经常邀请患者妻子参加家属团体活动，如六一儿童节家属活动，患者妻子带着两个孩子来参加，社工给了患者大红包，同时宁养团队也送给孩子节日礼物，最令孩子们开心的是吃到了期待很久的肯德基，孩子高兴，大人也开心，患者妻子连声道谢，感谢宁养团队的用心帮助。别样的支持方式可以让患者家属感受到大家和社会的关爱。

（2）寻求社会资源帮助患者家庭：和患者家属沟通，其经常诉说家庭经济困难，探访时也看到患者居住的房屋很破旧。因此，我们一方面指导家属根据自家情况向当地政府部门申请政策上的补助，了解到患者亲戚是村干部，指导其利用这层关系并根据当地政策帮助申请。同时寻找其他求助途径，如向海南省临高县扶贫办反映患者家庭情况。另一方面借助媒体帮助。征求患者及家属同意后，社工联络海南比较有影响力的媒体——《海南特区报》的记者给予帮助，带记者上门采访，期待经媒体报道取得更多的社会支持，多渠道帮助患者家庭渡过目前的困境。最后患者两儿子得到了当地政府教育救助资金补助。患者妻子也到海口的菜市场帮亲戚卖鱼贴补家用，患者家庭经济状况得到了改观。

（3）调和患者家属关系：患者妻子和患者母亲不和。孩子上学后，患者妻子和孩子在娘家居住。患者父亲很疼爱孙子，3 人的生活费都是患者父亲支付。患者病后，其妻子仍住在娘家，除了每次取药后把药送回家，及周末带孩子回家看看患者之外，把照顾患者的责任丢给患者母亲，令婆家人尤其是婆婆和小姑不满。加上患者生病后父母根据民间信仰的说辞，坚信儿子“年纪轻轻患绝症是因为不回老家修建房子”，征求家人意见时，患者妻子不做声，于是父母卖掉了在海南省澄迈县福山镇的房子拿钱回偏僻的老家建了新房子，患者妻子对此很不满，造成婆媳关系进一步紧张。我们团队了解情况后，利用探访和门诊接诊、电话随访先逐个沟通。对患者妻子，引导其看到公婆建房子的出发点是希望儿女平安，加上公公这么大年纪了仍在外跑货运养家，即使目前家庭经济拮据也从不亏待她们，连她娘家建房子也曾经给予赞助，所以应该知足感恩。另外，这也是个言传身教的机会，儿子们看在眼里，学在心里，将来可以做他们的榜样等。当时患者妻子沉思片刻后表示赞同。对患者母亲，我们引导其看到儿媳的优点，以及儿媳的不容易，希望她设身处地为儿媳着想，看在儿媳为家庭做贡献的份上，看在儿子和孙子的面子上互相包容互相扶持，齐心协力共渡难关。后来探访时看到患者母亲和儿媳一起照顾患者，我们稍感心安。2018 年底患者妻子主动出去工作贴补家用，把孩子交给家人帮助照料，上学时由娘家人照顾，周末或放假由奶奶照顾，患者母亲也略感放心，婆媳关系缓和。

（四）成效

在对患者进行规范镇痛治疗一年半后，患者最终因疾病进展，于 2019 年 10 月在家中平静去世。患者在接受服务的过程中，疼痛控制较好，经多次探访，NRS 均控制在 3 分以下。夜间睡眠改善，饮食少食多餐，大便基本保持通畅，患者晚期生活质量明显提高。在其他家人支持下，母亲陪伴在身边照顾细心周到，临终前妻子也在身边陪伴，所以患者走得很安详，患者家属们平静度过哀伤期，恢复正常的生活。

回想我们曾经给予的服务，在外人看来是微不足道的，但对于患者家庭来说是雪中送炭，我们全队（医生、护士、社工、志愿者）通力合作，给患者提供全人（生理及心理、家庭社会需求的满足）、全家（患者、家属）、全程（诊断、治疗、康复、临终）及全社区的服务与照护，帮助患者获取来自医院、家庭和社会最大程度的支持。

（五）体会

晚期癌症不但给患者本人带来心身摧残，而且对整个家庭都是严重的应激因素，尤其是对主要照顾患者的亲属更是如此。因此，必须同时顾及患者和家属两方的心理健康问题，给他们以情感支持，及时纾缓其负性情绪，这方面除了宁养团队专业人员的贴心帮助，还要借助于全家合力，团结协作，共渡难关。

争取社会资源帮助患者家庭最快捷最有效的途径是媒体报道，效果可以放到最大化。我们宁养院曾经通过媒体报道途径成功帮助患者家庭争取社会支持。因为媒体报道影响面大，读者众多，从政府部门官员及工作人员、实业家到老百姓等都可以看到报道，而大家都有同情弱势群体的心态，求助信息报道后获救的概率高，同时媒体报道可以形成压力，带动向政府部门申请政策上救助的办事效率。我们曾经帮助的一个个案，患者63岁，有2个儿子，妻子在患者得病前1年已经因为脑血管意外而致残，家庭经济靠继女打工所得微薄收入支撑着。接受宁养服务前，他们也曾经申请当地政策上的补助，但杯水车薪，力度不够。接受宁养服务后，我们和患者家属一起继续关注这件事，同时帮助患者家属向媒体求助，并带《南国都市报》记者上门采访。求助信息登报后没几天，镇里相关领导就登门看望患者及家属。很快，镇里加大了帮扶力度，同时给孩子们解决了上学期间的食宿问题。

求助媒体帮助需要注意：首先要先取得患者和家属的同意，同时注意保护患者及家属的隐私，否则容易造成纠纷。其次，选择当地有影响力的媒体，如海南的《南国都市报》和《海南特区报》等。再者就是接受媒体采访前要指导患者及家属一些注意事项：实事求是介绍讲述家庭情况，不能弄虚作假，可根据自家情况重点表达切合实际的求助愿望。比如同样是希望好心人捐款捐物解决家庭经济困难问题，媒体采访时，如果患者家属表示希望好心人帮助解决家人的上学及照顾问题，可能会有更多人愿意帮忙。最后，求助媒体要选择合适的时机。平时社工要关注媒体报道的一些济贫助困的项目。在海南，每年高考结束后都有一个项目——“圆梦行动”，即专门帮助贫困的准大学生圆大学梦的项目；还有临近春节有一个“暖冬行动”，即专门帮助贫困人群完成过冬过节愿望的项目，这样有的放矢，求助成功率就很高。如我们曾服务的另一位患者，丈夫几年前因癌症去世了，患者自己辛苦劳作抚养2个孩子。眼看着女儿要高考了，自己却被诊断为胃癌晚期，生命进入了倒计时，女儿被海南医学院录取的消息传来时，她又喜又忧，因为读医学院几年的费用不是一笔小数目。当时患者刚刚申请宁养服务不久，已经时日不多，得知患者家庭情况后，我们团队包括义工行动起来，和时间赛跑，求助《海南特区报》媒体呼吁社会支持帮助。功夫不负有心人，患者求助信息见报后不久，就有好心人捐资帮助，患者女儿五年的医学生费用全部解决。另外当地政府、医学院也给予患者家庭、患者女儿相应的补助。当患者得知女儿读大学的难题已经解决，同时好心人和政府会继续帮助她家人后，解开心结，没过几天就平静去世。可见，患者家庭急需帮助时更要通过媒体报道求助。

支持型的家庭环境可以增强癌症患者的抵抗能力，家庭中各种亲情关系的和谐与否直接影响着患者的身心健康，而家庭关系的调和是最难处理的问题，本个案借助于医患建立了和谐的关系，患者家属对医护人员的信任感增强，可以采集到详细的患者家庭信息，并且有针对性地给予帮助和心理灵性关怀，达成服务目标。

参考文献

[1] 李嘉诚基金会「人间有情」全国宁养医疗服务计划办公室. 纾缓医学——晚期肿瘤的宁养疗护[M]. 北京：高等教育出版社，2014.

[2] 谌永毅，刘翔宇. 安宁疗护专科护理[M]. 北京：人民卫生出版社，2020.

[3] 陈虹，姜潮，孙月吉，等. 晚期癌症病人主要照顾者心身障碍及影响因素[J]. 中国行为医学科学，2002，11（5）：575.

[4] 尹志勤，周郁秋. 影响癌症病人生活质量相关因素的研究进展[J]. 护理学杂志，2004，19（9）：76-78.

[5] 彭金莲，王增英，韦若梨，等. 社会支持对晚期癌症家居宁养患者生活质量的影响[J]. 中国实用护理杂志，2005，21（5A）：5-6.

生命中爱的礼物

阜阳市人民医院宁养院　叶亮

一、基本资料

1. 一般项目　刘女士，38 岁，已婚，初中学历，无烟酒史。

2. 宁养院开始服务时间　2011 年 4 月 8 日

3. 家庭树

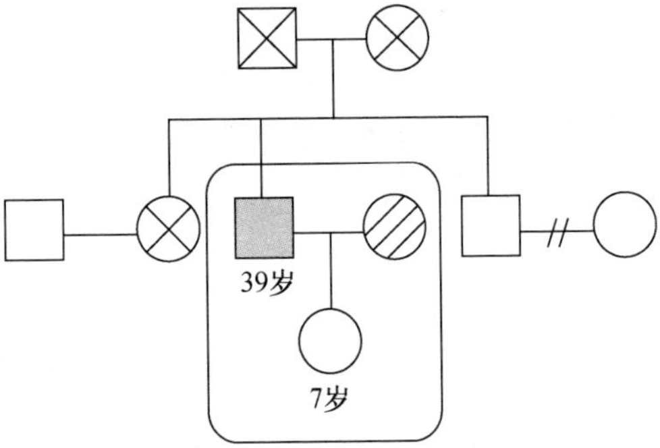

4. 病史摘要　患者 2006 年因直肠癌接受手术治疗与术后化疗。2010 年 7 月全身骨、肺、肝多发转移，再行化疗。2011 年 2 月出现腹部疼痛，为持续性的钝痛，自备口服镇痛药，疼痛控制欠佳。近期体重下降 5 kg，因经济困难申请宁养院服务。

5. 首次探访体格检查　体温 36.5 ℃，脉搏 80 次 / 分，呼吸 18 次 / 分，血压 135/70 mmHg。神志清楚，被动体位，消瘦，营养不良，痛苦面容，言语沟通良好。身体皮肤巩膜无黄染，浅表淋巴结未触及肿大。心律齐，未闻及杂音。双肺听诊呼吸音正常，未闻及干湿啰音。腹平软，腹部有一术后瘢痕，愈合良好。左下腹压痛阳性，肝区触痛阳性，移动性浊音阴性，肠鸣音正常。四肢无水肿，肌力正常，生理反射及病理反射均未引出。

6. 疼痛评估 患者表现出阵发性背部及左腹部压痛，由原发病灶及转移灶引起的躯体及骨骼的混合性疼痛。2011 年 2 月自行口服去痛片 2 粒，3 月份疼痛加重，改用芬必得片 2 片每日 3 次口服，服药后 NRS 评分 2 分。

7. 患者和家属的心理压力 患者曾在电子厂打工，婚后做家庭妇女。患者充分了解自己的诊断和预后，对病情认知度较好，但未做好面对死亡的准备。患者丈夫感到患者遭受不公与遗憾，同时又要接纳面对现实，为此感到不安与无助。患者与丈夫育有一女，7 岁，读小学二年级。女儿不知病情，活泼可爱，但看到患者疼痛的情景会不安和猜测，同时患者在家休养被告知需要安静环境，女儿与患者互动减少。患者享有低保，丈夫在附近洗车行打工收入不固定，婆家给予不定期的经济协助，勉强维持家庭生活。

患者幼年时期父亲病故，患者和母亲、姐姐、弟弟一起生活，直至分别结婚成立各自的家庭。姐姐在婚后一年因家庭矛盾自杀。在母亲生病期间，患者弟弟因家庭矛盾离异，患者说教弟弟不孝顺母亲，为此姐弟俩埋下了矛盾，在母亲去世后基本断绝来往，患者生病期间弟弟也未曾过来探望。患者期许想和唯一的亲人弟弟关系和好如初，患者的丈夫也多次私下和弟弟联系，但未达到预期效果。

8. 其他 患者信基督教，认为一切都是主的安排，同时考虑女儿也许会有羞耻心，不愿主动寻求社会资源的帮助。

9. 诊断 直肠癌多发转移，轻度疼痛（服药后）。

二、宁养服务及成效

（一）主要问题

1. 轻度癌痛
2. 心理灵性问题
3. 社会支持系统资源匮乏

（二）服务策略

1. 缓解疼痛

2. 纾缓患者及家属心理压力

3. 链接社会资源，建立支持系统

（三）实施过程

1. 镇痛治疗

宁养院医生初始给予盐酸吗啡片 10 mg 每 12 h 1 次口服，服药后 NRS 评分 1 分。7 月 26 日因止痛效果不佳，改为用硫酸吗啡缓释片 30 mg 每 12 h 1 次口服，疼痛控制满意。

后随着病程进展，疼痛加重，止痛药逐渐调整为硫酸吗啡缓释片 90 mg 每 12 h 1 次口服和盐酸吗啡片 20 mg 每 8 h 1 次口服，NRS 评分 2 分。同时加用醋酸地塞米松片改善食欲，加用奥美拉唑及甲氧氯普胺缓解恶心、呕吐。加用阿普唑仑改善夜间睡眠，加用酚酞片缓解便秘，夜间睡眠前服用，一次 2 片，同时应用开塞露。

护士评估患者及家属自理能力、接受能力及操作能力，指导用药、注意事项、饮食要点，帮助睡眠、缓解便秘、舒适护理等适宜的居家照护。

2. 提供心理纾缓

（1）社工介绍宁养服务及社工服务成功的案例，收集基本信息，为社工服务建立信任关系。

（2）社工通过电话、家访，用接纳、同理心的方式体会患者，陪伴患者回顾一生，看到自己曾经的付出和努力在生命不同阶段的价值。讨论患者对女儿的不舍与担忧，以及能够为女儿做些什么。

（3）邀请神职人员提供灵性帮助。宁养社工和患者的王教友、李教友商讨，确定不定期到患者家中，同时邀请教堂的李牧师到患者家中探望两次，和患者讨论对死亡的看法和感受，倾听、同理，区别不同感受并予以心理疏导及安抚。鼓励患者、丈夫、女儿向社工倾诉患病后的心境和压力，发泄不良情绪。同时利用门诊、电话与探访，增加患者、丈夫、女儿交流的机会，使患者感受到自己家庭的支持，彼此表达爱与关心，增加每位家人在整个家庭的价值感。召开家庭会议，对患者的心愿进行整理和回应，完成患者最后心愿，引导进行人生“四道”。

（4）患者生病前喜欢拍照和写日记。征得患者同意，社工安排义工帮助患者梳理人生，协助患者通过“旅行笔记”手册的书写肯定患者的自我价值，找到生命的意义，同时在服务的过程中完成患者的心愿，使其珍惜当下的生活。

3. 链接社会资源，建立支持系统

（1）社工多次和社区沟通，寻求社区资源信息，并征得患者同意，安排媒体报道引起社会关注。社工同时和患者、患者丈夫共同梳理朋辈群体的关系网，建立正式和非正式的支持系统，并跟进和教会患者通过写感谢信、打电话表达谢意、汇报女儿学习成绩进步等方法与上述资源保持互动。

（2）社工多次电话和患者弟弟联系希望面谈或电话详谈，弟弟均以太忙而拒绝。社工通过患者及弟弟共同朋友、亲戚和弟弟联系，弟弟也以太忙而拒绝，几经沟通未达成预期效果。

（3）社工分别在患者离世后一周、两周、四周、百天通过电话、面谈、家访评估家属哀伤程度及提供哀伤辅导，特意在患者离世后的第一个六一儿童节进行家访。

（四）成效

患者服用止痛药后，疼痛评估 NRS 评分 2 分，不良反应及时处理后得以改善；患者通过居家护理提高生活舒适度，无居家安全事故发生。

经过多次服务，患者可以和丈夫、女儿良好沟通，情绪稳定。患者为丈夫留下“旅行笔记”手册，表达对丈夫的爱和期望，制作“爱的礼物”电子音乐书给女儿，表达对女儿的歉意与不变的爱。

帮助患者与分散 20 年的同学、老师联系上并得到他们的捐款，所在辖区派出所和其女儿建立了“一对一”帮扶教学，承诺资助行动直至患者女儿大学学业完成，利用媒体报道，爱心企业及市民捐款捐物，帮助患者改善居住环境。

患者看到社工与弟弟的多次沟通，虽然没有达到患者的期许，但患者表示“这样就够了，总归没有完全完美的事情，必有遗憾，主也是这样说的，我也放下来，做这一世的姐弟就够了，到天堂的时候见到父母、姐姐无愧无怨”。

整理患者心愿时候，告知眼角膜捐赠事宜，虽然患者最终放弃捐赠，但患者已有回报社会心意，并给家人留下了深刻的印象。在患者生命的后期满足了她的愿望，和义工共同为其女儿举办了生日派对，在派对上患者说：“是宁养院的帮助，是社会上好心人的关心，让我一路坚持到现在，看到了女儿开心的笑脸，我非常满足和感谢大家，将来到了天堂，我会向主告解大家的恩情。”家属给予患者回应使患者安心。

在患者离世后，社工及时跟进评估患者家属哀伤程度。虽然有不舍和伤心哭泣，但可正常工作和学习。患者丈夫在患者离世后百天时书写一封寄往天堂妻子的书信，表达了思念，并请妻子放心会好好抚养女儿快乐成长，社工也特意在患者离世后第一个六一儿童节进行慰问，鼓励和引导他们带着美好的愿望进入新的生活。

（五）体会

社工依照马斯洛需要层次论采取评估、干预并提供服务，在服务过程中也考虑到马斯洛需要层次论不一定全部按照生存需要、安全需要、情感需要、自尊需要、自我实现的顺序出现，同时会出现多个需求方面的交集的特质，需采取不同形式的服务。该个案服务对象因罹患晚期癌症，是需求多个交集的状态，尊重和接纳其独特的想法，避免将社工的想法强加于服务对象，更多地注重身、心、社、灵的需求，帮助其获得家人、社会的关怀。

在实施宁养疗护的过程中，患者及其家庭需要一个医生、护士、社工、义工等跨专业学科组成的团队，为癌痛患者提供全人、全家、全队、全程、全社会的“五全”照顾，共同解决患者的问题，让患者无遗憾、善终，家属悲而不伤、善别。

参考文献

[1] 王静．马斯洛需要层次理论的再解读［N］．中国社会科学报，2019-11-04（007）．

[2] 李嘉诚基金会「人间有情」全国宁养医疗服务计划办公室．纾缓医学——晚期肿瘤的宁养疗护［M］．北京：高等教育出版社，2014.

让爱别留遗憾

青海大学附属医院宁养院　赵隆香

一、基本资料

1. 一般项目　李女士，34 岁，已婚，大专学历，自由职业，无烟酒史。

2. 宁养院开始服务时间　2016 年 1 月 4 日

3. 家庭树

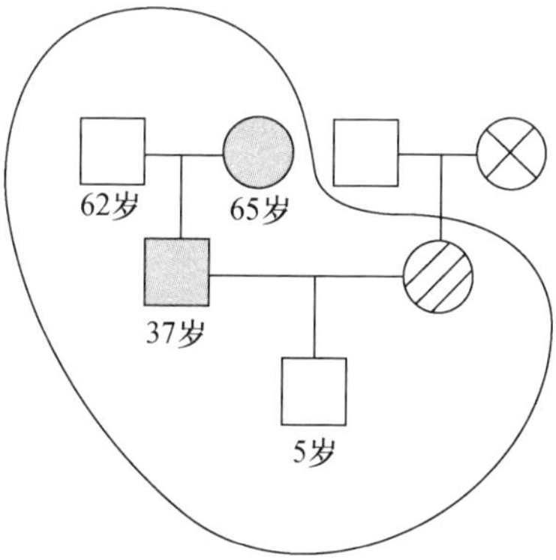

4. 病史摘要　患者于 2015 年 4 月在胸腔镜下行左肺下叶腺癌切除及淋巴结清扫术，术后行化疗。半年后病情复发加重，未再接受放化疗等抗肿瘤治疗，居家休养期间。患者背部持续性烧灼痛，并逐渐加重，影响睡眠。曾口服泰勒宁效果较好，但有便秘、恶心、呕吐等不适症状。患者家庭经济困难，于 2016 年 1 月申请宁养服务。

5. 首次探访体格检查　体温 36.6℃，脉搏 82 次 / 分，呼吸 20 次 / 分，血压 110/70 mmHg。恶病质面容，表情痛苦、忧虑，查体合作。全身皮肤黏膜未见明显异常，浅表淋巴结未触及肿大，胸廓正常无塌陷。呼吸运动正常，听诊双肺呼吸音清，未闻及明显干湿啰音。心律齐，各瓣膜听诊区未闻及明显病理性杂音。腹部无异常，肝、脾未触及肿大，压痛阴性。肠鸣音减弱，移动性浊音阴性。脊柱四肢活动受限，四肢肌力Ⅳ级，双下肢无水肿，病理征阴性。

6. 首次疼痛评估 背部持续性烧灼痛，NRS 评分为 9 分，用氨酚羟考酮片 5 mg 每 6 h 1 次口服后，NRS 评分为 4 ～ 5 分，自诉止痛时效可达 5 ～ 7 h。

7. 患者和家属的心理压力 患者年仅 34 岁，不了解自身病情及预后，感到拖累丈夫而焦虑不安，牵挂孩子日后的生活。患者婆媳关系紧张，对基督教较信赖，感觉信仰能治好自己疾病。患者丈夫和婆婆均了解病情诊断及预后，丈夫感到不安与遗憾，内心矛盾，经常自责。患者儿子年幼无知，患者丈夫和婆婆以孩子还小为由有意隐瞒患者病情，患者病情进展快，令家人很焦虑。

8. 其他 患者是独生女，母亲已过世，父亲依靠退休金生活。患者与丈夫、儿子、婆婆、公公共同生活，由丈夫和婆婆主要照顾。患者父亲和其他亲友偶尔过来看望，必要时协助照顾。

9. 诊断 肺癌晚期，中度疼痛。

二、宁养服务计划及成效

（一）主要问题

1. 中度癌痛
2. 恶心、呕吐及便秘
3. 心理灵性及家庭问题

（二）服务策略

1. 镇痛治疗
2. 缓解恶心、呕吐及便秘等不适症状
3. 提供心理辅导及建立社会支持

（三）实施过程

1. 镇痛治疗详见表 1。

表 1　患者用药详情

时间	镇痛药物、剂量、用法	辅助药物、剂量、用法	疼痛评估 NRS 评分
2016.1.6	盐酸吗啡缓释片 20 mg 每 12 h 1 次口服	加巴喷丁 0.2 g 每 8 h 1 次口服	用药后首次评估 NRS 评分 1 ～ 2 分
2016.2.17	盐酸吗啡缓释片 20 mg 每 12 h 1 次口服	加巴喷丁 0.3 g 每 8 h 1 次口服	2016.2.17 门诊 NRS 评分 3 ～ 4 分 2016.2.18 探访 NRS 评分 0 ～ 1 分
2016.2.18*	盐酸吗啡缓释片 20 mg 每 12 h 1 次口服	加巴喷丁 0.3 g 每 8 h 1 次口服	病情平稳直至患者病故

* 按此处方用药至患者离世

2. 缓解不适症状

关于恶心和呕吐，按医嘱给予甲氧氯普胺（胃复安）10 mg 每日 3 次口服，嘱患者餐前半小时服用，止痛药以餐后服用为佳，可减少恶心、呕吐症状。建议少食多餐，注意口腔卫生清洁，每次饮食后漱口，指导家属试按压手腕内、掌横纹下三指处的内关穴，减轻症状。防止患者出现坠积性肺炎，指导家属每日清晨拍背排痰，手掌空心状，以从外到内，由下到上的顺序进行，力量适中以舒适为主。

为了缓解便秘，指导患者及家属使用通便药，如番泻叶，起始量每日 5 g，每日早晨开水泡饮，水量约 200 ml。排便困难可用开塞露 30 ～ 40 ml 纳肛。腹部涂抹食用油按顺时针方向按摩，以促进肠胃的蠕动，减轻腹胀症状。鼓励食用促进排便的高纤维食物，如芹菜、香蕉等。指导家属协助患者做一些简单的创伤运动，如抬腿、翻身或坐起，促进肠胃的蠕动。

3. 提供心理辅导及建立社会支持

（1）建立相互信任，改善婆媳关系：宁养院医、护、社人员通过多次居家探访，提供有效的镇痛治疗和护理指导及积极回应患者及家属的问题，得到家属和患者的肯定，逐步建立信任关系。社工认真了解患者及家属的心理、社会、灵性需求，发掘患者身边资源和优势，提供跟进服务和义工介入服务。

宁养院社工对患者家庭关系和沟通情况提供积极介入服务，应用倾听、同理方式厘清患者与婆婆之间的一些误会，引导患者面对现实处境，理解丈夫和婆婆的辛苦与不易。引导患者婆婆和丈夫了解患者的需求，倾听和同理家属未向患者告知病情的顾虑与想法。社工搭建平台，引导患者与丈夫、婆婆进行有效沟通，解除矛盾和误会，最后患者理解家人的辛苦，家庭氛围重回温馨，坦诚交流，就善终达成共识。

（2）寻找资源，探讨抚养计划：患者信仰基督教，邀请基督教牧师及工作人员带慰问金和保健品前来家里探望患者，并为她祈祷以坚定患者意志，对病情不再恐惧，用平稳心态面对现实。通过家庭会议使患者与其丈夫、婆婆开展了抚养计划探讨。患者最担心的就是她年幼的儿子，患者此时表达了心中的恐惧与不安。社工、家属给予支持，经过讨论得到一个满意的抚养计划，孩子18岁之前主要由丈夫照顾，公婆协助孩子日常生活，不得体罚孩子，周末一天由孩子的姥爷来照顾。鼓励患者在身体允许的情况下每晚陪伴孩子画画等，鼓励家属也要多陪伴。此外，宁养院邀请患者丈夫积极参加家属团体活动，学习照护、沟通等知识，多给予患者鼓励和支持。

（3）别留遗憾，圆满结案：患者接受宁养服务后，在病情处于平稳阶段时，经常翻看一家人过往照片，回顾过去生活点滴，并与自己的孩子、宁养院社工分享自己的感想。患者丈夫特意争取到休假两个月，一直陪伴在患者身边，提供悉心的照顾。患者真切感受到家人和宁养院工作人员的爱，感受到家庭的和睦、儿子的乖巧懂事，享受丈夫的陪伴。

（四）成效

患者身体的病痛获得了有效的缓解，在心理、精神上获得了支持，通过家庭会议方式妥善安排了家中的事务，患者在最后的时间里与家人愉快地度过。患者体会到了自己的重要性和价值，减少了负面情绪，内心更为平和，感受家人和社会的关爱，促使其与家人情感的联结与互动。患者与丈夫、孩子获得亲情陪伴与精神关怀，家庭关系和睦。患者的“身、心、社、灵”状态相对和谐，家人能接受事实，坦然面对。患者的丈夫诉说在其为购买止痛药减轻疼痛的时候，获得了宁养院的支持，通过参加家属团队活动还获得了照顾患者知识，一切都值得。患者跟基督教教友建立良好互助关系。患者缓解了疼痛的症状，生活质量得到提升。

（五）体会

对于很多晚期癌症患者来讲，剧烈的疼痛是他们最不能忍受的折磨。让他们在生命路上的最后一段得到适当的照顾，获得作为一个人的尊严和安宁，这就是宁养医疗服务的宗旨。以爱心关怀，专业知识以及积极的态度为患者及其家属提供全面照护，包括身体、意志，以及精神上的治疗。了解宁养服务理念，关注癌症家庭，晚期癌症的患者及家庭生活常处于困境之中，除了导致家庭窘迫之外，最重要的是他们身心灵带来的痛苦，无处释放，心中压抑，导致内心崩溃。我们利用自己的专业知识多方面介入服务处于困境的癌症患者，寻找更多资源来服务患者和家属，利用知识解决服务对象社心灵的问题，改善家庭关系，对生活的合理计划，家人一起度过余下时光。但是社会工作者的用意和追求并不止于此，而是希望提供的帮助能够发挥更大的作用，希望服务对象以此为契机走出困境，使服务对象和家属的爱别留遗憾。

参考文献

［1］李嘉诚基金会「人间有情」全国宁养医疗服务计划办公室．纾缓医学——晚期肿瘤的宁养疗护［M］．北京：高等教育出版社，2014.
［2］黄国富，王继红，靳瑞，等．穴位埋线加耳穴贴压防治化疗引起的迟发性呕吐［J］．中国临床医生，2006（09）：39-40.
［3］叶佩娟，毛晓芬．足三里穴位贴敷联合穴位按摩内关穴对化疗所致呕吐的临床护理［J］．中国中医药现代远程教育，2018，16（02）：125-127.
［4］郑荣寿，孙可欣，张思维，等．2015 年中国恶性肿瘤流行情况分析［J］．中华肿瘤杂志，2019，41（1）：19-28.

以同理心照护晚期癌痛患者

德宏州人民医院宁养院　谢安所

一、基本资料

1. 一般项目　双女士，69 岁，离异后再婚，文盲，农民，无烟酒史，佛教徒。

2. 宁养院开始服务时间　2020 年 1 月 19 日

3. 家庭树

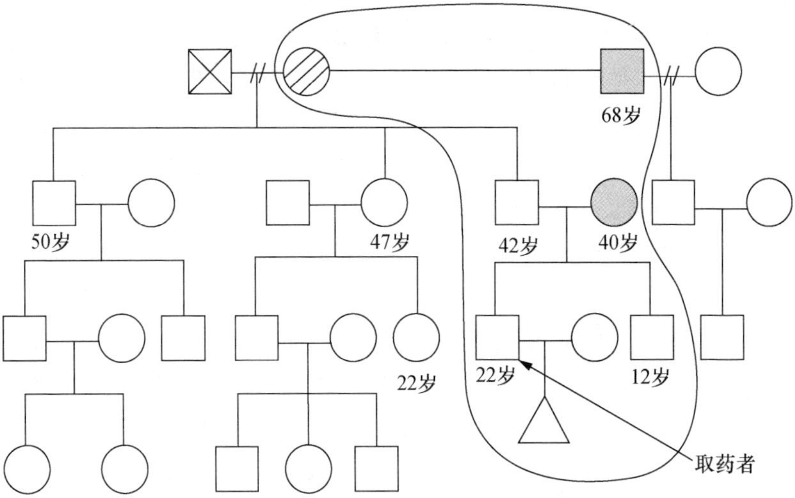

4. 病史摘要　患者于 2018 年 3 月因左侧卵巢癌接受手术治疗，术中发现癌转移至结肠，术后给予化疗。1 月前出现腹痛，呈持续性扭痛，排便时加重，伴里急后重，白带夹血。

5. 首次探访体格检查　体温 36.8 ℃，脉搏 76 次 / 分，呼吸 19 次 / 分，血压 115/70 mmHg。神志清楚，表情痛苦，自主活动，面色苍白，营养不良。心肺检查无异常。下腹部膨隆，可见长约

18 cm 横形手术瘢痕，下腹部触及一肿块，约 10 cm×10 cm，质硬，表面不光滑，有压痛；肝脾胆囊未触及，墨菲征阴性，肠鸣音正常，移动性浊音阴性。下肢无异常。

6. 首次疼痛评估 患者表现为下腹部呈持续性扭痛，为肿瘤及其引起的内脏痛、神经痛，未服用止痛药，NRS 评分 5 分，疼痛影响睡眠及生活。

7. 患者和家属的心理压力 患者认为自己的病系炎症，不知道疾病诊断和预后，家属担心告知病情会加重患者心理负担，故未告知。患者表示自己不怕死，但怕受罪，担忧疾病复发和进展而承受疾病折磨，如疼痛、腹胀、恶心、呕吐等症状。患病后来家探访患者的亲友多，患者觉得太吵，一点动静都觉得很吵，如家人扫地的响声、村里鸡鸭的叫声……患者觉得很烦，不想说话，又不好拒绝，觉得亲友们来看望关怀自己，理应高兴，自己反而有情绪，担心有这样的情绪不正常，觉得这样很不好。当地对生病的人有忌口的习俗，不能吃鸡、鱼、牛肉、鸡蛋、带腥味食物等，担心会加重病情。患者及家属日常以傣语交谈，基本不会说汉语，担忧与宁养院医护人员的沟通有困难（宁养团队除了社工，其他人非傣族，不懂傣语）。

患者内心烦乱，遭受疾病折磨感到很痛苦，感觉很无助，想寻求解脱。看不到受苦的意义，因害怕受苦而拒绝进食，希望通过绝食加速死亡过程，早死早解脱，后来绝食一天后，觉得承受饥饿也很痛苦，而停止绝食行为。患者信仰小乘佛教，病前常参加当地宗教活动，病后教友到家中为其念佛诵经，家中供奉佛像，家人每天燃香、点蜡、诵经，祈求患者及家庭平安。

8. 其他 患者系缅甸人，三十多年前因前夫吸毒离异，为抚养三个孩子，做起中缅小生意（卖烟丝）。后来认识现任丈夫（中国籍），于 1988 年再婚定居中国，患者和两个儿子转为中国国籍，女儿仍为缅甸籍，再婚后一直经营烟丝生意至今。再婚后未生育，小儿子与患者居住，家中四世同堂，子孙孝顺，家庭和睦。儿孙们共同悉心照顾患者，患者女儿常从缅甸来看望，外孙女在中国打工，协助照顾患者。患者人缘好，亲友、邻里常来关怀，与亲友邻里关系融洽，对自己一生知足。

9. 诊断 左卵巢癌并腹腔转移，中度疼痛。

二、宁养服务及成效

（一）主要问题

1. 中度疼痛
2. 恶心、呕吐
3. 心理情绪问题

（二）服务策略

1. 控制疼痛
2. 缓解恶心呕吐
3. 心理情绪疏导

（三）实施过程

1. 疼痛治疗

接诊时宁养院医生给予硫酸吗啡口服液 5 mg 每 6 h 1 次口服和 2.5 mg 必要时口服滴定。

2020 年 2 月 17 日因药房没有口服液，改为盐酸吗啡缓释片 10 mg 每 12 h 1 次口服，吗啡片 10 mg 需要时口服控制暴发痛。

因疼痛加重，盐酸吗啡片剂量逐渐增加，2020 年 2 月 26 日调整为 30 mg 每 12 h 1 次口服，2020 年 3 月 23 日调整为 60 mg 每 12 h 1 次口服，NRS 评分保持在 2 分左右。

后因胃肠道副作用明显，2020 年 3 月 31 日转换止痛药为芬太尼透皮贴剂。药量从 8.4 mg 每 72 h 更换 1 次开始，因疼痛控制效果不理想，剂量逐渐增加。2020 年 4 月 29 日用芬太尼透皮贴剂 25.2 mg 每 72 h 更换 1 次，此剂量维持到患者去世，NRS 评分一直在 2 分左右。从 2020 年 3 月 31 日始加用阿米替林辅助药。

2. 缓解恶心呕吐

初期按医嘱给予甲氧氯普胺片 10 mg 每日 3 次口服。2020 年 3 月 23 日改为地塞米松片 3 mg 每日 1 次口服镇吐。2020 年 4 月 2 日给予硫糖铝片 0.5 g 每日 3 次口服，奥美拉唑 20 mg 每日早晚各 1 次口服以保护胃黏膜。

鼓励患者按自己口味喜好进食清淡易消化食物，少食多餐。呕吐或进食后及时用温开水漱口，保持口腔清洁。

3. 心理情绪疏导

（1）向患者及家属讲解药物相关知识及目前医疗局限性。

（2）针对情绪问题

1）定期家访和电话随访，让患者感受到宁养院工作人员的真诚与对其的关怀。

2）运用同理心，体会患者的感受，并告知患者其有这样的情绪是正常的，引导其接纳情绪，学会向亲友正向表达需求，婉言拒绝亲友来访。

3）指导家属多与患者沟通以了解其内心感受与需求，给予患者更多的关怀与爱，保持环境安静，尽量满足患者需求。

4）专注聆听，鼓励患者宣泄内心的痛苦和担忧，聆听其倾诉生命的苦难经历，见证患者所受的痛苦，肯定其曾经为家庭所付出的一切，认可其生命意义，促进其心灵的平安舒适。

5）与团队及时沟通，在提供心理支持的同时，联合用药对症治疗。

6）将社工手机号码留给患者及家属，如需要可联系，以让其安心。

（四）成效

根据患者疼痛情况，医生及时调整镇痛药，NRS 评分基本维持在 2 分。针对腹胀、恶心、呕吐症状，在镇痛治疗的同时，医生联合多种辅助用药，护士提供相关护理指导。起初症状控制不佳，社工在介入过程中，及时将患者的情况反馈给医生，医生调整用药途径后，恶心呕吐症状得到缓解，基本缓解了患者生理上的痛苦。患者能按自己口味进食，能接纳自己情绪，学会向亲友正向表达需求，亲友们给予尊重。后期患者心理情绪平稳，内心平静，于 2020 年 5 月 21 日在家中离世，去世时神态安详，后事办理圆满。患者去世后，遗属们已投入正常生活，基本达到了生死两相安的服务目标。在整个服务过程中，居家探访共8次，门诊服务18次，电话随访21次，患者及家属肯定宁养团队的服务，表示非常感谢。

（五）体会

晚期癌症患者的适应性减弱，少许声音都会骚扰患者的情绪，使患者产生疲倦和不安。因此，照顾者要注意“四轻”，即“说话轻、走路轻、操作轻、关门轻”。满足患者对安静环境的需求很重要。

临终患者对病情常常充满焦虑、不确定感和无助感。Gray（1984年）也指出大多数人害怕死亡的过程更甚于死亡的本身。所以有很多患者常常表示自己并不怕死，但是怕痛、怕折磨、怕被嫌弃、怕拖累家人又尽失尊严。常有患者因陷入极度身心的痛苦，而希望早点解脱。晚期肿瘤患者大多疼痛明显，并且合并有发热、恶心、腹胀等不良反应，影响睡眠、饮食和正常生活。解除患者的痛苦，保持身心舒适是患者最基本的愿望。运用同理心与晚期癌症患者进行沟通和交流，有利于满足患者的所需和所求。有研究显示，同理心可以改善和缓解患者的心理问题。同理心有助于医务工作者获得患者的信任，减轻患者的负面情绪，从而提高患者治疗的依从性和就医满意度。

在《活出生命的意义》一书中，作者维克多·弗兰克尔指出，如果说生命有意义，那么遭受苦难也有意义。苦难、厄运和死亡是生活不可剥离的组成部分。没有苦难和死亡，人的生命就不完整。我们有太多的苦难要经受，因此，必须直面所有的困难，不能软弱，眼泪是无用的，但也不必讳言流泪，因为眼泪见证了人们承受痛苦的巨大勇气。对我们来说，生命的意义包含从生到死受苦难这一更广阔的循环。在服务中，见证患者所受的苦，肯定其生命的意义，对患者来说也是一种支持。

宁养服务，一切需由心出发。在本个案中，通过评估患者对疾病诊断和预后的知情程度、情绪状态、生命经历、家庭关系、经济状况、支持系统、灵性层面、宗教信仰等，在整个服务过程中，在应用同理心给予患者及家属支持鼓励的同时，社工作为一个桥梁，与宁养团队共同努力，满足了患者身、心、社、灵的需求，基本达到了生死两相安的服务目标。

参考文献

[1] 林绮云，张菀珍，邱钰雯，等. 临终与生死关怀［M］. 台北：华都文化事业有限公司，2010.
[2] 简二妹，潘海卿，王苏丹，等. 同理心对恶性肿瘤患者心理行为及护理满意度的影响［J］. 医院管理论坛，2016（33）：50-53.
[3] 贾西彪. “同理心”在医患沟通中的应用及典型案例研究［J］. 中国医学伦理学，2016，29（1）：133-135.
[4] 吕娜，译. 活出生命的意义［M］. 北京：华夏出版社，2017.

优势视角介入的临终关怀

广东医科大学附属医院宁养院　余红珍

一、基本资料

1. 一般项目　游女士，45 岁，离异，高中学历，环保工人，无烟酒史。

2. 宁养院开始服务时间　2018 年 8 月 28 日

3. 家庭树

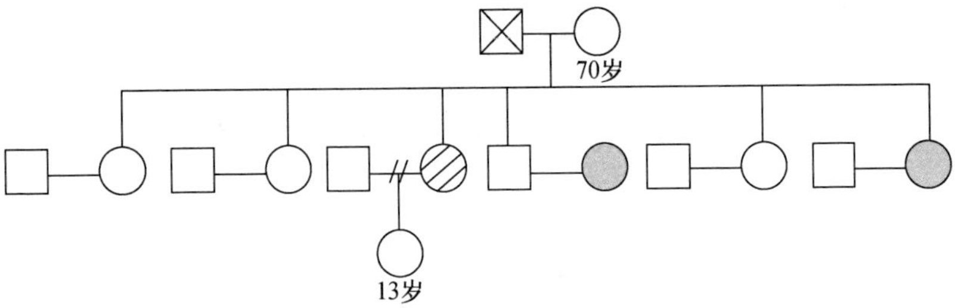

4. 病史摘要　患者于 2013 年确诊宫颈癌，接受根治性手术及术后放化疗。于 2017 年 12 月出现右髋部疼痛，向右侧大腿放射。2018 年 6 月骨转移行化疗，自觉无效后放弃化疗，仅对症处理。后口服自备的盐酸羟考酮缓释片止痛治疗，疗效差，且时有恶心呕吐，排便困难。2018 年 8 月 28 日患者因宫颈癌骨转移，疼痛加剧，经济困难，到宁养院申请服务。

5. 首次探访体格检查　体温 36.5 ℃，脉搏 78 次 / 分，呼吸 20 次 / 分，血压 110/70 mmHg。神志清，消瘦，慢性痛苦病容，全身皮肤黏膜无破溃、无黄染、无皮疹。全身浅表淋巴结未扪及肿大。胸廓对称，双肺呼吸运动对称，双肺呼吸音清，未闻及干湿啰音及胸膜摩擦音。心律齐，心音正常，未闻及病理性杂音。腹部平软，肝脾肋下未及，全腹无压痛反跳痛，双肾区无叩痛，各输尿管点无压痛，移动性浊音阴性，肠鸣音正常，未闻及气过水音。右腹股沟区可扪及一个约 4 cm×2 cm 大小肿物，质硬，固定，轻压痛。右髋骨叩痛，右股骨中上段轻微叩痛。右下肢肌力Ⅲ级，肌张力正常，活动受限。余肢体肌力、肌张力正常，活动自如。四肢无水肿。脊柱正常。生理反射存在，病理反射未引出。

6. 首次疼痛评估 以右髋部及右下肢部闷痛、牵扯样痛为主，行走及膝关节伸直时加重，为骨转移灶引起的躯体和骨性疼痛。接受宁养服务前服用盐酸羟考酮缓释片 20 mg 每 12 h 1 次口服，仅可止痛 6 h，服药后平均 NRS 评分 5 分，呈中度疼痛。

7. 患者和家属的心理压力 患者在孩子出生的时候便与前夫离婚，现带着 13 岁正读初一的女儿，靠政府最低生活保障维持生计。平时主要靠弟弟和妹妹们照顾，再加上患者病情日益加重，卧床居多，大部分生活无法自理，长期需要有人在身边照顾，患者及家属们经济和心理压力都很大。同时离异多年来，患者前夫对女儿的生活不太关心，患者对此很伤心和怨愤，也很担心自己去世后，女儿的照顾问题。

8. 其他 患者的父亲在多年前去世，母亲年迈，体弱，其余五个兄弟姐妹，生活也不宽裕，他们的孩子多且年幼，都靠打工维持生活。患者因与前夫的姐姐（陈某，也是患者的好友）关系亲密，离异后也多有交流，患者生病后大部分治疗费用靠陈某来支付。后来陈某因个人发展到法国工作和定居，但时常也有电话或微信联系。患者病情加重后，生活大部分无法自理，主要靠弟媳和小妹照顾，其他亲人偶尔来探望。

9. 诊断 子宫颈癌骨转移，中度疼痛。

二、宁养服务及成效

（一）主要问题

1. 中度癌痛
2. 恶心、呕吐与便秘
3. 心理灵性痛苦

4. 缺乏照顾者

（二）服务策略

1. 癌痛治疗
2. 控制恶心、呕吐与便秘
3. 缓解心理灵性痛苦
4. 协助处理照顾者问题，提供社会支持

（三）实施过程及成效

1. 癌痛治疗

依据 WHO 所推行的癌痛三阶梯治疗原则，中重度疼痛使用强阿片类药物治疗，并予以即释吗啡片控制暴发痛。患者已经在用盐酸羟考酮缓释片 20 mg 每 12 h 1 次口服，但仅可止痛 6 h，服药后平均 NRS 评分为 5 分，呈中度疼痛。经调整后，硫酸吗啡缓释片剂量增加至 60 mg 每 12 h 1 次口服止痛治疗，NRS 评分由原来 5 分降至 2 分。

后来患者每天出现 1 ～ 2 次暴发痛，NRS 评分 4 分，于 2018 年 9 月 7 日开始加用盐酸吗啡片 20 mg 必要时口服，疼痛控制好，NRS 评分降至 0 分。

2018 年 10 月 9 日，因暴发痛再次加重，NRS 评分 4 分，开始将盐酸吗啡片加量至 30 mg 必要时口服，NRS 评分降至 0 分。

2018 年 12 月 18 日因患者每天均出现 2 ～ 3 次暴发痛，NRS 评分 5 分，故把止痛方案调整为硫酸吗啡缓释片 120 mg 每 12 h 1 次口服，盐酸吗啡片 60 mg 必要时口服，NRS 评分降至 0 分。止痛药剂量一直维持至 2019 年 1 月 18 日患者去世。

2. 控制恶心呕吐与便秘

患者用多潘立酮片 10 mg 每日 3 次口服以及甲氧氯普胺片 5 mg 每日 3 次口服治疗后，恶心呕吐明显好转。关于便秘，给予乳果糖口服液 30 ml 每日 1 次口服，大便每 2 ～ 3 天排一次。指导患者养成每日进食新鲜水果蔬菜、做收腹鼓肚练习和顺时钟按摩腹部等促进肠蠕动的习惯。

3. 缓解心理灵性痛苦

（1）对患者个人和家庭的优势进行聚焦，植入优势视角理论：患者病重无法自理，疼痛加剧，心情焦虑，情绪波动大，也曾有自杀念头。宁养社工接案与介入后，设定服务目标，了解到患者因个人经历，时常感到迷茫无助和绝望，其主要担心身体疼痛会加剧无法得到处理，将来不久于人世，其女儿未来的照顾问题，给予同理及回应。社工与患者倾谈，自我披露，引导患者共鸣，患者回应宁养服务的感受，在医护社人员的帮助下，大部分缓解了患者身体疼痛和护理、心理各方面问题，使她从中感受到陪伴和希望。运用鼓励和优势视角技巧，引导患者感受到自身和家庭的优势，看到自身的优点，以及肯定患者独自抚养女儿十多年，这份母爱很伟大、坚强及不易。引用榜样的力量，植入希望，患者感受到自身的力量和周围的关心，摆脱危险想法，正确面对病情，积极面对生活。

（2）纾缓负性情绪，激发患者抗逆力和优势：患者向社工倾诉自身经历，患者和前夫离婚时刚怀孕，前夫曾多次强制患者把腹中的女儿打掉，是她坚持卖掉嫁妆把孩子生下来抚养长大。因缺少父爱和家庭的温暖，患者的女儿长大后曾埋怨没人爱她，为何患者要生下她。患者觉得，生病前还可以给予女儿温暖和陪伴，通过自己的努力给与女儿更好的生活和未来，生病后生活变得无比艰难，不但无法给女儿未来生活的保障，如今日常生活维持都艰难，只能靠娘家弟弟妹妹给予生活帮助和经济支持。但家属们的经济也不宽裕，都有各自的小家庭要养和照顾。这些的打击让患者丧失了生活斗志，觉得自己很不幸，还给家人们和女儿带来苦难，不知道生活如何继续。

患者负面情绪得到宣泄，社工给予同理支持。与患者一起回顾人生，从其勇敢结束不幸的婚姻，独自带着女儿长大，令女儿得到很好的教育、健康的成长，同时身边不但有家人的支持，还有很多好朋友的帮助，从中引导患者发现自己的能力并运用资源来增强自己的优势，激发患者抗逆力。在这个过程中，患者对于前夫的“抛弃”，慢慢选择看开，也理解前夫现在生活不易，不想用以前的事情来影响女儿的成长和生活。在前夫的姐姐陈某的帮助和引导下，如今前夫偶尔也会关心女儿，女儿觉得开心，她也觉得欣慰。同时，陈某承诺，如果患者的女儿将来初中毕业后想去法国读书，会照顾她至成年，如果她不想去法国，患者的亲人们也愿意照顾她到成年，患者感动的同时也尊重女儿的选择。

4. 协助处理照顾者问题，提供社会支持

（1）协助处理患者家庭照顾问题：与患者的家属们交流，讨论患者及其女儿以后的照顾问题，通过家庭会议，经过家属们协商，对此也做了安排。社工鼓励患者与家属们进行人生“四道”，使患者感受到自己的家庭支持系统，增加患者的价值感。患者也肯定了自己一直以来的勇敢和坚强，也觉得女儿很多时候都懂事，家人在这个时候的不离不弃，在医院治疗时有朋友的经济上的支持，现在生活困难，缺乏照顾者，她兄弟姐妹们虽生活也不易，但愿意合资请一位生活保姆，照顾她和女儿。而且陈某也借房子给她住，很大部分减缓了她和女儿生活上的困难，是她不幸中的大幸。相对在社工分享个案中的特殊弱势人群里面，她觉得自己要懂得感恩，能有那么多人帮助，可以有这么好的生活质量，患者的能力再次得到正强化。

（2）提供社会支持，协助患者完成心愿：社工介绍宁养义工陪伴患者聊天，辅导患者女儿功课，促进患者和女儿的沟通和交流，引导彼此之间的体谅和理解，患者和女儿的关系越来越亲近。在宁养义工的陪伴下，了解到患者对其女儿的心愿（患者希望得到女儿的谅解），协助她们完成心愿。患者在母亲节的时候收到了女儿亲手做的饭和鲜花，女儿向患者道歉、道谢、道爱，患者觉得自己所有努力得到感知，热泪满面，感谢有宁养团队，感谢大家的帮助。

另一方面，社工为患者寻找到社会链接，有社会爱心人士为患者家庭送上豆油、牛奶、大米和赞助金等，部分缓解其经济压力。

（四）成效

在宁养院医、护、社、义工的帮助下，患者的疼痛得到控制，心理压力得到纾缓，情绪恢复平静，逐渐放下执念，感受大家给予的支持。宁养义工给予患者的女儿辅导功课及陪伴时，也引导女儿更好地理解母亲，感受到自己是被爱和珍惜的，帮助患者及其女儿更好地相处和表达情感。患者很感谢宁养团队，觉得自己在人生这么糟糕的时刻，宁养院工作人员能不离不弃，让她感受到社会的温暖、人间的真情，也让自己的身心得到平安，觉得这世间还是好心人多，非常感恩当下的生活，希望自己的女儿将来也做个对社会有用的人。患者的妹妹也表示，患者以前是个脾气很倔的人，家属们总觉得与其沟通困难，在接受宁养服务的过程中，患者改变了很多，也肯定了家人们的努力，家属也更能理解患者的痛苦，并会尽力照顾患者，在表达爱的同时也学会了感恩和珍惜。

（五）体会

患者生病后，身心备受折磨，失去生活的信心，陷入对人生充满迷茫和绝望、自责、怨恨、愧疚等负面情绪和环境中，社工运用过程评估和结果评估的方法对患者自身的变化进行评估，评估患者在服务过程对生病前后的认知变化、对自身优势的发掘及了解，再运用同理、接纳、鼓励、优势视角等技巧。社工引导患者学会发掘自己的能力以及欣赏自己优点，认清自己所拥有资源，增强自信，承认自身面临的问题和痛苦，并运用自己的能力和资源来增强自己的优势，以理性情绪面对病情和生活，达到了助人自助的目标。从身体心理灵性社会层面，患者得到了五全照顾，在接受宁养服务过程中，得到跨专业的团队医疗服务，缓解其躯体疼痛，纾缓心理压力，正确自我认识，增强自我价值和尊严，负面情绪得到治愈和整合，重建生活信心和意义，拥有爱人和被爱的能量，改善与亲友之间的关系，提高了生活质量。

参考文献

［1］宋丽玉，施教裕．优势观点——社会工作理论与实务［M］．台北：洪叶文化，2021.
［2］李闰华．安宁疗护社会工作．台北：洪叶文化，2013.

[3] 朱福，赵桂绒．医务社会工作临床案例精选［M］．上海：文汇出版社，2010.
[4] 李嘉诚基金会「人间有情」全国宁养医疗服务计划办公室．纾缓医学——晚期肿瘤的宁养疗护［M］．北京：高等教育出版社，2014.
[5] 朱孔芳，杨旭，丁慧敏，译．社会工作技巧手册［M］．上海：华东理工大学出版社，2008.

温暖抚慰心灵，寄托陪伴生命——优势视角及增能理论在晚期癌症患者中的应用

河北医科大学第四医院宁养院　池成

一、基本资料

1. 一般项目　张女士，45 岁，已婚，高中学历，无业，无烟酒史。

2. 宁养院开始服务时间　2019 年 9 月 5 日

3. 家庭树

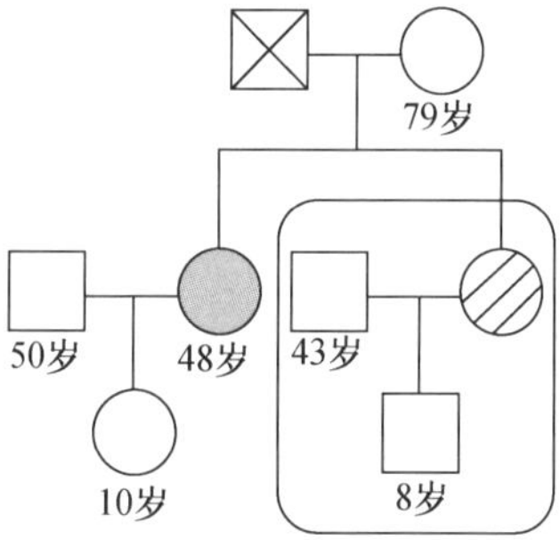

4. 病史摘要　患者于 2011 年确诊左侧乳腺癌，术后行化疗及内分泌治疗。2018 年发现左颈部淋巴结、肝、骨多发转移，再次接受放疗、内分泌治疗、化疗及靶向治疗。2019 年 6 月出现由腰部骨转移引起的疼痛。因疼痛与经济困难，于同年 9 月 5 日申请宁养服务。

5. 首次探访体格检查　体温 36.2℃，脉搏 86 次 / 分，呼吸 20 次 / 分，血压 110/63 mmHg。神志清楚，精神可，自主体位。皮肤及巩膜无黄染，浅表淋巴结未触及肿大。头颈部未见明显异常。左

乳缺失，左胸壁可见长约 20 cm 陈旧性手术瘢痕。双肺呼吸音清，未闻及干湿啰音。心律齐，未闻及杂音。腹部平软，无压痛，无肝脾大，移动性浊音阴性，肠鸣音正常。腰 3 ～ 5 椎体有压痛，四肢肌力Ⅳ级，双下肢无水肿，生理反射正常存在，病理反射未引出。KPS 评分 50 分，QoL 评分 34 分。

6. 首次疼痛评估　腰部疼痛，持续性刺痛，NRS 评分 8 分。

7. 患者和家属的心理压力　因患癌症，患者自知未能给八岁儿子提供更好的生活，且不能像其他母亲一样陪伴在儿子身边，产生内疚、自责心理。同时考虑到去世后儿子没人照顾，对未来的生活非常担心，与社工沟通过程中常叹气，交流中“只能这样”“没办法”“就我现在这样”“还能怎样”等内容一再出现。患者父亲十年前因心脏病去世，患者母亲对女儿患病情况并不清楚，患者希望减轻因自己患病对母亲情绪与生活的影响。

8. 其他　患者丈夫从事建筑类相关工作，在外地长期驻扎，平均一个月左右回家一次，每次在家 3 ～ 5 天，有时因工作需要半年都在外奔波，所以生活中较少照顾到患者。患者母亲今年 79 岁，父亲去世后一直独居，平时母亲、姐姐常探望，提供照料。

9. 诊断　左侧乳腺癌晚期骨转移，重度癌痛。

二、宁养服务及成效

（一）主要问题

1. 重度癌痛
2. 对死亡的恐惧情绪，生命的意义和价值无法体现
3. 对儿子愧疚情绪
4. 担心儿子学业和成长
5. 担心去世后儿子生活无人照顾
6. 缺乏贴身照顾者

（二）服务策略

1. 缓解疼痛
2. 寻求宗教信仰

3. 通过生命回顾留下回忆
4. 义工探访与帮助
5. 组织家庭会议，寻求亲友支持
6. 辅助患者丈夫对患者的支持

（三）实施过程

1. 镇痛治疗

患者申请加入宁养院前自己购买服用布洛芬止痛药，效果欠佳。接受宁养服务后，因取药不便，未在宁养院领取镇痛药物。2019 年 10 月 4 日自己购买布洛芬颗粒 0.2 g 每日 1 次口服，NRS 评分 4 分。2019 年 10 月 12 日用布洛芬缓释胶囊 0.3 g 每日 2 次口服，NRS 评分 3 分。2019 年 11 月 4 日患者首次在宁养院领取盐酸曲马多缓释片 200 mg 每 12 h 1 次口服，镇痛效果满意，NRS 评分 1 分。此后没在宁养院领取止痛药。

2. 宗教组织对患者的支持

接受宁养服务前，患者有寻求宗教信仰的想法，但缺乏渠道，请宁养院帮忙寻求宗教协会。宁养社工在患者居住小区内找到基督教帮扶组织，有教友上门探望，赠送《圣经》，解答患者目前对于死亡恐惧、生命意义的疑问，同时邀请患者参加教会活动，介绍志同道合的教友交流心得。患者开始每周参加活动两次，后来隔天去，每周定期参加礼拜。一个多月后，患者接受洗礼，并且在探访中，与社工分享了近期的感悟，内心平静、充实。

3. 充分利用生命回顾

在个案工作中，社工与患者进行生命回顾，通过翻看照片、奖状等，系统回顾了患者与儿子共同生活中难忘的故事，社工鼓励患者写信留给儿子，成为陪伴儿子成长的精神财富。

4. 义工探访与支持

宁养院大学生义工介入，每周末上门辅导患者儿子功课，减轻家庭经济困境对于孩子学习的影响，也陪同其读书、聊天、课外活动等。社工及义工针对患者儿子开展个案工作，最终使其接纳自我，肯定其付出与成效，收获积极的学习态度与心得感悟。

5. 组织亲属共同为患者解决困难

通过召开家庭会议，由患者本人、患者姐姐、患者丈夫和社工共同参与，就患者担心的儿子日后生活问题进行探讨，共同协商提出解决方案。

在儿子照顾问题上，患者姐姐表示妹妹的孩子就是自己的孩子，可以一直照顾他。而且孩子也会与父亲一直在一起，基本生活会跟其他小孩一样，且孩子已经八岁，有这样的生活经历，相比于同龄人更成熟，更懂事，自理能力更强，不会出现孩子没人管的问题，患者尽管可以放心。

6. 协调患者丈夫调整工作照顾患者

在患者丈夫因工作原因久居外地的问题上，当时已是 2019 年底，患者丈夫的施工队伍开始结算工资，停工放假。患者丈夫可有近三个月时间在家陪伴照顾患者，同时过年后也会协调工期，以便提供更持久的长期照顾。后了解到因新型冠状病毒肺炎疫情，丈夫一直在家陪伴患者，基本解决了家庭照顾与陪伴问题。

（四）成效

在服务初期，患者常表现出对现状的无能为力，如说："不这样，又能怎么办呢？""我现在这个状态，自己也知道，可就是改变不了，要不你教教我怎么办？""我现在这样对他（儿子）来说还是妈妈吗？"等无奈之语。宁养院根据此情况制订了个性化服务方案，在提供有效症状控制的同时，运用个案工作方式，帮助患者寻找社会资源，从宗教团体等多方面寻求帮助。通过互助活动等定期开展的小组工作，社工帮助患者布置有利于丰富生活、成长与改变的家庭作业，把问题的改变聚焦于逐步增加患者面对困难的勇气，塑造患者逐步具备自我解决问题的能力。经过一段时间的工作介入后，在与社工对话中，患者不再自怨自艾。在被社工问到"你什么时候发现自己能够做到这些？"以及"现在与以前的生活是否发生了改变？"的时候，患者表示："因为有你们的帮助，我慢慢发现自己可以做到这些，我还能像以前一样做好妻子、妈妈的角色，我的孩子会需要我，我还能作为妈妈更好地照顾他。""当我发现我能做一些事情的时候，我慢慢开始更多的尝试，直到我发现自己可以，认可自己的时候我赶紧给你打电话，把这些让我激动的事情告诉你们，这些真是挺小的事情，感觉自己跟个小孩一样高兴。”患者开始对生活有了新的规划，也有新的感悟。

患者在社工的个案介入过程中，病情逐渐发展，身体每况愈下，依然坚持通过写信、记日记、做衣服等方式，留给孩子一份礼物，希望在每年孩子过生日的时候，通过父亲送上母亲的祝福，把这份母爱以这样的形式留给儿子。她希望儿子长大后，能够懂得，虽然母亲没有亲自陪伴他成长，但母爱一直在，母亲的心从未离开。

社工带领义工多次探访患者，帮助患者回顾人生经历，重拾生活信心。通过美好回忆找寻生命的意义，留给家人共同的记忆与纪念。多次探访中不仅建立起良好的互信关系，同时建立起深厚感情，让整个家庭在宁养疗护中感受到被关心、被需要、被理解、被尊重，让患者逐渐有信心、有勇气面对疾病导致的困境。

2020 年新型冠状病毒肺炎疫情期间，社工通过电话、视频等方式联系患者，义工服务也通过组建微信群帮助患者儿子进行课业辅导，到 3 月初，社工与案主通话中，患者已明显气息虚弱，患者表示，虽然身体已经油尽灯枯，但平时有亲属陪伴，同小区教友也会来家中探望自己，并在床边小声为自己朗读《圣经》，这让她心情平静。学校停学，患者能每天见到儿子，这也让患者感到无比欣慰。

在 2020 年 3 月下旬，社工一度不能联系到患者，后经辗转终于在 2020 年 4 月下旬联系到患者姐姐，了解到患者已于 4 月初去世，最后时间在医院度过，平静安详。

在与患者姐姐的沟通中，社工了解到患者多年来一直默默付出，哪怕在患病后依然苦苦支撑，照顾家庭，但面对儿子心中却满怀愧疚，后加入宁养服务，患者心态逐步改善，最后这段时间里，家人陪伴照顾，儿子逐渐成长，都让患者欣慰心安，弥留之际告诉家人，虽然人生只有短短 46 年，但最后能得到家人的理解，已无怨无悔。

在对患者姐姐的哀伤评估中，患者姐姐表示虽然妹妹已经去世，但最后时间家人都守护在妹妹身边，尽心尽力，加上有宁养院一直在提供帮助，这些都是妹妹的福气，最后不用再忍受病痛，是解脱，是自由。在面对患者去世的事件上，家人之间互相支持，共同渡过难关，可谓生死两相安，社工遂以结案。

（五）体会

本个案中，患者先后呈现出个体、家庭、社会资源缺失等多方面问题，这其中包括患者感到生命失去意义与价值，家属对病情认知误区，患者面对丈夫与儿子的愧疚情绪以及缺乏照顾者等诸多情况。社工在介入过程中，通过对患者家庭结构、家庭关系、文化观念、生活条件、现阶段主要问题、社会支持等方面的评估，以寻求适当的应对机制。

在本案例处置过程中，社工运用优势视角与增能理论帮助患者发现并且利用自身的优势与资源，增强其在逆境中应对困难的能力，体现在家庭中的作用与贡献，从而彰显价值，重塑生活的希望。社工为患者家属提供资讯与健康教育，通过发放宁养院宣教单张，介绍书籍、公众号等资料，增强患者面对情绪问题的能力与信心，与此同时链接社区，帮助发掘周边资源并且有效利用，通过基督教友的陪伴与定期参加教会活动，帮助解决患者面对现状的诸多困扰。

在服务形式上社工与患者、患者儿子、丈夫、姐姐的多次个别会谈，了解家庭成员间想法，增加彼此之间的了解与支持，更加有利于个案开展，同时在宁养疗护过程中开展家庭会议，社工充分发挥多重角色能力，为参与者搭建沟通平台。会议中患者表达了在生活中缺乏家人照顾同时还要照顾儿子的无助，面对疾病的压力等，大家帮助患者得到情绪的宣泄，也让家人在会议中共同商讨帮助患者的方法。义工介入后，多次开展探访工作，帮助患者儿子解决功课问题，患者儿子学习成绩逐步提高，心智逐渐成熟，帮助家庭分担压力，义工的陪伴很大程度帮助患者改善照顾儿子压力，同时对子女成长起到非常积极的作用。

参考文献

[1] 李嘉诚基金会「人间有情」全国宁养医疗服务计划办公室．纾缓医学——

晚期肿瘤的宁养疗护［M］. 北京：高等教育出版社，2014.
［2］宋丽玉，施教裕. 优势观点——社会工作理论与实务［M］. 台北：洪叶文化，2021.
［3］朱孔芳，杨旭，丁慧敏，译. 社会工作技巧手册［M］. 上海：华东理工大学出版社，2008.
［4］黄晨熹，译. 社会工作评估——原理与方法［M］. 上海：华东理工大学出版社，2005.

打开心门，迎接阳光
——叙事治疗及艺术治疗视角下的社工服务

陕西省人民医院宁养院　袁迎春　闫娟　脱淑云

一、基本资料

1. 一般项目　楚女士，51岁，离异，初中学历，无烟酒史。

2. 宁养院开始服务时间　2018年3月7日

3. 家庭树

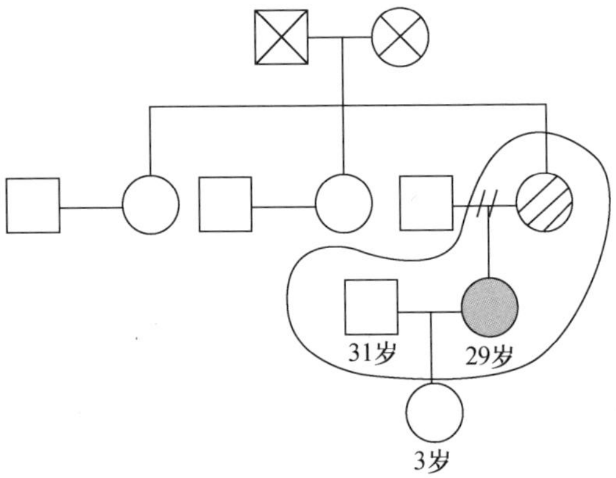

4. 病史摘要　8年前患者因卵巢输卵管恶性肿瘤接受子宫及右侧附件切除术，术后行化疗以及粒子植入术。4个月前患者出现腹部疼痛，乏力及食欲不振。

5. 首次探访体格检查　体温36.3℃，脉搏82次/分，呼吸21次/分，血压110/80 mmHg。意识清楚，情绪低落，营养不良，皮肤黏膜无黄染。心肺正常。腹部平软，左下腹可触及边界不清的包块，约6 cm×6 cm，质硬，活动度差，有压痛。肝脾肋缘下未触及，移动性浊音阴性，肠鸣音弱。

6. 首次疼痛评估 患者腹部疼痛，严重影响情绪、饮食、睡眠。自行口服氨酚羟考酮后，24 h 平均 NRS 评分 6 分，24 h 暴发痛 3 ～ 4 次，暴发痛 NRS 评分 7 分。

7. 患者和家属的心理压力 患者知道自己的病情及预后，精神情绪差，不愿意与人交流。女儿缺乏照顾经验，看到母亲情况越来越差，无人分担照顾压力，对未来的日子充满了恐惧与担忧，心理压力大。

8. 其他 楚女士原籍黑龙江省，和前夫育有一个女儿，在女儿 3 岁的时候和丈夫离异后未再婚。离异后不久下岗，做小生意独自将女儿养大，前夫基本没有负责过女儿生活费。女儿大学毕业来到西安工作（文员）并结婚成家，育有一女儿，现已 3 岁。楚女士患病后回原籍治疗，由两个姐姐一起照顾。患者了解自己的病情和愈后，整个治疗过程都是独自决策。在发现腹腔转移后决意放弃治疗，回到西安住在女儿家里，希望和女儿在一起走完人生最后的日子。楚女士每个月有 1700 元的退休工资和城镇职工医保。女儿为了照顾母亲辞去工作，将孩子送到婆婆家照顾，女儿的丈夫做产品销售工作，经常出差不在家。

9. 诊断 输卵管恶性肿瘤晚期，重度癌痛。

二、宁养服务及成效

（一）主要问题

1. 重度癌痛
2. 患者心理及灵性困扰
3. 照顾者承受的心理压力大

（二）服务策略

1. 控制疼痛
2. 减轻患者心理灵性痛苦
3. 缓解照顾者心理压力

（三）实施过程及成效

1. 癌痛治疗（表 1）

表 1　患者用药详情

日期	用药名称	用药剂量及方法	用药后 NRS 评分	备注
2018.3.9	芬太尼透皮贴 盐酸羟考酮缓释片	8.4 mg 每 72 h 更换 1 次外贴 40 mg 每 12 h 1 次口服	4 分	患者接受宁养服务前用药
2018.3.15	芬太尼透皮贴 盐酸吗啡片	25.2 mg 每 72 h 更换 1 次外贴 30 mg 必要时口服	2 分	首次门诊，医生在原用药基础上调整用药
2018.5.4	硫酸吗啡缓释片 盐酸吗啡片	120 mg 每 12 h 1 次口服 30 mg 必要时服用	2 分	患者诉天气炎热，需要天天洗澡，医生将外用芬太尼透皮贴剂更换为口服硫酸吗啡缓释片
2018.5.16*	硫酸吗啡缓释片 盐酸吗啡片	90 mg 每 12 h 1 次口服 30 mg 必要时口服	1 分	无

* 按此处方用药至患者离世

2. 对患者的心理灵性关怀

（1）叙事治疗，肯定患者生命价值与意义：接受宁养疗护一周后社工居家探访，患者较首次居家服务时精神情绪略有好转，诉说疼痛控制满意，没有想到折磨自己那么长时间的疼痛在短短几天中得到良好控制，感谢宁养院的帮助。患者说女儿每天紧锁的眉头舒展开来了，这是让她最感开心的事情。社工专注倾听，以同理心和适度的肢体语言与患者交谈她的生命故事，让患者感受到被接纳、被理解。家里只有楚女士和女儿，提供了安静的环境，能让楚女士毫无顾虑地说出自己的往事与今生。

“我和丈夫刚结婚的时候，关系还是比较好的。后来女儿出生了，因为嫌弃是个女孩，他很生气，几乎不怎么过问我和孩子，因此产生矛盾，经常吵架。后来女儿 3 岁的时候，我们俩就协议离婚了，说好每个月的抚养费，他几乎没有给过。离婚后我很快下岗了，就这样我一个人带着孩子生活，做过小生意，干过钟点工，总算把女儿拉扯大了。看着女儿上大学、结婚、生子，我特别高兴，辛苦了这么多年终于可以歇歇了。但想不到我会得这种恶性病，自问自己没有做过伤天害理的事情，怎么还得了这样的绝症啊？治病的这几年，我对女儿都是报喜不报忧，两个姐姐轮流照顾我，我都不知道这几年是怎么扛下来的，千小心万小心，病灶还是转移了。这回我不想去医院治疗了，两个姐姐也不年轻了，都有一大家子人，不能再让她们为我操心了，只会拖累女儿……”

在社工引导下，患者通过对人生经历和就医过程的回顾，说出了自己内心的迷惑。社工也初步掌握了患者当前面临的问题，包括对疾病的不接纳、对自己拖累家人的自责、对未来的担忧等。社工握着楚女士的手说：“阿姨，您真的不容易！”楚女士在社工说完这句话后放声大哭，长期压抑的情绪得到宣泄。待患者情绪慢慢稳定后，社工采取了提供医疗信息、自我披露、积极建议等技巧，帮助患者认识到“很多人都会生病，很多人都会得癌症”，从而接纳疾病、接纳自己，外化与厘清问题。

癌症对患者及其家属来说属于“地震式”生涯事件。一旦遭遇这类事件，他们很可能会陷入绝望的境地。罹患恶性肿瘤这一意外让楚女士好不容易放松的身心再次跌入了低谷，社工引导患者女儿回应母亲，女儿抱住了妈妈说：“妈妈，您那么辛苦地把我养大，我会一直照顾您，陪伴您的，您从来都没有拖累过我。妈妈，我爱您！”女儿的回应，肯定了患者的生命价值，减轻了她的负罪感。

患者向社工讲述了自己当年如何悉心地照顾女儿直至成人，社工引导患者换位思考“如果患病的是女儿，你会怎么做？”患者毫不犹豫地回答：“我会全心全意照顾她。”通过母女之间的互动，楚女士开始意识到自己虽然患病，但女儿不离不弃的照顾也让自己感到很幸福，前夫对自己的伤害和女儿的爱比起来真的不算什么了。

社工通过叙事治疗的方法引导患者说出自己的人生故事，楚女士说出了自己内心的痛苦与委屈，排遣了积压在心底的压力，缓解了心理上的抑郁情绪，负面情绪得到宣泄。叙事治疗理论认为，叙说是人类的天性，人都生活在社会中，都有自己的故事。故事是有生命的东西，是人们对现实感知的外在表现，事实上，人们讲述的只是故事的一部分或一个版本。当一个人在讲自己的故事时，是“主体我”对“客体我”的审视和反思。

患者女儿来宁养院门诊取药时，社工赠送一本空的“旅行笔记”手册并讲解制作手册的意义，建议女儿协助妈妈一起完成，帮助患者肯定自我生命意义与价值。

（2）艺术治疗，帮助患者自我决策社交方式：再次探访，楚女士正在阳台上晒太阳，看着楼下坐在院子里的邻居。对于社工的家访，患者非常高兴。简单的谈话后，社工请患者闭上眼睛，跟随冥想音乐在社工引导下调整呼吸，随着呼吸的平稳，社工用轻柔的语音引导患者回忆患病以来自己的人际交往和生活。音乐结束后，患者诉说胸口发闷，气短，感觉特别不好。女儿为楚女士端来一杯糖水，楚女士慢慢喝完后情绪渐渐稳定。社工拿出宁养漫画集《如何选择》和楚女士一起阅读。其内容描述了以下四种的选择：

1）“你可以选择待在家里，向家人抱怨自己的病”

2）“或选择认识病情，自我接纳，重新开始社交活动，修复与家人的关系”

3）“你宁愿活在生命的雾霾里？”

4）“还是活在阳光灿烂的日子”

看完漫画集后楚女士陷入沉思，社工没有做进一步干预，旨在引导患者自己思考、决策。楚女士在送别社工时告诉社工：“我想我需要重新活一次了！”

（3）链接社会资源，恢复正常社交：社工带领大学生义工一起探访患者，介绍义工身份及服务内容。楚女士说非常赞叹孩子们在这样的年纪就有勇气陪伴晚期癌症患者。义工用家乡的乐器演奏了民族乐曲，患者开心地笑了，旁边的女儿说很久没有看到妈妈这样的笑容了。结束探访时，楚女士表示很愿意接受义工服务。

义工之后几乎每周探访患者。楚女士的女儿告诉社工，妈妈很喜欢和这些义工作沟通和交流。义工告诉社工，通过陪伴楚女士，学到了很多生活技能，同时楚女士对待疾病的态度，让她们也感受到了生命的坚强与豁达。义工在服务札记中感言，自己的收获多于付出。

晚期癌症患者在终末期往往会封闭自己，拒绝社会活动，看不到周围人的支持，也会忽略自己的优势。社工邀请大学生义工加入到患者的照护队伍中，让患者感受到来自他人的关爱，调动自己的优势，提高价值感，同时也帮助大学生义工增强了对义务工作的认同。

社工在随后的一次探访时遇到刚刚下楼的楚女士推着刚买的新轮椅，她邀请社工试一试她的轮椅。之前社工曾建议楚女士购买轮椅，下楼活动时推着走路安全，累了可以坐在上面休息，楚女士一直是拒绝的。社工在和楚女士交谈时，院子里的几位晒太阳的阿姨也主动问候楚女士，楚女士能够和邻居们自在地聊天。女儿诉妈妈每周都会主动联系黑龙江省的两个姨妈微信视频聊天。

（4）引导患者珍惜当下，放下恩怨：患者对前夫的怨恨始终埋在心里。在服务中社工通过叙事治疗，帮助患者厘清人生经历中遭遇的苦难及问题，引导患者放下对丈夫的怨恨，理解、释怀曾经的一切。经过几次辅导工作，患者表达对丈夫的怨恨不多了，过去的事情就让它过去。

楚女士于 2018 年 5 月在门诊复诊取药时对社工和医生讲，她正在给小外孙织一件毛衣，要留作给孩子的礼物。女儿在楚女士的指导下已经学会做一些简单的饭菜，患者比较放心了，她往生后不会担心女儿照顾不好自己和孩子。谈及往生，楚女士非常自然、平静。

3. 减轻照顾者心理压力

宁养院的医生、护士为患者的女儿提供晚期癌症患者照顾方面的医疗资讯，指导她学习并运用。同时建议女儿和母亲讨论每天的生活、疾病治疗的安排，在丈夫回到家里时，邀请丈夫和自己一起照顾母亲，减轻照顾压力。

接受宁养服务一个月后患者的女儿告诉社工，她已经基本掌握了镇痛药物的使用、生活护理，尤其是怎样和妈妈有一个好的交流，怎样疏导妈妈的情绪。妈妈接受宁养服务后的变化让她不再害怕癌症、死亡与分离。感谢宁养院的帮助，希望有一天也能加入宁养义工的队伍。

楚女士于2018年8月22日在女儿家中安详离世，社工为女儿提供哀伤辅导和哀伤评估是正常哀伤，可以结案。

（四）体会

心理痛苦是一种因心理、精神、社会等多因素导致的不愉快的情绪体验。这些体验会干扰患者对癌症的应对能力，减轻患者对临床治疗的依从性，从而影响健康结局。所以，心理痛苦也被列为人类第六大生命体征。Zabora等的横断面研究报道，4496例肿瘤患者总体心理痛苦检出率为35.1%，其中乳腺癌为43.4%，妇科肿瘤为29.6%。生命无价值无意义、否定自我是晚期癌症患者常见的心理问题，深深困扰着患者，本案例通过叙事疗法这一后现代心理治疗的方法，让患者对自我有了新的认知和肯定，重新定位自身，珍惜生命，活在当下。该治疗方法让社工在患者叙事的过程中看到患者存在的需求，进行有效干预，效果显著。

癌症患者往往存在人际交往障碍。国内研究显示，艺术治疗运用绘画、舞蹈、音乐等符号表征的功能了解患者无法言喻的内心世界，通过外化、解构、重构、认知的过程，达到身心治疗的效果。本案例中社工运用艺术治疗的方法，制定干预措施，让患者融入到艺术的氛围，释放自己的情绪，减轻心理痛苦，重拾自尊、自信，恢复社会功能；给予了患者重新审视自我、思考人生末期生活态度的引导，案主自决，调动自身蓄能，自主改变。

良好的社会支持系统可以降低照顾者的压力负荷，维持其心理健康状态。晚期癌症照顾者存在医院、家庭、精神信仰等多方面心理支持需求。只有全方位构建和维护照顾者良好的社会支持系统，满足其心理支持需求，才能有效促进照顾者的身心健康。因此，应结合具体照护情境，给予针对性支持。同时，通过照顾患者，照顾者的死亡态度经历了转变的过程。随着患者病情不断恶化，照顾者逐渐意识到没有人会永远存在。试着去认识、接受死亡，并陪伴患者坦然面对死亡（“试着去陪伴、帮助和安慰他们，不要屈服于恐惧”）。本案例中，社工、义工及宁养院的医生、护士通过多方面的支持，使得照顾者，即患者的女儿，身心压力得到极大的缓解。

参考文献

[1] 刘惠军. 叙事医学的人文价值——在癌症患者生命故事中获得的领悟 [J]. 中国医学人文，2015，1（01）：12-15.

[2] 金晓丽，韩剑虹. 家庭问题的叙事治疗：个案报告 [J]. 课程教育研究，2017（39）：233-234.

[3] Holland J，Andersen B，Breitbart W，et al. Distress management [J]. Journal of the National Comprehensive Cancer Network：JNCCN，2013，11（2）：190-209.

[4] Grassi L，Johansen C，Annunziata M，et al. Screening for distress in cancer patients：a multicenter，nation-wide study in Italy [J]. Cancer，2013，119（9）：1714-1721.

[5] Zabora J，Brintzenhofe-Szoc K，Curbow B，et al. The prevalence of psychological distress by cancer site [J]. Psycho-oncology，2001，10（1）：19-28.

[6] 章学云. 表达性艺术治疗研究综述 [J]. 上海教育科研，2018，21（2）：78-81.

[7] 孟园，牛小霞，徐漠研，等. 肝癌患者主要家庭照顾者的心理状态及社会支持与压力负荷的相关性分析 [J]. 中华现代护理杂志，2014，20（14）：1617-1620.

[8] Totman J，Pistrang N，Smith S，et al. ‘You only have one chance to get it right：a qualitative study of relatives’ experiences of caring at home for a family member with terminal cancer [J]. Palliative Medicine，2015，29（6）：496-507.

哀伤辅导在宁养疗护中的应用

武汉大学中南医院宁养院　吴新　付玲

一、基本资料

1. 一般项目　王先生，男，36 岁，大专学历，自由职业。曾有吸烟史 10 年，偶尔饮酒，本次患病后戒除。

2. 宁养院开始服务时间　2019 年 9 月 5 日

3. 家庭树

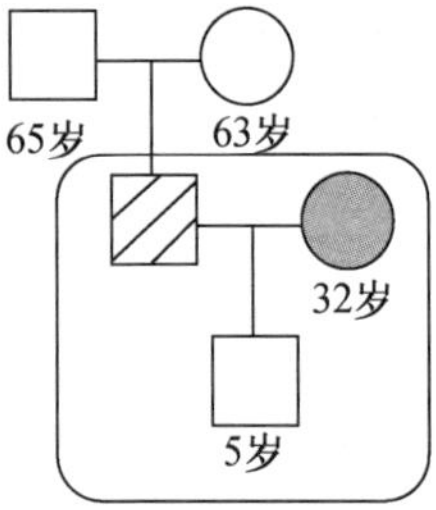

4. 病史摘要　2017 年 8 月确诊患右肺癌合并肝转移，曾接受放化疗及靶向治疗。2019 年 3 月发现多发骨转移，接受双磷酸盐治疗及局部放疗。现因右侧肩背部及腰部疼痛加重 2 周，伴睡眠不佳，来我院接受宁养疗护。

5. 首次探访体格检查　体温 36.5℃，脉搏 84 次 / 分，呼吸 20 次 / 分，血压 120/80 mmHg。患者意识清楚，表情自如，面色正常，营养一般，自主活动。心肺无异常，腹部平软，肝脾肾未触及包块，墨菲征阴性，肠鸣音正常，移动性浊音阴性。四肢肌力正常，生理反射存在，病理反射未引出。脊柱生理弯曲正常，右侧肩胛内缘肋骨（胸 3 ～ 6 后肋），腰 2、5 椎体，双侧臀部有重压感。

6. 首次疼痛评估　患者表现为右侧后背部持续性胀痛，腰部酸胀痛，为肿瘤及与肿瘤转移相关的骨性疼痛和神经痛，服用自备氨酚羟考酮片 1 片每日 3 次止痛，NRS 评分 3 分。

7. 患者和家属的心理压力 患者罹患癌症让其措手不及，认为自己的人生是失败的，疑惑为什么癌症会发生在自己身上。因仅有武汉市居民医保，住院报销比例低，癌症治疗花光了自己的积蓄后，还花费了岳父母和自己父母的养老钱。患病后停止了工作，靠妻子养家，上不能孝老，下不能养小，常常失眠。当预感到自己生命有限后，对活泼好动的儿子经常训斥、冷落，甚至辱骂。既感愧对父母，又放心不下妻儿，请求父母善待妻子，等儿子到八九岁的时候，记得给他矫正牙齿。

疫情期间患者病情进展，除后背、腰部疼痛外，左侧腹股沟及左下肢疼痛，并影响行走，加上小区封闭管理，妻子独自一人面对患者，停工停产后没有工作及收入，经济生活同时陷入困境，只能待在家里，眼睁睁地看着患者日渐消瘦，体力越来越差，还要经历痛苦的煎熬，心如刀割，焦虑不安、无助，又无可奈何，一点办法也没有。

患者父母因不知患者的具体情况，也无法去照顾他，每天看到儿子在视频中有气无力的样子，身体状况一天比一天差，就难受、内疚、自责、焦躁不安。

患者儿子因父亲病后脾气变坏和性格怪异而不敢接近他，常常躲得远远的。自感是自己不够好，才让爸爸生气，曾想爸爸永远住在医院不回来就好了。

8. 遗属的哀伤情绪 患者于 2020 年 5 月 17 日在医院离世。去世后，母亲为白发人送黑发人而哀伤明显，常常沉溺在“如果不是疫情，耽误了治疗，他也不会这么快离开我们。老天为何要夺走我儿子的生命……”的思绪中，整日以泪洗面。父亲不轻易表露其情感，保持沉默，目的是给老伴和孙子一个安定的家，现在孙子是他们生活的重心和希望。

患者妻子总感觉像有块石头压在胸部，让自己喘不过气来，胸闷不适、失眠等症状频发，同时感觉孤独无助，失去了依靠。

患者妻子担心小孩害怕，并未告诉小孩爸爸去世了，逝者遗体火化时将小孩托付亲戚家中照看，家中未设灵堂。孩子非常敏感，突然发现平时在医院照顾生病爸爸的爷爷在家，奶奶不急着做饭不去送饭了，询问:“爷爷奶奶，你们怎么都在家？爸爸不用吃饭了吗？”

患者妻子告知儿子：父亲已经离开了我们，想他的时候可以看看天上的星星。儿子似懂非懂，明显看出不是很愿意听。奶奶补充说孙子刚得知父亲过世时有些难过，甚至哭泣，可是 5 分钟不到就开始自己玩起来把这件事忘到脑后了。

9. 诊断 肺癌晚期，轻度疼痛，心灵痛苦。

二、宁养服务及成效

（一）主要问题

1. 轻度癌痛
2. 失眠
3. 心理灵性痛苦

（二）服务策略

1. 缓解疼痛
2. 改善睡眠
3. 缓解心灵痛苦，哀伤抚慰

（三）实施过程

1. 癌痛治疗

根据疼痛性质给予氨酚羟考酮 5 mg 每 6 h 1 次口服配以艾司唑仑镇静止痛，根据 NRS 评分逐渐转换为盐酸吗啡缓释片 30 mg 每 12 h 1 次口服，盐酸吗啡即释片 10 mg 必要时口服，艾司唑仑 2 片每晚口服，双氯芬酸钠栓 50 mg 每日 2 次口服。

2. 改善睡眠

了解到患者因身体日渐衰退，个性内向、隐忍，加上疫情期间的封闭、病情的加重、家人的焦虑和就医困难重重等原因，常常失眠，几乎依靠安眠药才能入睡。指导冥想，重拾兴趣。

3. 纾缓心理灵性痛苦及哀伤辅导

（1）心理灵性疏导

1）每周一次的微信视频、电话随访，给予患者及家属真诚的陪伴和关怀。

2）视频中与患者及家属一起回忆疫情期间医疗的局限性，给他们带来的困难和焦虑，一家人能坚持到今天的不容易，引导其抒发内心积累的无奈和愧疚。

3）倾听、鼓励患者倾诉内心的痛苦和担忧，患者为自己没为这个家承担起该有的责任，反而拖累了他们而烦恼，为不能陪伴儿子的成长而内疚，为害怕儿子会忘记自己而烦恼，对儿子发脾气，担忧父母及妻儿在没有自己的日子里如何生活。倾听其人生历程，儿时的顽皮、大学时的努力、结婚生子时的幸福、自我创业的勇气等，社工肯定其所做的一切都是有价值，并认可其在家中存在的意义。讲述他发脾气是正常的情绪反应，面对生死每个人都无法真正地坦然面对。父母和妻子都是因为爱，才甘愿付出，患者的内疚也是因为爱。让其反思——儿子真的会像你期待的那样吗？会不会认为是因为自己不听话，爸爸才得病的，所以爸爸讨厌自己？会不会越长大越害怕成为你现在的样子呢？

4）运用正念呼吸，通过正念呼吸及分享正念歌曲“在我身旁”“吸进了、呼出去”引导患者调整心态，让其感受身心灵的平安舒适。协助患者寻找心理灵性痛苦根源。

5）指导家属与患者进行有效沟通，相互了解其内心感受与需求，以期达到相互理解相互支持的效果，充分感受相互之间仍有爱与被爱的能力，重温阖家和谐温暖的氛围。引导四道人生，若羞于开口表达，鼓励患者微信或录视频与家属互动。

6）发现患者疼痛加重、居家护理问题及时与团队沟通，在做好心理疏导的同时，对症治疗与护理不可忽视。

（2）哀伤抚慰

1）定期探访，微信、电话联系，随时跟踪家属的哀伤程度，生活动态。

2）葬礼举办得很简单，亲友的支持和理解让家属获得心理安慰。

3）协助整理患者生前的照片和遗物，引导家属诉说与患者之间的人生过往，在回忆中捕捉逝者亲切的笑、明亮的光和温暖的爱，感受家属对逝者继续的爱，看到爱在生命中的价值，梳理哀伤情绪。

4）运用正念呼吸冥想。当出现患者病痛的画面时，可转移想法，专注在逝者的照片上并听见他说："别再自责了，我现在很好！"纾解家属郁闷情绪带来的身心不适。

5）协助处理5岁孩子对死亡的疑问情绪，给予正向引导，说明爸爸的死是因为他的疾病非常非常的严重，病的时间也非常非常的长，而且经常住在医院里，不是彬彬（化名）的原因，处理孩子的内疚和自责；并告知孩子人死了"会去天堂"，他回不了家了，他不会再和我们说话了，也不会吃饭、走路了，爷爷奶奶也不用给他做饭、照顾他了，因为他死了，再也回不来了，让孩子理解真正意义上的死亡。当想爸爸的时候，可以把想和爸爸说的话，写在气球上放飞，爸爸就会收到彬彬（化名）说的话了，长大了有烦恼了还可以写信念给爸爸听。给予孩子心理依靠。微信分享《再见，毛弟》《小象的故事》儿童生死教育绘本，让孩子了解人虽然死了，但可以以另一种方式延续存在。

（四）成效

疫情隔离在家时，通过微信视频，医生根据患者疼痛的性质和用药情况，给予了及时调整。护士及时给予居家舒适护理指导，社工的介入，通过认知行为理论，让患者有了思考的过程，知道怎样和儿子相处才是最好的，即使到生命的最后也有其存在的价值和意义，也有爱与被爱的能力，处理好了临终善别，达到身心灵的平安。患者在医院安详去世，后事办理得简单有序。遗属哀伤程度L3级，通过改变家属的认知行为，做好哀伤抚慰，家属能够接受失去患者的事实，减缓了家属哀伤情绪。介绍遗属参加正念小组练习，引导分享情绪表达，学会正念生活，专注呼吸，活在当下，用正念散步缓解失眠。及时与孩子对话，让孩子了解死亡，基本达到生死两相安的服务目标。

（五）体会

肿瘤是一种多因素导致的综合性疾病，心理、社会因素在肿瘤的发生、发展和转归中扮演着重要角色，肿瘤患者是一个完整的个体，而不是一个“会呼吸的肿瘤组织”，他们不仅承受着躯体上的痛苦，更承受着心理、精神和社会的压力。

哀伤是指丧亲者在失去挚爱的人的正常反应，它会表现在情感、认知、社交、健康等多方面，哀伤被认为是来之于爱，是爱的一种形式，也是爱的代价，亦如生与死一样，相依而共存，当我们失去爱的依恋（对象）关系时，日常生活中的爱的互动被死亡摧毁后，正常的依恋关系被破坏了，哀伤的出现不可避免。同时它也可能会对丧亲者造成一些负面的损伤。

根据《哀伤痊愈》一书提到的美国研究哀伤的学者及教育家沃佛尔特（Alan D. Wolfelt）博士认为：办好丧葬对丧亲这有六个方面的积极作用：①面对死亡的现实；②宣泄痛苦情绪；③纪念逝者；④建立新的自我身份认证；⑤寻找意义；⑥寻求和提供帮助。葬礼可以让人们向逝者做一次真正的道谢、道歉、道别。

现家属已恢复日常生活和工作，失去子女的父母和失去父母的儿童及青少年是罹患延长哀伤障碍的“高危人群”。这个家庭既是失独家庭，也是失去父亲的丧亲儿童家庭。因此，哀伤辅导对于这个家庭是重中之重。当还无法处理自己的哀伤时，他们在情感、认知、行为、生理及精神方面，有不同的反应，认知行为的改变和正念练习对他们帮助很大，使他们可以面对现实，一家人可以一起处理患者的遗物，回想和患者在一起的点滴，有欢笑也有悲伤。因为爱，家属可以哀伤，也应该哀伤，让他们释然，并获得生活的力量。

面对孩子的疑问，不可含糊其辞，直接告诉他关于死亡的事情，并让他知道，爸爸的死与他无关，用重复语气，加深他对疾病和死亡之间关系的认知，爸爸虽然去世了，我们可以用另一种方式和他连接，爸爸的爱不会消失，尽量让在他的成长过程中没有爱的缺憾。

参考文献

［1］赵继军，沈峰平．2016版NCCN成人癌痛指南更新解读［J］．上海护理，2017，17（4）：9-12.
［2］张晓静，李真，曹晶，等．卧床患者常见并发症的护理管理现状［J］．中国护理管理，2016，16（4）：433-437.
［3］孙小峰，吴平平，朱华云．晚期肿瘤导致血液高凝状态的机制及防治［J］．实用老年医学，2018，32（4）：312-316.
［4］王昕宇，王真真，苏丹，等．关于踝泵运动在预防深静脉血栓形成中的研究进展［J］．血管与腔内血管外科杂志，2017，3（5）：972-973.
［5］刘新宪．哀伤疗愈［M］．北京：中国人民大学出版社，2021.
［6］Neimeyer R. Techniques of Grief Therapy：Creative Practices for Counseling the Bereaved［M］. New York：Routledge，2012.
［7］李嘉诚基金会「人间有情」全国宁养医疗服务计划办公室．纾缓医学——晚期肿瘤患者的症状控制与护理［M］．北京：高等教育出版社，2014.
［8］傅菊萍，来燕红，金彬彬，等．正念冥想对抑郁症患者认知能力及睡眠障碍的影响［J］．中国乡村医药，2021，28（2）：46-47.
［9］陈静，张博文，韩延明．冥想呼吸训练：COPD病人康复锻炼的新思路［J］．全科护理，2019，17（26）：3243-3245.
［10］吴震卿，李稚琳，梁彦蕊，等．焦虑障碍患者高情感表达家属的认知行为干预效果初探［J］．华中科技大学学报（医学版），2020，49（06）：745-750.

坦然告别，感恩前行
——叙事治疗生命树干预哀伤个案

南昌大学第一附属医院宁养院　康宗林　黎莹

一、基本资料

1. 一般项目　张先生，78 岁，大专学历，中学教师，无烟酒史。

2. 宁养院开始服务时间　2019 年 12 月 31 日

3. 家庭树

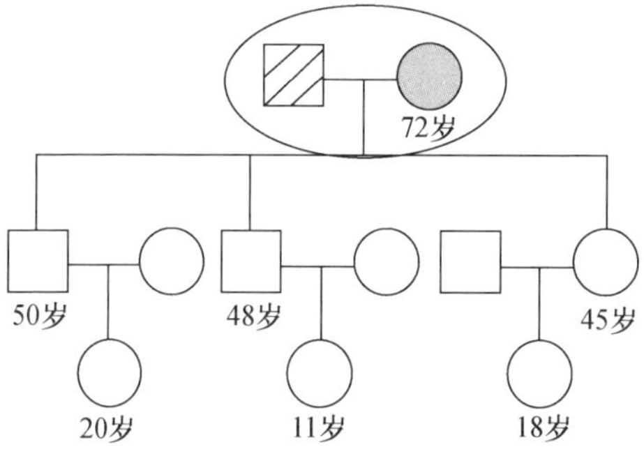

4. 病史摘要　患者于 2017 年 3 月接受结肠癌手术，术后未行放化疗，病情一度稳定。2019 年 6 月发现腰 1 椎体转移性病灶，并行腰 1 椎体病理活组织检查及腰椎后路减压、胸腰椎经皮钉棒内固定术，术后放疗，效果不佳。病情日渐加重，同年 12 月中旬患者自感腰部酸胀痛较前加重，呈持续性，影响睡眠，遂申请宁养服务。

5. 首次探访体格检查　体温 36.3 ℃，脉搏 84 次 / 分，呼吸 20 次 / 分，血压 140/86 mmHg。神志清楚，慢性病容，皮肤巩膜无黄染，全身浅表淋巴结未触及。听诊双肺呼吸音清，未闻及干湿啰音。心律齐，各瓣膜听诊区未闻及病理性杂音。腹壁无静脉曲张，可见愈合良好手术疤痕，全腹无压痛或反跳痛，肝脾肋下未触及。留置导尿管，导尿管引流通畅，尿液清亮。脊柱无畸形，腰椎棘突叩压痛阳性。四肢无畸形或水肿，足背动脉搏动正常，双上肢肌力及肌张力正常，双下肢肌力Ⅳ级，膝腱反射正常。

6. 首次疼痛评估 首次家访时患者自行盐酸曲马多缓释片 0.1 g 每 12 h 1 次口服，塞来昔布胶囊 0.2 g 每 12 h 1 次口服，疼痛评估 NRS 评分 2 分，疼痛能控制，睡眠不受影响，无药物不良反应。

7. 患者和家属的心理压力 患者充分了解自己的诊断及预后，情绪尚稳定，能够接受并面对现实，希望获得疼痛缓解及舒适照护，希望老伴不要太辛苦，愿与老伴一起走完生命路上的最后一程。

8. 其他 患者长子 50 岁，在江西赣州市的一家企业工作。大儿媳与婆婆相处融洽，患者有时会到长子家住一段时间。小儿子 48 岁，在南昌打零工，收入不稳定，但时间比较灵活，下班便到父母家中陪伴、照顾，晚上共同居住。小女儿 45 岁，在南昌当教师，因孩子面临高考，对父母亲的照顾很少。

9. 诊断 结肠癌骨转移，轻度疼痛。

二、宁养服务及成效

（一）主要问题

1. 轻度疼痛
2. 护理需求
3. 患者离世后帮助妻子走出哀伤的问题

（二）服务策略

1. 缓解疼痛
2. 指导舒适护理
3. 家属哀伤辅导

（三）实施过程及成效

1. 镇痛治疗

宁养院医生根据患者的病情进展及疼痛变化，及时调整止痛药治疗方案（详见表 1），患者的生活品质获得保障。2020 年 4 月 18 日离世前疼痛控制满意，家庭关系融洽，在家中安详平静离世，达到了家属的预期，给予了家属很大的心理支持。

表 1　患者用药详情

日期	调整用药前 NRS 评分	调整用药情况	调整用药后 NRS 评分
2020.1.1	2 分	盐酸曲马多缓释片 0.1 g 每 12 h 1 次口服 塞来昔布胶囊 0.2 g 每 12 h 1 次口服	1 分
2020.1.10	—	氨酚羟考酮片 1 片每 8 h 1 次口服	1 分
2020.1.20	5 分	氨酚羟考酮片 2 片每 8 h 1 次口服	3 分
2020.1.23	4 分	盐酸羟考酮缓释片 20 mg 每 12 h 1 次口服	2 分
2020.1.30	4 分	盐酸羟考酮缓释片 30 mg 每 12 h 1 次口服	2 分
2020.2.28	6 分	盐酸羟考酮缓释片 60 mg 每 12 h 1 次口服	2 分
2020.3.30*	4 分	盐酸羟考酮缓释片 80 mg 每 12 h 1 次口服	1 分

* 按此处方用药至患者离世

2. 舒适护理指导

宁养院护士根据患者情况，指导及示范导尿管护理、导尿袋妥善固定低于尿道口的高度、避免尿液反流。指导尿道口的清洁及消毒，嘱患者多饮水，避免尿路感染及尿管阻塞等基本知识和操作要领。指导患者饮食，嘱家属根据患者的口味准备其喜欢的食物，注意食物的营养、色香味及饮食多样化，少食多餐，鼓励患者进食，而不强迫进食。指导卧软垫，定时更换床单，保持床单的清洁、平整、干燥、无碎屑。定时协助患者翻身，取舒适体位。协助患者擦浴更衣、会阴护理，保持皮肤的清洁、舒适。预防压疮，注意坠床等安全问题。协助评估患者的社会、心理、灵性问题，给予患者辅导及家属支持。患者妻子吴女士获得宁养院医生、护士的指导，学习了居家照护知识，为患者提供了很好的照护，使患者安详、平静离世，达到家属的预期，家属感到欣慰。

3. 家属哀伤辅导

2021 年 4 月 30 日，患者妻子吴女士前来宁养院，讲述患者的离世情况，一度哽咽哭泣。社工评估其哀伤中 / 重等级，予以哀伤辅导跟进。吴女士有大专学历，为聋哑学校退休教师，无宗教信仰。根据专业关系进展情况及哀伤辅导主要任务的变化，将哀伤辅导划分为关系建立、电话哀伤辅导，加深专业关系、生命树哀伤辅导、评估与结案四个阶段。

（1）第一阶段——门诊评估与关系建立：患者离世后，吴女士前来宁养院，诉丈夫在家中安详平静离世，生活质量改善，痛苦减轻，家属感到欣慰。吴女士表示自己与丈夫感情很好，基本没有吵过架，丈夫走了自己空落落的，一下子接受不了，睡眠也不好，半夜到点了就会醒来（之前要起来照顾丈夫，同时也因失去丈夫孤独难眠）。吴女士倾诉中一度悲伤哭泣。给予同理、支持，倾听家属倾诉。运用外化技术帮助吴女士表达哀伤给她带来的影响，协助表达哀伤情绪。为吴女士讲解思念亲人的表现，引导其将自己的思念反应正常对待。

随着关系逐步建立，社工开展“整三整四”哀伤辅导：“整三”即整理三个方向：重整生活，整好身体，整理思想；“整四”即全心聆听整段关系，初两周整夜陪伴，殡葬仪式整理安排，整理遗物陪伴左右。社工从生活方面指导调整遗属的身心灵状态，整理遗属的情绪，整理好其丈夫的遗物，由其家人一起陪伴居住。

（2）第二阶段——电话哀伤辅导，加深专业关系：社工通过电话了解吴女士近日的身心灵状态。吴女士诉说自己想念丈夫，睡眠不好，半夜醒来独自待在与丈夫一起生活的房子里，想到曾经一起去过的地方等都会勾起内心的思念，感觉丈夫就在身边，害怕独处。

肯定吴女士与丈夫的情感，重温哀伤辅导“整三整四”中相关内容的辅导，倾听吴女士与丈夫整段关系、回顾照顾丈夫的过程，及丈夫临终时的状况，关注和再现当时的情境，整理葬礼办理过程，引导其直面丈夫逝世的事实，运用解构性倾听，挖掘生命故事中具有特殊意义的事件。吴女士表示丈夫疼痛控制满意，走得安详，使她感到是对自己最大的安慰。确定丈夫安详离世这个事件的意义，引导吴女士体会自己在其中做了最大的努力，使丈夫安详离世，减少其内心的不安。运用外化技术引导吴女士将对丈夫的思念拟人化，将思念带在身边，用适合自己的方式保持对丈夫的思念，将丈夫永远留在心中。

了解吴女士的社会活动情况，吴女士告诉社工自己主要在井冈山大儿子家中居住，或几个孩子轮流到吴女士家中居住陪伴，儿女陪伴支持尚可，外出的社交活动暂无。吴女士在电话中哭泣，一方面是将思念丈夫的情况表达宣泄，另一方面对宁养院在其丈夫过世后还这么关心她表示感动和感激。社工与吴女士的专业关系进一步加深。

随后的电话哀伤辅导，主要围绕吴女士当下的生活展开，重构生活故事，去发现吴女士主动进取的自我，寻找其个人的力量并给予肯定、鼓励和支持。吴女士回到了南昌家中，帮忙照顾孙女。她表示，自己开始做些事情，投入到新的生活之中，感觉好了不少，但闲下来的时候还是会想念丈夫。社工给予同理，肯定其与丈夫的关系，需要时间适应丈夫逝世后的生活。吴女士体贴儿女，不想去孩子家生活，以免增加他们的负担，愿由大孙女同住陪伴。肯定吴女士对家人的爱与关怀，引导其关注自己的感受和需求，照顾好自己的生活。吴女士在电话咨询后情绪逐步稳定，感谢宁养院的关心。预约家访。

（3）第三阶段——生命树哀伤辅导：通过探访对吴女士进行哀伤辅导。吴女士仍然有点害怕独处，给予同理。社工邀请吴女士绘制自己哀伤中的生命树，及当下的生命树状态。社工通过生命树这一外化技术帮助吴女士反思哀伤时的自我状态、身心感受，哀伤带来的创伤及当下生命树的状态。

生命树技术分为生命树、生命森林、当暴风雨来临以及证书和歌曲四个部分。“生命树”部分主要包括几种生命树形态：①“暴风雨中的生命树”，即当至亲离世，哀伤情绪爆发时，哀伤家属的个人生命树状态；②“暴风雨后的生命树”，即哀伤家属经历了丧亲，哀伤逐渐复原过程中的个人生命树状态；③“生命树果实”，即经历了丧亲事件后，自我生命的成长与收获。“生命树森林”部分在个案辅导中，社工可以邀请服务对象将对自己哀伤期有重要影响的人画在自己的生命树旁，以远近高低粗细等形态的生命树组成生命树森林，呈现与服务对象的关系及支持程度。“当暴风雨来临”部分，社工结合叙事治疗法讨论：①生命中遭遇的困境及其影响；②如何应对这些困境。“证书和歌曲”部分由社工为服务对象颁发证书及开展贴合当地文化的活动。

此案例中，社工跟进个案的情况，邀请服务对象分享了当患者离世时，正值哀伤时的生命树状态（暴风雨中的生命树）；在社工电话疏导及亲友支持后，其生命树状态（暴风雨后的生命树）；已经经历了丧亲事件后，从中获得的个人成长与收获（生命树果实）。社工通过三种形态的生命树，帮助患者把抽象的哀伤用具象的生命树进行呈现与反思。

吴女士围绕生命树讲述丈夫过世后自己的生活历程。叙事过程中，吴女士意识到经过家人、邻居和宁养院的陪伴支持，当下生命树基本恢复平静。吴女士根据生命树整理哀伤历程中的各种经验和支持，看到了自己生命树的成长，结出了生命果实。吴女士表示自己最重要的成长是能够平静看待死亡，对思念丈夫、感觉丈夫在身边的情景不再感到害怕，能平静面对。吴女士感谢宁养院的支持。社会工作者鼓励吴女士制作生命树感恩卡，感谢给予她关心和支持的人。肯定吴女士的成长，鼓励重整生活。生命树作品见下图1～图3。

（4）第四阶段——评估与结案：身体：吴女士胸闷住院治疗后情况稳定，在家休养，饮食、睡眠等基本恢复正常，生活无碍。

心理：经社工叙事治疗及生命树绘制辅导，吴女士哀伤情绪得以宣泄和表达，哀伤情绪改善，身心灵状态平稳，孤独感降低，接纳丈夫离世的事实，虽想念丈夫，但不再害怕独处。

社会：吴女士开始主动到附近公园散步，并与邻居沟通互动，

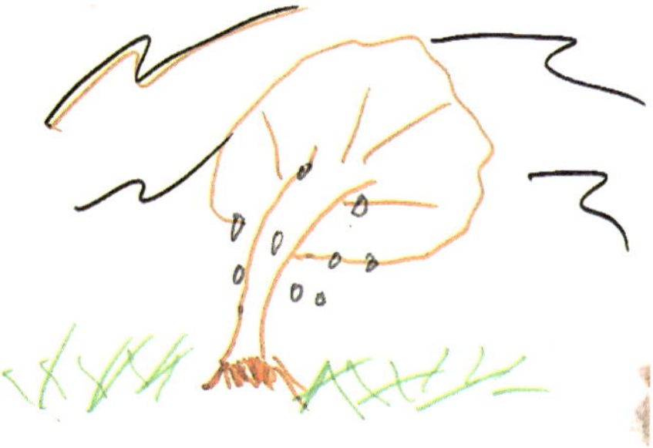

图 1 吴女士暴风雨中的生命树

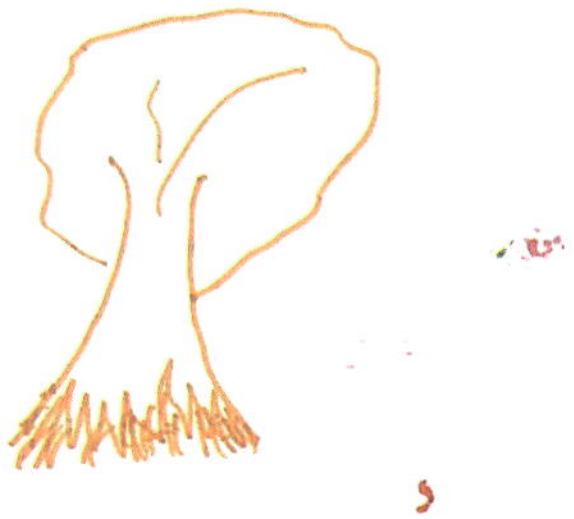

图 2 吴女士暴风雨后的生命树

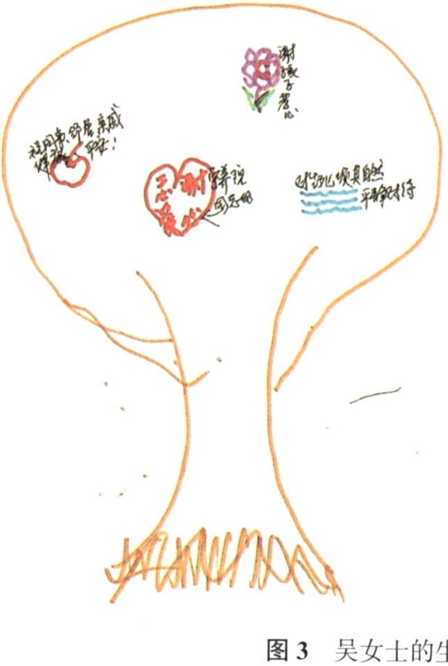

左图补充说明：

 祝同事、邻居、亲戚，健康、平安

 感谢宁养院同志的爱心

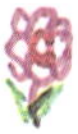 谢孩子孝心

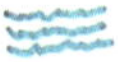 对生死顺其自然，平静面对

图 3 吴女士的生命树果实

对邻居同事的帮助和支持表达了感谢，支持网络恢复。并决定重新装修与丈夫一起住过的房子，开始新的生活。

灵性：吴女士述通过生命树绘制，自己从中最大的成长就是能够平静面对死亡。

鉴于吴女士哀伤恢复正常，接受患者离世，能平静面对死亡，2020 年 7 月底予以结案。

（四）体会

叙事治疗是一种后现代的方法，其概念围绕叙事、社会建构、知识、权力与语言而形成。叙事治疗不同于传统的实证取向的社会工作范式，它强调社会工作者并不是以专家的身份出现，而是服务对象故事的听众，新故事的协商者或新故事的共同建构者，在整个过程中服务对象本人才是自己问题的主人、自己故事的讲述者和编写者。叙事治疗的目标是将服务对象从一个有问题的生活模式中唤起，并将其从外在的限制中解放出来，重新书写具有尊严的、体现能力与智慧的故事。其核心实践原则包括：①聚焦于形塑服务对象生活的故事；②将个人与问题分开；③重构服务对象的主流故事。干预过程中社会工作者运用倾听、外在化（生命树）、寻找独特的结果、治疗文件等技术方法开展叙事治疗。

每个人的哀伤经历都是独特的，如何理解哀伤事件是重点。通过叙事疗法，帮助哀伤家属讲述生命故事，挖掘其中的特殊事件，运用外化技术，把人从问题中分离出来，这个重新对话的过程是帮助哀伤家属联结解离记忆的重要途径。社工在辅导吴女士重述丧亲哀伤情绪的过程中，引导吴女士探索丧亲哀伤情绪历程及生活状态，并通过叙事协助吴女士回顾自己过去与同事相处的故事，并与当下哀伤状态联结起来，去发现与吴女士哀伤期间不同的故事及其对吴女士的支持，以丰厚吴女士生命的支线故事。这有助于吴女士从哀伤中复原。

生命树外化技术是一个具有启发性的自我探索工具，强调在无批判、不挖掘个人隐私、重在分享、重在当下感受的原则。在这些原则下，社工引导吴女士通过绘制生命树这一非言语的表达方式，将哀伤情绪意象化为一棵树，对所画的树根、树干、树枝、树叶和果实进行探索，最终吴女士绘制了“暴风雨中的生命树”“暴风雨后的生命树”及“生命树果实”。社工运用叙事治疗邀请吴女士分享其生命树，从中反思哀伤带给自己的影响，感悟自我生命的成长。社工视吴女士是自己问题解决的专家，在哀伤辅导过程中，启发吴女士从生命树绘制过程中找寻到了自我面对哀伤的能量，看到自我的不同、自我的资源。最终吴女士生命获得成长，能够坦然面对死亡议题。这也让社工看到了叙事治疗与生命树技术在哀伤辅导中的意义。

参考文献

[1] 何雪松 . 社会工作理论［M］. 上海：上海人民出版社，2007.
[2] 赵兆，方莉，杜文东 . 叙事治疗在创伤领域的应用及其与 EMDR 的异同［J］. 医学与哲学，2013，34（03）：71-74.
[3] 赵兆 . 生命树在心理健康教育中的应用［J］. 教育观察（上半月），2015，4（11）：36-38.